A ma filleule Ariane

# Vorwort zur 2. Auflage

Die Bearbeitung einer zweiten Auflage, vier Jahre nach der ersten, gibt dem Autor Gelegenheit, allenfalls das Konzept des Werkes zu überdenken sowie Fehler, Mängel und Lücken zu korrigieren. Zum Konzept steht der Autor nach wie vor: Der Versuch, den systematisch analysierenden Gedankengang, wie ihn der Neurologe auf dem Weg von einem Leitsymptom zur Diagnose geht, dem Leser vorzudemonstrieren. Kleinere Mängel und Fehler wurden behoben. Ein Abschnitt über Lähmungserscheinungen im Gesichtsbereich und über generalisierte Schmerzsyndrome wurde ergänzend eingefügt.

Einmal mehr erschien dem Autor die Abgrenzung gegenüber einem Lehrbuch der (ätiologischen) Differentialdiagnose in der Neurologie nicht einfach. Bewußt wurde aber diesbezüglich auf die Einfügung ätiologisch spezifischer differentialdiagnostischer Details verzichtet. Der Umfang ist somit praktisch unverändert geblieben. Beim Abfassen dieser Neuauflage waren dem Autor kritische Hinweise von Lesern und Kollegen sehr hilfreich. Er dankt im weiteren Frau Christine Guggisberg für die Niederschrift des Manuskriptes und Herrn Dr. h.c. Günther Hauff sowie den Mitarbeitern des Georg Thieme Verlages, allen voran Frau Roswitha Röhling, für die stets verständnisvolle und zuvorkommende Hilfe.

Möge das Büchlein auch in dieser zweiten Auflage seinen Zweck erfüllen: Dem noch nicht sehr erfahrenen Neurologen, dann aber auch dem Allgemeinmediziner, dem Internisten und anderen Fachärzten, welche von einem Leitsymptom ausgehend einen neurologischen Patienten diagnostisch klären sollten, Leitfaden und Orientierungshilfe zu sein.

Inca, im Sommer 1993

MARCO MUMENTHALER

# Vorwort zur 1. Auflage

Das vorliegende Buch soll weder ein Lehrbuch der Neurologie noch eine neurologische Differentialdiagnose allein sein. Es ist auch nicht eine Darlegung der neurologischen Untersuchungstechnik. Der Autor wollte vielmehr versuchen, dem Arzte Anleitungen zu geben, *wie er beim Vorliegen konkreter und typischer klinischer Situationen am Krankenbett praktisch vorgehen soll.* Die Beherrschung der neurologischen Untersuchungstechnik wird vorausgesetzt, ebenso Grundkenntnisse der klassischen neurologischen Erkrankungen.

Der neurologisch Kranke präsentiert sich meist mit einem hauptsächlichen Beschwerdebild. Der Autor möchte dem Leser *das systematische Vorgehen bei der Analyse dieses Syndromes Schritt für Schritt darlegen.* Die Kriterien, nach welchen ein Syndrom weiter in Kategorien und diese wiederum in Untergruppen eingeteilt werden kann, werden beschrieben. Obwohl gewisse Überschneidungen mit einem anderen Werk des Autors über neurologische Differentialdiagnose nicht ganz vermieden werden können, wird im vorliegenden Werk nicht der erschöpfende Katalog ätiologischer Krankheitsursachen angestrebt, sondern vielmehr die systematische, stufenweise Analyse der wichtigsten Syndrome. Obwohl einzelne Hinweise auf besondere Techniken der Untersuchung eingeflochten wurden – so zum Beispiel bei den neuropsychologischen Syndromen – wurde bewußt auf eine eingehende Darlegung der Untersuchungsmethoden verzichtet, da dies in vorzüglicher Weise in Werken anderer Autoren geschehen ist.

Das Buch richtet sich an jene Ärzte, die in Praxis, Klinik oder Notfallstation mit einem neurologischen Syndrom konfrontiert sind. Es mag aber auch dem Studenten dienen, der das Bedürfnis hat, die in der Neurologie besonders exemplarische systematisch-analytische Betrachtungsweise kennenzulernen. Möge es einen Einstieg in die Analyse neurologischer Syndrome darstellen. Dies kann vom Inhaltsverzeichnis bzw. vom Text aus geschehen, kann aber auch vom besonders ausführlich gestalteten Sachregister aus stattfinden.

Der Autor möchte einmal mehr seinen Dank abstatten: Die Niederschrift des komplizierten Manuskriptes, besonders auch der Tabellen und Diagramme, war anspruchsvoll und wurde wiederum von Fräulein Elisabeth Stutz mit vorbildlicher Sorgfalt besorgt. Ideenreich und kreativ hat wieder Herr Universitätszeichner PETER R. SCHNEIDER die Illustrationen gestaltet. Zahlreiche Kollegen haben kritische Anregungen und Hinweise vermittelt, und viele Patienten in Klinik und Sprechstunde haben das differentialdiagnostische Spektrum des Autors erweitert: auch ihnen sei herzlich gedankt.

Dr. G. HAUFF, Dr. D. BREMKAMP, HERR SCHÄFER und die Mitarbeiter des Thieme-Verlages haben auch dieses Werk mit Sorgfalt und viel Verständnis für das didaktische Anliegen des Autors gestaltet. Die Universität Bern hat durch die großzügige Gewährung eines Sabbaticals die Entstehung erst ermöglicht.

Dieses didaktische Experiment hat sicher Schwächen und Unvollkommenheiten. Jede kritische Anregung und jeden Verbesserungsvorschlag nimmt der Autor dankbar entgegen.

Orti di Trastevere,
Sommer 1988

MARCO MUMENTHALER

# Inhaltsverzeichnis

# 1. Der bewußtlose Patient

Bei der klinischen Analyse eines bewußtlosen Patienten – zweifellos immer ein Notfall – wird der Arzt über folgendes Klarheit gewinnen müssen:

- Wie sind die *vitalen Funktionen?*
- Wie *tief* bewußtlos ist der Patient?
- *Wie wurde er bewußtlos* (unter Umständen sind aber zunächst keine anamnestischen Angaben erhältlich!)?
- Schlußendlich muß er wissen, was die *Ursache der Bewußtlosigkeit* ist.

Die Sicherstellung der vitalen Funktionen (Freimachen oder Freihalten der Atemwege, Sicherung der Sauerstoffzufuhr, Aufrechterhaltung des Kreislaufes) ist immer das erste Gebot beim Bewußtlosen. Dies ist aber nicht Gegenstand des vorliegenden Buches und kann deshalb nicht hier abgehandelt werden.

Die Einweisung eines bewußtseinsgestörten Patienten ist eine typische Situation in der Notfallstation. Als erstes ist die exakte *Quantifizierung des Ausmaßes seiner Bewußtseinsstörung* wichtig. Dies ist die Voraussetzung, um die weitere Entwicklungstendenz der Erkrankung bzw. den Erfolg therapeutischer Maßnahmen beurteilen zu können. Die *Glasgow-Komaskala* gibt die Tiefe der Bewußtseinsstörung auf Grund dreier Kriterien (Augenreflexe, Sprechen und Motorik) und der zur Auslösung notwendigen Stimulusintensität wieder (Tab. **1**). Wichtig ist eine *Quantifizierung der Komatiefe in den bedrohlich ausgeprägten Bereichen* der Bewußtlosigkeit (Tab. **2**).

## 1.1 Das Koma

Das *praktische Vorgehen bei der Beurteilung der Komatiefe* wird sein:

- Anrufen des Patienten, eventuell sehr laut.
- Beim Fehlen einer Reaktion: Schütteln.
- Als nächstes Applizieren eines Schmerzreizes: Kneifen und Drehen einer Hautfalte, zum Beispiel in der vorderen Axillarfalte oder an der Oberschenkelinnenseite (auf beiden Seiten, um nicht durch ein Hemisyndrom getäuscht zu werden).

Tab. **1** Glasgow-Komaskala

| | | (Punktezahl) |
|---|---|---|
| *Augenöffnen* | – spontan | 4 |
| | – auf Anruf | 3 |
| | – auf Schmerz | 2 |
| | – überhaupt nicht | 1 |
| *Spricht* | – klar und orientiert | 5 |
| | – verwirrt | 4 |
| | – vereinzelte unangemessene Worte | 3 |
| | – unverständliche Worte | 2 |
| | – gar nicht | 1 |
| *Motorik* | – befolgt Aufforderungen | 5 |
| | – Abwehr von Schmerzreizen, gezielt | 4 |
| | – Beugung auf Schmerzreize | 3 |
| | – Strecken auf Schmerzreize | 2 |
| | – keinerlei Reaktion | 1 |

Tab. **2** Quantifizierung der Komatiefe beim nicht mehr verbal reagierenden Patienten

Gezielte Schmerzabwehr

Nicht gezielte Reaktion auf Schmerzreize
- mit Beugebewegungen
- mit Streckbewegungen

Keinerlei Reaktion auf starke Schmerzreize
- bei erhaltenen Pupillen-, Korneal-, Würg- und Muskeleigenreflexen und erhaltenen vegetativen Funktionen (s. unten)
- bei Erlöschen der Eigenreflexe oder aller Reflexe, aber erhaltenen vegetativen Funktionen (Atmung, Kreislaufregulation, Herztätigkeit)
- erloschene Reflexe und Sistieren der spontanen Atmung bei erhaltener Herzaktion und eventuell erhaltener Kreislaufregulation. Patient muß beatmet werden
- Erlöschen auch der Herztätigkeit: Hirntod

- Beurteilung der spontanen Atmung, des Pulses und des Blutdrukkes.
- Nach passivem Öffnen der Lider Beurteilung der Bulbusstellung (parallel, konkomitierende Blickwendung auf eine Seite, Nystagmus) und der Pupillen (Weite, Isokorie, Form, Lichtreaktion, Auslösbarkeit des ziliospinalen Reflexes).
- Beurteilung der anderen vitalen zephalen Reflexe, namentlich Kornealreflex und Würgreflex.

Hat man die Komatiefe exakt quantifiziert, so stellt sich nun die *Frage nach der Komaursache.* Jeder Arzt ist verpflichtet, auch die außerhalb seines Spezialgebietes stehenden Ursachen zu erwägen. Sofern *anamnestische Angaben* durch Drittpersonen *eruierbar* sind, können diese unter Umständen ätiologisch-diagnostisch weiterhelfen.

Die *zeitlich unmittelbar mit dem Eintritt der Bewußtseinsstörung zusammenhängenden Umstände* können aufschlußreich sein (s. Tab. **3**). Eventuellen Zeugen sollte man folgende Fragen stellen:

- Trat die Bewußtseinsstörung schlagartig, innerhalb von Minuten, Stunden oder gar über Tage zunehmend auf?
- Ging der Bewußtlosigkeit ein Sturz oder anderes Trauma voraus?
- Ging ein anderes sichtbares Geschehen unmittelbar voraus, namentlich Zuckungen oder Verkrampfungen?
- Klagte der Betroffene unmittelbar vorausgehend über Kopfweh, Übelkeit, Schwindel, Thoraxschmerzen oder andere Sensationen?
- Fiel er unmittelbar vor der Bewußtlosigkeit oder Stunden bzw. Tage davor auf durch Verwirrtheit, wechselnde Benommenheit oder andere Besonderheiten?

Aber auch die *Vorgeschichte in bezug auf frühere Erkrankungen und Besonderheiten* kann nützliche Hinweise ergeben. Man frage zum Beispiel nach

- hohem Blutdruck, Nikotinabusus, Einnahme von Ovulationshemmern und anderen vaskulären Risikofaktoren (zerebrale Gefäßpathologie?),
- Klagen über Herzsensationen oder Herzrhythmusstörungen (zerebrale Embolie, zerebrale Ischämie bei kardial bedingter ungenügender Sauerstoffzufuhr?),
- früheren epileptischen Anfällen (Anfall mit postiktalem Koma?),
- früherer (nicht epileptischer) Bewußtseinsstörung (Synkope zum Beispiel bei basilärer Durchblutungsstörung?),
- Diabetes mellitus (Hypoglykämie nach Insulingabe?),
- chronischer Nierenerkrankung (urämisches Koma?),
- chronischem Leberleiden (hepatisches Koma?),
- chronischem Alkoholabusus (Wernicke-Enzephalopathie, die aber auch bei Nierendialysierten und bei Dysnatriämie vorkommt),
- habitueller Einnahme von Medikamenten, insbesondere Hypnotika und Psychopharmaka (Intoxikation?),
- andere Suchtkrankheiten (Morphiumintoxikation oder anderes Drogenkoma?),
- Depressionen oder aktuellen Konflikten (Suizidversuch, zum Beispiel mit Pharmaka?),
- aktuellen Konflikten oder früheren psychischen Auffälligkeiten (psychogenes Koma?).

Tab. **3** Nützliche anamnestische Angaben beim Auftreten eines (akuten) Komas

| *Modus* | *Besonderheit* | *Differentialdiagnose* |
|---|---|---|
| Mehr oder weniger schlagartig | Schädel-Hirn-Trauma erlitten | Contusio cerebri / traumatisches intrazerebrales Hämatom, akutes epidurales (oder subdurales) Hämatom |
| | vorausgehend akutes Kopfweh | Subarachnoidalblutung (basales Aneurysma) / intrakranielles Hämatom (z. B. Angiom oder spontan) |
| | anschließend an Krampfanfall (Epilepsie in Vorgeschichte) | postiktales Koma / Koma und Anfall infolge Gefäßverschluß oder Blutung |
| Zunehmend über Minuten oder Stunden | zunehmendes Kopfweh (eventuell Erbrechen) | intrazerebrales (-zerebelläres) Hämatom / akute Meningitis / Basilarisischämie |
| | Schmerzen lokalisiert an Hals und Gesicht | Karotisdissektion |
| | Kopfweh, Schwindel, Übelkeit | akute Enzephalitis / intrazerebelläres Hämatom |
| | Schädel-Hirn-Trauma erlitten | akutes Subduralhämatom (Epiduralhämatom) |
| | vorausgegangene Verwirrtheit und Erregung | Hypoglykämie / Intoxikation |
| | Thoraxschmerzen, Herzrhythmusstörungen | Herzinfarkt oder Rhythmusstörungen mit sekundärer Hirnembolie |
| Zunehmend im Laufe von Tagen bis Wochen | Schädel-Hirn-Trauma erlitten | chronisches Subduralhämatom |
| | zunehmendes Kopfweh | chronisches Subduralhämatom / Hirntumor (evtl. plus Verschlußhydrozephalus) |
| | Episoden von Verwirrtheit, Erregung oder wechselnder Benommenheit | chronisches Subduralhämatom / Hypoglykämie / Stoffwechselstörungen / endokrines Koma |
| Rezidivierend | mit Krampfanfall | Epilepsie |
| | sehr kurzdauernd, mit Sturz | Synkope |
| | längerdauernd mit unauffälligem Neurostatus und ohne Krämpfe | Hypoglykämie? Temporale Ohnmachten? Wiederholte Intoxikationen? Narkolepsie? Psychogen? |

So nützlich anamnestische Angaben bei der Beurteilung des Bewußtlosen auch sein mögen, so bleibt dennoch die sorgfältige Erhebung der Befunde letztlich entscheidend. Dies wird dann zum ausschließlichen diagnostischen Kriterium, *wenn keinerlei Anamnese erhältlich ist.* Man wird in erster Linie jene Komaursachen suchen, die in unseren Breiten in einem unselektionierten Krankengut am häufigsten sind, nämlich: Schädel-Hirn-Trauma, zerebrale Ischämie aus kardialen Gründen, primäre zerebrovaskuläre Erkrankung (Ischämie, Blutung), exogene Intoxikationen, Epilepsie und Stoffwechselkoma. In diesen Fällen wird man nach eventueller Sicherung der vitalen Funktionen und Bestimmung der Komatiefe (s. oben) wie folgt zunächst klinisch untersuchen:

### Suche nach exogenen Einwirkungen

Man fahnde vor allem

- nach Traumafolgen am Schädel (Rißquetschwunden, Hämatome, Ototympanon),
- Injektionsspuren, besonders in der Ellenbeuge, Kniekehle, Oberschenkel und subkutan (Drogen, Insulin),
- Narben an Handgelenken (von früheren Suizidversuchen).

### Suche nach den häufigsten internistischen Komaursachen

- Herzaktion, insbesondere Suche nach Herzrhythmusstörungen (Adams-Stokes, vollständige Arrhythmie),
- Blutdruck (kardiogener oder Blutungsschock),
- Suche nach Zeichen einer akuten Herzinsuffizienz (frischer Infarkt mit zerebraler Ischämie),
- Suche nach Klappenfehler, insbesondere Mitralklappenfehler mit Vorhofflimmern (häufigste Emboliequelle),
- Zeichen einer Niereninsuffizienz, inklusive urämischer Geruch (urämisches Koma),
- Zeichen einer Leberaffektion, Fötor, Ikterus, Caput medusae (Leberkoma).

### Suche nach exogenen Intoxikationen

- Zeichen eines chronischen Alkoholismus (feines dünnes Haar, feminine Schambehaarung beim Mann, Teleangiektasien im Gesicht, Spider-Nävi, Erythema palmarum, Caput medusae),
- in Taschen Medikamentenpackungen und Abschiedsbrief suchen.

## Suche nach vorausgegangenem epileptischem Anfall

- Zungenbiß (auch weit hinten und seitlich),
- Einnässen in der Wäsche,
- subkonjunktivale Blutungen,
- Narben von früheren Stürzen (bedingt verwertbar).

Man vergesse aber nicht, daß ein Anfall nicht unbedingt die Komaursache, sondern unter Umständen auch bloße Begleiterscheinung einer anderen, das Koma und den Anfall zugleich erzeugenden Affektion sein könnte.

## Suche nach (primär) zerebraler Läsion als Komaursache

Dies bedeutet Suche nach spezifischen, zum Teil lokalisatorisch verwertbaren neurologischen Ausfällen. Man suche beim komatösen Patienten nach einer *Hemiparese,* nach Zeichen einer *Hirnstammläsion,* nach den Symptomen eines *diffusen kortikalen Befalles.*

**Hemiparesen** *(bei Großhirnläsion)* können auch beim Komatösen nachgewiesen werden:

- Auf der paretischen Seite ist das Bein gelegentlich stärker nach außen rotiert.
- Eine Schmerzreaktion ist nur durch Schmerzreize auf der nicht betroffenen Körperseite auslösbar bzw. äußert sich nur durch motorische Phänomene auf jener Seite. Das gleiche gilt für die Schmerzgrimasse im Gesicht.
- Nach passivem Hochheben der Extremitäten sinken bzw. fallen diese auf der paretischen Seite schlaffer, rascher, völlig „leblos" auf die Unterlage zurück.
- Die passiv geöffneten Augenlider gleiten auf der gelähmten Seite nur zögernd über den Bulbus zurück.
- Eine Spastizität ist beim frischgelähmten, noch komatösen Patienten praktisch nie nachweisbar, wohl aber gelegentlich bereits eine Reflexsteigerung und/oder positive Pyramidenzeichen.
- Unter Umständen bei präzentraler Läsion konjugierte Blick- und Kopfwendungen zur Seite der zerebralen Läsion hin.

**Läsionen des Hirnstammes** verursachen (beim Komatösen) folgende Symptomengruppen:

- Augen
  - Bei noch intaktem Hirnstamm finden sich beim oberflächlichen Koma auch unter den geschlossenen Lidern wandernde Bulbusbewegungen.
  - Nach passivem Hochheben der Lider können die *Bulbi* von der Seite der lädierten paramedianen pontinen retikulären Formation

konjugiert weggewendet sein. Im Gegensatz dazu besteht bei einer präzentralen kortikalen Schädigung eine konjugierte Wendung der Bulbi und des Kopfes zur Seite der Läsion hin (déviation conjuguée).

- Es kann ein *konjugierter Nystagmus* vorhanden sein, mit der schnellen Komponente von der Herdseite weg (Näheres s. S. 245 und Tab. **27**).
- Es können bei Läsionen der Augenmuskelnerven bzw. des Fasciculus longitudinalis medialis auch *Achsenabweichungen der Augenbulbi* mit Schielstellung, eventuell auch mit *dissoziiertem Nystagmus* vorliegen.
- Eine Läsion peripherer Strukturen der Augenmotilität oder von vestibulookulären Strukturen bzw. Verbindungen kann beim Komatösen durch Prüfen der *vestibulookulären Reflexe*, der *okulozephalen Reflexe* bzw. des *Puppenkopfphänomens* (Abb. **1**) nachgewiesen werden.
- Bei Hirnstammläsionen können bestimmte Anomalien der Größe der *Pupillen* sowie Asymmetrien oder Störungen der Lichtreaktion auf bestimmte Lokalisationen bzw. Schweregrade der Schädigung hinweisen (Tab. **4**). Man vergesse nicht, daß auch beim Komatösen vorbestehende Besonderheiten der Pupillen vorhanden sein können (Adie-Pupille, Status nach Augenoperation, das Koma bedingende medikamentöse Intoxikation, wie zum Beispiel Atropin), durch die man sich nicht täuschen lassen sollte.

– Hirnnerven(kerne)

- Die Läsion der Kerngebiete oder der Nervenstämme eines *Augenmuskelnerven* führt zu einer Stellungsanomalie der Bulbi (s. oben und auch Abb. **20**).
- Die einseitige Aufhebung oder nennenswerte Abschwächung des *Kornealreflexes* kann Ausdruck einer allgemeinen Hemiparese sein und ist nicht ohne weiteres als Hinweis auf eine Hirnstammläsion zu verwerten.
- Eine einseitige *periphere Fazialisparese* mit unvollständigem Lidschluß beweist eine Hirnstammläsion oder eine Schädigung des Fazialisstammes.
- Die einseitige *Gaumensegelparese* sowie *Rachenhinterwandparese* (mit Kulissenphänomen zur intakten Seite hin) weist auf eine Läsion der dorsolateralen Oblongata hin. Einem beidseitigen Ausfall des Würg- und Schluckreflexes kommt keine topischdiagnostische Bedeutung zu: er ist von der Tiefe des Komas abhängig (s. Tab. **2**).

– Lange Bahnen

- Bei Prozessen im Hirnstamm können die pyramidalen und extrapyramidalen kortikofugalen Bahnen beidseits lädiert sein.

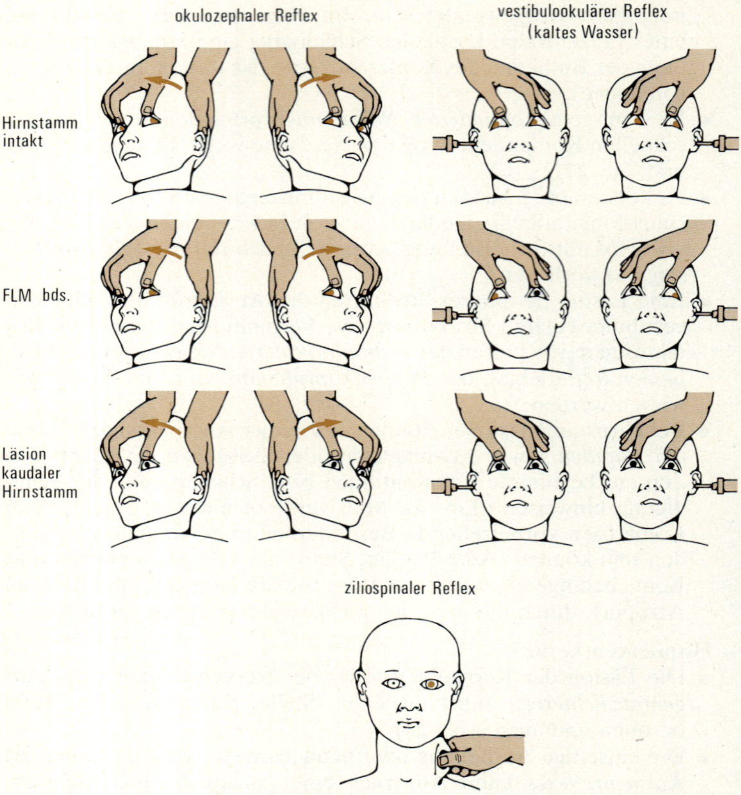


**Abb. 1** Zephale Reflexe beim komatösen Patienten. Prüfen des *okulozephalen Reflexes* durch rasches passives Drehen des Kopfes (unter Beobachtung der Bulbi). Bei intaktem Hirnstamm bleiben die Bulbi in Parallelstellung zunächst kurz in der ursprünglichen Blickrichtung stehen, um dann in die Geradeausrichtung sich einzustellen. Bei einer beidseitigen Läsion des Fasciculus longitudinalis medialis bleibt das Auge, gegen welches der Kopf gedreht wurde, in der Orbita fixiert, während sich das andere wie bei intaktem Hirnstamm verhält. Ist der kaudale Hirnstamm lädiert, bleiben beide Bulbi reglos in der Orbita und sind dauernd in der Geradeausstellung fixiert. Die Prüfung des *vestibulookulären Reflexes* durch Spülen des Ohres mit kaltem Wasser erzeugt bei intaktem Hirnstamm ein tonisches paralleles Abweichen der Bulbi in die Richtung des gespülten Ohres. Bei Läsion des Fasciculus longitudinalis medialis weicht nur der dem gespülten Ohr homolaterale Bulbus ab. Bei Läsion des kaudalen Hirnstammes bleiben die Bulbi auch bei Kaltwasserspülung

Tab. **4** *Anomalien der Pupillen im Koma.* M mittel, W weit, sW sehr weit, E eng, sE sehr eng (stecknadelkopfgroß), + reagiert auf Licht, – reagiert nicht auf Licht

| *Pupillenbefund* | | *Lichtreaktion* | | *Ursachen* | *Bemerkungen* |
|---|---|---|---|---|---|
| *R* | *L* | *R* | *L* | | |
| M (W) | M (W) | + | + | normal | |
| M–W | M–W | – | – | Läsion Mittelhirndach | eventuell Hippus |
| M, unregelmäßig ektopisch | | – | – | Läsion Mittelhirndach | Mittelstellung, unregelmäßig, Korektopie |
| E | E | (+) | (+) | Zwischenhirnläsion, Stoffwechselkoma | |
| sE | sE | +sE | sE | Brücke, Opiate | Reagieren (Stecknadelkopf), Erweiterung auf Naloxon |
| sW | sW | – | – | Hirntod | 1% Pilocarpin erzeugt Konstriktion |
| | | | | Atropin | 1% Pilocarpin bleibt ohne Effekt |
| W | M | – | + | Okulomotoriusläsion rechts | Bulbus in leichter Abduktionsstellung |
| (sW) | | | | einseitiges Anticholinergikum | |
| E | M | – | + | einseitiges Cholinergikum | |
| E | M | + | + | Horner-Syndrom bei Läsion laterale Brücke / laterale Oblongata / ventrolat. Halsmark / peripherer Sympathikus | mit Ptose z. B. Karotisdissektion |

reglos in den Orbitae. Beim *ziliospinalen Reflex* erzeugt das kräftige Kneifen einer Hautfalte am Hals (C 2/C 3) eine durch den Halssympathikus vermittelte Erweiterung der Pupille. Bleibt diese – bei intaktem Halssympathikus – aus, so kann dies für eine Läsion des Halsmarkes kaudal vom gereizten Hautsegment sprechen. Bei Läsionen des Hirnstammes oder des Zwischenhirnes, aber auch bei rostralen Mittelhirnläsionen mit fixierter Pupille, ist der Reflex vorhanden. Er ist allerdings nicht konstant und kann auch bei Einklemmung im Tentorium noch auslösbar sein

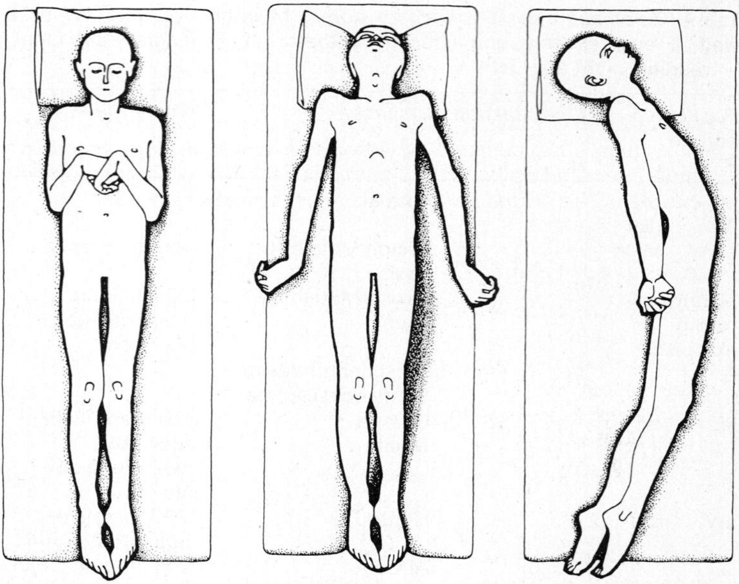

Abb. 2 Haltung bei Dekortikation (links) und bei Dezerebration (Mitte und rechts) (aus M. Mumenthaler: Synkopen und Sturzanfälle. Thieme, Stuttgart 1984)

Dadurch kommt es zu Tonusanomalien (Para- und Tetraspastik, rigorartige Zustände), eventuell mit Dezerebrationshaltung (s. Abb. 2), vor allem aber zu beidseitiger Reflexsteigerung und Pyramidenzeichen.

**Diffuse (tiefgreifende) Läsion der Hirnrinde bzw. des Hirnstammes.** Diese kann primär (zum Beispiel anoxisch) sein oder sekundär nach längerdauernder Hirndrucksteigerung mit oder ohne Einklemmung sich eingestellt haben.

- *Haltung.* Bei einer längerdauernden Anoxie geht das Koma mit einer diffusen Schädigung kortikaler Strukturen, aber auch der Substantia reticularis des Hirnstammes einher. Ersteres drückt sich in einer Dekortikationshaltung (Abb. 2), eine tiefgreifende Schädigung des Hirnstammes in einer Dezerebrationshaltung (Abb. 2) aus. Diese können dauernd vorhanden sein oder als Antwort auf Außenreize intermittierend eingenommen werden.
- *Reflexe.* Bei nicht allzu tiefem Koma sind gewisse Primitivreflexe

auslösbar, so zum Beispiel ein Schnauzreflex, ein Saugreflex, ein gesteigerter Glabella- und Masseterreflex oder ein positiver Palmomentalreflex.

- *Vegetative Funktionen.* Kommt es zu einer (primären oder sekundären) diffusen Schädigung der Substantia reticularis des Hirnstammes, dann versagen die Regulationsmechanismen der vegetativen Funktionen und es kommt zu Blutdruckabfall, zu Bradykardie, zu zentralem Fieber und zu Störungen der Atmung (Abb. **3**).

**Psychogenes Koma**

Finden sich keine der soeben aufgeführten objektivierbaren und sicheren Hinweise für eine zerebrale herdförmige oder diffuse Läsion, so kommt nebst den eingangs erwähnten toxischen und stoffwechselbedingten Formen auch ein psychogenes Koma in Frage. Hierfür sprechen (nebst dem Fehlen objektiver pathologischer Befunde) folgende *Charakteristika:*

- Das Vorhandensein von flatternden Lidbewegungen und von spontanem Schlucken mit sichtbaren Kehlkopfbewegungen.
- Ein spürbarer Widerstand beim passiven Lidheben bzw. ein sichtbares aktives und rasches Wiederschließen der Augenlider. Beim passiven Hochheben der Lider ist dann oft auch ein positives Bellsches Phänomen zu sehen.
- Das gelegentliche aktive Abbremsen oder Steuern der Gliedmaßen, wenn dieselben passiv hochgehoben und dann fallen gelassen werden.
- In diesem Sinne ist auch die Tatsache zu werten, daß beim psychogenen Bewußtlosen (im Gegensatz zum organischen tiefen Koma) der passiv hochgehobene und hinter den Kopf gebrachte Arm nicht der Schwerkraft entsprechend kranial vom Kopf nach hinten fällt, sondern immer vor die Schulter neben den Rumpf. Ein gelegentliches Fallen auf das eigene Gesicht schließt Psychogenie nicht aus.
- Das Vorhandensein der wandernden Bulbusbewegungen des oberflächlichen Komas (s. oben) schließt übrigens ein psychogenes Koma aus.
- Nicht geeignet zum Beweis der Psychogenie sind Schmerzreize und andere verletzende und entwürdigende Maßnahmen. Dies nicht nur, weil sie meist wirkungslos sind, sondern vielmehr, da solche das für eine spätere therapeutische Hilfe notwendige Vertrauen zum Arzt primär schon untergraben. Hingegen kann zum Beispiel ein Kitzelreiz in der Nase zu einer gezielten Reaktion oder Abwehr führen.

Wenn eine eventuelle Anamnese und/oder die klinische Untersuchung eine *vorläufige Orientierung über die Komaursachen* erlaubt haben,

| *Typus* | *Bezeichnung* | *Beschreibung* | *Lokalisation* | *Bemerkung* |
|---|---|---|---|---|
| 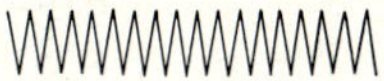 | normal | regelmäßig, 18/Min, gelegentlich vertiefte Atemzüge | | |
| 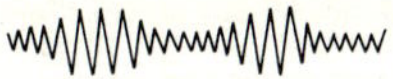 | Cheyne-Stokes | periodisch vertiefte Atmung mit langen Apnoephasen | diffuse kortikale (Hemisphären-)Läsion sowie Urämie und toxische Schäden, Läsionen der atemregulierenden dienzephalen Zentren | in hyperpnoischen Phasen Patient oft wacher, Pupillen weiter |
| 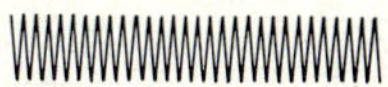 | zentrale Hyperventilation | regelmäßige rasche Atmung | bei Läsionen des Mittelhirnes: Hypoxämie, metabolische Azidose, kranialer Hirnstamm sowie kraniale Brückenpartie | |
| 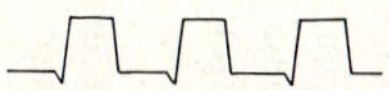 | apneuistische Atmung | verlängerte Pause am Ende der Inspiration oder auch kurzer Respirationskrampf bei voller Inspiration | mittlere und kaudale Brücke, dorsolaterales Tegmentum | z. B. Basilarisverschluß |
| 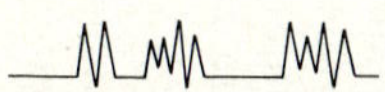 | Cluster-Atmung | gruppierte unregelmäßig tiefe Atemzüge und längere Pausen, unregelmäßig abwechselnd | kaudale Brücke, eventuell kraniale Oblongata | |
| 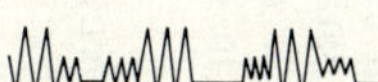 | Biotsche ataktische Atmung | Abwechseln von tiefen und oberflächlichen Atemzügen und unregelmäßigen Pausen | dorsomediale Oblongata | Vorstufe des Atemversagens; Prozesse in der hinteren Schädelgrube, Meningitiden |
| 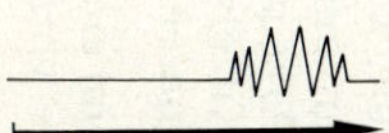 1 Min. | Undines Fluch | zeitweiliger Verlust der automatischen Atmung | Läsion der retikulospinalen Projektionen des Atemzentrums in der Oblongata | akute Läsion von Oblongata oder oberem Halsmark. DD: Obstruktion obere Atemwege mit Schlafapnoe |

Abb. 3 Atemstörungen bei Hirnstammläsionen

kann durch den *Einsatz von Labor- und Hilfsuntersuchungen* eine Sicherung bzw. Präzisierung der *Ätiologie* angestrebt werden. Im Rahmen der Zielsetzung dieses Buches seien hier nur einige wenige summarische Hinweise gegeben.

- *Notfallmäßiges Labor*
  Dieses umfaßt die in Tab. **5** enthaltenen Untersuchungen, eventuell ergänzt durch andere, je nach konkretem klinischen Verdacht.
- *Weitere Hilfsuntersuchungen*
  Diese richten sich nach dem klinischen Verdacht. Sie sollten gezielt, mit einer klaren und begründeten Verdachtsdiagnose eingesetzt werden und nicht undifferenzierter Ausdruck klinischer Ratlosigkeit sein. Die wichtigsten sind mit ihren Indikationen in Tab. **6** zusammengefaßt worden.

Tab. **5** Notfallabor bei unklarem Koma

| *Test* | *Begründung* |
|---|---|
| Blutzucker | diabetisches oder hypoglykämisches Koma |
| Serumelektrolyte: Na, K | Dyskaliämie z. B. bei Dehydratation, Addison-Koma, Diuretika |
| Ca | erhöht bei Hyperparathyreoidismus |
| CPK | erhöht nach epileptischem Anfall, bei Crush-Syndrom |
| Blutgase | chronische Hypoxämien |
| Kreatinin oder Harnstoff-N | erhöht bei nephrogenem Koma |
| GOT, GPT, Gamma-GT, eventuell Ammoniak | Hepatopathien, chronischer Alkoholismus, portokavaler Shunt |
| Urin | Hämaturie bei Antikoagulantienblutung, Mikrohämaturie bei Arteriitiden mit Nierenbefall, Proteinurie bei Nephropathie |
| Urinzucker | Diabetes |
| Eventuell toxikologisches Screening | Intoxikationsverdacht |

## 1.2 Differentialdiagnose der Bewußtlosigkeit

Gewisse seltene Störungen müssen *gegenüber einem Koma differentialdiagnostisch abgegrenzt* werden:

### Stupor

So wird ein Zustand bezeichnet, in welchem zwar der Patient spontan oder auf Reize hin die Augen öffnen kann, jedoch Fragen nicht (ad-

Tab. **6** Hilfsuntersuchungen bei Koma

| *Bei Verdacht auf* | *Untersuchung* | *Bemerkung* |
|---|---|---|
| Eitrige Meningitis | LP | mit Bakteriologie vor Antibiotikagabe |
| Contusio cerebri | CT | eventuell plus Kontrastmittel |
| Intrazerebrale Blutung | CT | ohne Kontrastmittel |
| Subarachnoidalblutung (Aneurysma, basales) | CT | eventuell mit Kontrastmittel zur Lokalisation des Aneurysmas |
| | LP | Zentrifugieren des Liquors (Xanthochromie nach 8 Stunden zu erwarten) |
| Diffuse hypoxische Schädigung | EEG | schwer allgemeinverändert: Verlangsamung, „intermittierende Stille“, eventuell triphasische Komplexe |
| Intoxikation | EEG | je nach Art und Schwere der Intoxikation, am häufigsten diffus verlangsamt; triphasische Aktivität bei hepatischem bzw. renalem Koma |
| Lokale zerebrale Durchblutungsstörung (Apoplexie) | CT | eventuell erst nach einigen Tagen |
| | Auskultation der Karotiden | keine Strömungsgeräusche bei sehr geringer oder sehr enger Stenose bzw. bei Verschluß |
| | Doppler zervikaler Gefäße | eventuell nachgewiesene Strömungsanomalie nicht notwendigerweise kausal verantwortlich |
| | transkranieller Doppler | bei Übereinstimmung mit Klinik signifikant |
| Kardiale Emboliequelle | EKG | eventuell Rhythmusstörung, |
| | Echokardiogramm | Infarktzeichen Mitralklappenprolaps |
| Psychogenes Koma | EEG | immer normal, Differenzierung jedoch gegenüber Alpha-Koma bei Hirnstammläsion notwendig |

äquat) beantwortet und Befehle nicht (oder nur unvollständig) ausführt. Er wirkt verlangsamt, passiv, wie abwesend. Ursächlich kommen diffuse (z. B. toxische, anoxische und degenerative) kortikale Schädigungen, ein Petit-mal-Status oder psychische Ursachen (Psychose, schwere Depression, Hysterie) in Frage.

### Akinetischer Mutismus

Hierbei wirkt der Patient zwar wach und hält die Augen offen. Er spricht jedoch nicht und bewegt sich nicht spontan. Sein Blick folgt unter Umständen Gegenständen, aber seine Aufmerksamkeit kann durch den Untersucher nicht fixiert werden. Bei schmerzhaften Affektionen (zum Beispiel Dekubitalgeschwür) können solche Patienten Unruhe, Tachykardie und Schweißausbrüche bei weiterhin fehlender aktiver Antwort auf Reize zeigen. Topisch liegen Läsionen im Bereiche des zentralen Höhlengraus und der Substantia reticularis des kaudalen Zwischenhirnes und anschließenden kranialen Mittelhirnes vor. Ursächlich kommt eine diffuse traumatische, anoxische oder enzephalitische Schädigung in Frage, aber auch ein Zustand nach Subarachnoidalblutung.

### Abulie

Eine beidseitige Stirnhirnläsion erzeugt eine schwere Antriebsstörung, eine Abulie, die nicht ein eigentlicher akinetischer Mutismus ist.

### Coma dépassé

Es ist dies ein dem akinetischen Mutismus ähnlicher Zustand, der auf ein Koma folgen kann. Ein Auseinanderhalten dieser beiden Formen ist nicht ganz zwanglos. Die vegetativen Funktionen und der Schlaf-Wach-Rhythmus funktionieren wieder, und es findet sich meist eine schwere Tetraspastik mit Pyramidenzeichen.

### Locked-in-Syndrom

Man versteht darunter einen Zustand, in welchem das Bewußtsein erhalten ist, jedoch eine vollständige Parese der Gesichts- und der Sprechmuskeln sowie der Extremitäten vorliegt. Sie ist auf eine tiefgreifende Läsion der mediobasalen Anteile der Brücke auf Höhe des Abduzenskernes (Infarkt, Tumor, zentrale pontine Myelinolyse) mit Unterbrechung der kortikobulbären und der kortikospinalen Bahnen zurückzuführen. Optische und akustische Stimuli werden wahrgenommen und verarbeitet, und dementsprechend ist eine sinnvolle Reaktion durch vertikale Augenbewegungen möglich.

## 2. Akut verwirrt und desorientiert

Bei Patienten mit dieser akuten Symptomatologie wird man wie folgt vorgehen:

- Charakterisierung des psychopathologischen Zustandes,
- Bestimmung seiner zeitlichen Entwicklung und auslösender Umstände,
- Suche nach begleitenden somatischen Befunden mit
- Rückschlüssen auf ätiologische Ursachen.

Die *psychopathologischen Besonderheiten* dieser Patienten sind Rastlosigkeit, unangemessenes Verhalten und Reagieren, Unfähigkeit, folgerichtig eine Aufgabe zu erfüllen und sinnvoll zu handeln. Durch dieses Verhalten und durch falsche Beantwortung entsprechender Fragen ergibt sich, daß sie allenfalls auch über den Ort, die Zeit, eventuell die eigene Person nicht im Bilde, also nicht orientiert sind. Sie sind unter Umständen nicht imstande, erhaltene Informationen sich zu merken, und wiederholen immer wieder die gleichen Fragen (amnestisches Syndrom). Wenn ruhelose Aktivität, konfabulatorisches sinnloses Daherreden oder gar Halluzinationen auftreten, kommt es zu einem eigentlichen Delir. Alle Variationen in der Intensität, in der Mischung der Symptome, im Wechsel der Symptomatologie und im Zeitablauf kommen vor.

Anamnestische Angaben über *zeitliche Entwicklung und auslösende Umstände* sind vielfach entscheidend. Man frage und forsche (bei Drittpersonen bzw. im Rahmen der Untersuchung) besonders nach

- chronischer Einnahme bzw. Entzug toxischer Substanzen, insbesondere nach Alkohol, Barbituraten, anderen Sedativa, Drogen, Wismuthsalzen, Oxychinolinderivaten etc.,
- akuten Intoxikationen, zum Beispiel durch Atropin, Scopolamin, Chlorpromazinderivate, Oxychinolin oder Drogen,
- internmedizinischen Problemen, wie zum Beispiel
  - fieberhafte Erkrankung (mit Kopfweh) als Teilsymptom einer akuten Enzephalitis (zum Beispiel Herpesenzephalitis) oder einer Meningitis,
  - Sepsis, Typhus, Pneumonie,
  - Dehydratationszustand,

  - Thyreotoxikose,
  - Hypoglykämie, Porphyrie, Urämie, Hepatopathie,
- vorausgegangenen (oder früheren) epileptischen Anfällen als Hinweis auf einen
  - postiktalen Verwirrtheitszustand
  - oder einen Dämmerzustand bei Temporallappenepilepsie,
  - einen Status partiell komplexer Anfälle (Temporallappenstatus)
  - bzw. einen Petit-mal-Status,

  das EEG wird in all diesen Fällen entscheidend sein und meist für die Diagnosestellung notwendig,
- vorausgegangenem Schädel-Hirn-Trauma als Ursache eines sogenannten Durchgangssyndromes oder – mit Latenz – eines chronischen Subduralhämatomes,
- vorausgegangener Subarachnoidalblutung,
- Verdachtsmomenten auf Hirntumor oder vaskulären zerebralen Insult,
- Hinweisen für primär psychiatrische Erkrankungen, wie zum Beispiel eine schizophrene Psychose.

## 2.1 Es liegen pathologische somatische Befunde vor

Möglicherweise schon vororientiert durch die erhaltenen Informationen über die Entstehungsweise des Verwirrtheitszustandes, eventuell aber auch ohne Informationen sollte nach *begleitenden somatischen Befunden* gesucht werden, woraus auch *Rückschlüsse auf ätiologische Ursachen* zu ziehen sind. Tab. **7** gibt einen Überblick über die wichtigsten Erkrankungen, die sich als akute Verwirrtheit und Desorientiertheit manifestieren können. Im einzelnen sind zu beachten:

### Chronische Intoxikationen

Hierfür bzw. für Entzugssymptome sprechen zum Beispiel

- unregelmäßiger Tremor, Teleangiektasien, femininer Beharrungstyp, Spider-Nävi, Erythema palmarum, fehlende ASR bei chronischem Alkoholismus mit *Delirium tremens,*
- obenstehende Symptome, zugleich mit Störungen der Augenmotilität (vor allem internukleäre Ophthalmoplegie, s. S. 218, oder beidseitige Abduzensparese) sowie Pupillenstörungen als Hinweis auf eine *Encephalopathia haemorrhagica superior Wernicke* (letztere kann übrigens auch bei Dysnatriämien oder bei dialysierten Patienten auftreten und wurde in Endstadien einer HIV-Infektion beschrieben),
- Tremor, eventuell Myoklonien, Spuren chronischer intravenöser Injektionen, eventuell schlechter Allgemeinzustand bei anderem chronischem Abusus von Medikamenten oder Drogen.

Tab. **7** Die wichtigsten Ursachen einer akuten Verwirrtheit und Desorientiertheit

| *Diagnose* | *Anamnese* | *Befund* | *Bemerkungen* |
|---|---|---|---|
| Chronisch exogen toxisch (bzw. Entzug) | Abusus<br>Entzugsgrund | | |
| – Alkohol | | Tremor, Polyneuropathie, internmedizinische Zeichen | Delirium tremens |
| – Barbiturate<br>– andere Sedativa | Schlafstörungen | Tremor, lallende Sprache, Ataxie | |
| – L-Dopa | | Parkinson-Symptome | |
| Wernicke-Enzephalopathie | vor allem Alkoholismus | Augenmotilitätsstörungen, Pupillenanomalien, Nystagmus, Polyneuropathie | selten auch paraneoplastisch, Hämodialyse und Hyponatriämie |
| Akute Intoxikation | Suizidversuch? Akzidentelle Einnahme? | | |
| – Atropin | | weite Pupillen, gerötetes Gesicht | 1% Pilocarpin ohne Effekt (DD zu Hirnstammhypoxie) |
| – Opiate | | sehr enge Pupillen | Erweiterung auf Naloxon |
| – Coffein, Scopolamin<br>– Ergotaminderivate, Brom<br>– Amphetamin | | neurologisch in der Regel o. B. | |
| Infektiös-entzündliche internistische Erkrankungen | diverse Krankheitszeichen und Fieber | je nach Affektion | z. B. Pneumonie, Typhus, Sepsis, Enzephalitiden, rheumatisches Fieber, Kollagenosen |
| Nichtfebrile internistische Erkrankungen | je nach Affektion | je nach Affektion | z. B. Thyreotoxikose, Hyperparathyreoidismus, Hypoglykämie, chronische Urämie, chronische Hepatopathie, Herzinsuffizienz, paraneoplastisch |

| | | | |
|---|---|---|---|
| Epilepsie | Anfälle oder epileptogene Affektionen in der Vorgeschichte | | Anfallsbeobachtung oder EEG entscheidend |
| – postiktaler Dämmerzustand | | Zungenbiß, Urinabgang | EEG pathologisch, Dauer kurz |
| – Dämmerzustand bei Schläfenlappenepilepsie bzw. Temporallappenstatus | | neurologisch o. B. | EEG beweisend, klinische DD: Hypoglykämie |
| – Petit-mal-Status | | neurologisch o. B. | EEG beweisend, auch beim Erwachsenen vorkommend |
| Schädel-Hirn-Trauma mit<br>– akutem Durchgangssyndrom | Trauma unmittelbar vorausgehend | äußere Verletzungen, eventuell fokale neurologische Ausfälle | eventuell pathologisches CT, eventuell blutiger Liquor |
| – chronischem Subduralhämatom | Schädel-Hirn-Trauma 3–8 Wochen früher | wechselnde Verwirrtheit und Somnolenz, immer Kopfweh | neurologisch unter Umständen wenig oder gar nichts Pathologisches |
| Akute Subarachnoidalblutung | schlagartiges Kopfweh, unter Umständen bei Anstrengung | immer Meningismus (außer in tiefem Koma), eventuell beidseitige Pyramidenzeichen, eventuell präretinale Blutung | CT je früher desto beweisender, LP blutig oder xanthochrom |
| Hirntumor | Kopfweh, progrediente psychische Veränderungen | eventuell Hemisyndrom, eventuell Hirndruckzeichen | CT pathologisch |
| Vaskulärer zerebraler Insult | Risikofaktoren, meist schlagartiges Auftreten | eventuell Hemisymptome, neuropsychologische Ausfälle | CT (nach einigen Tagen) pathologisch |
| Amnestische Episode | schlagartiger Beginn, gelegentlich bei Anstrengung | aufgehobene Merkfähigkeit, retrograde Amnesie, neurologisch o. B. | Abklingen nach Stunden, Amnesie für Episode bleibt |
| Psychose | frühere Schübe, auffällige Persönlichkeit | neurologisch o. B. | Psychopathologie entscheidend |
| Psychogene (hysterische) Verwirrtheit | auffällige Persönlichkeit | neurologisch o. B., demonstrativ-dramatisches Agieren | |

chern, so daß er immer wieder die gleichen Fragen stellt (zum Beispiel warum er sich hier befinde). Er hat andererseits eine retrograde Amnesie, die meist Wochen oder Monate vor den Beginn der akuten Störung zurückreicht. Die dadurch entstandene „Lücke in seiner eigenen Vergangenheit" erweckt den Eindruck einer Desorientiertheit. Dennoch werden normale Tätigkeiten des Alltages in durchaus geordneter und sinnvoller Weise abgewickelt, selbst scheinbar Komplizierteres. Wenn nach Stunden oder über Nacht die akute Störung (wohl Ausdruck einer Ischämie beidseits im Hippokampus) abklingt, besteht für die Stunden der Episode selber weiterhin eine dauernde Amnesie, während die retrograde Amnesie sich wieder vollständig auffüllt. Wenige Stunden nach der Episode erscheint der Patient psychopathologisch absolut unauffällig (höchstens feinste Teste können noch über längere Zeit diskreteste Störungen nachweisen). Persistierende amnestische Störungen deuten auf einen (beidseitigen) anterioren Thalamusinfarkt hin. Eine besondere ätiologische Form transienter amnestischer Episoden sind jene, die durch die Einnahme von Oxychinolinderivaten oder von Midazolam ausgelöst werden.

### Akute Agnosien

Bei gewissen akuten fokalen zerebralen Läsionen können eng umschriebene gnostische Störungen (s. a. S. 30) den Eindruck einer Verwirrtheit erwecken, z. B. eine Prosopagnosie, bei welcher Gesichter nicht erkannt werden, oder eine topographische Agnosie (Läsion der rechten medialen Temporookzipitalregion), bei welcher sich der Patient in der sonst vertrauten Umgebung nicht mehr zurechtfindet. Auch beim Halbseitenneglekt (meist nach links) erzeugt die Vernachlässigung dieser Seite im Raum und am eigenen Körper den Eindruck einer gewissen Verwirrtheit.

### Panikattacken

Diese unvermittelt auftretenden, kurzdauernden aber rezidivierenden Angstzustände gehören zu den Angstkrankheiten. Sie sind gelegentlich mit Agoraphobie assoziiert und differentialdiagnostisch von den Angstzuständen im Rahmen einer Schläfenlappenepilepsie abzugrenzen.

### Psychogener Stupor

Scheinbare Verwirrtheit kann auch *psychogen bedingt* sein. Hierfür sprechen appellatives und dramatisch eindrückliches Verhalten, ebenso Widersprüchlichkeit zwischen scheinbarem Verwirrtsein einerseits und sinnvoll geordnetem Handeln andererseits. Letzteres allerdings ist auch bei der soeben erwähnten amnestischen Episode der Fall.

# 3. Sprech-, Schluck- und Sprachstörungen sowie neuropsychologische Ausfälle

Die drei Kategorien von Symptomen sind insofern miteinander verbindbar, als Störungen des Sprechens entweder Instrumentalstörungen oder Störungen der Sprache als Beeinträchtigung einer kortikalen Funktion sein können. Letzteres ist aber nicht selten von anderen neuropsychologischen Ausfällen begleitet. Viele Erkrankungen, die zu Sprechstörungen führen, haben auch Schluckstörungen (Dysphagien) zur Folge.

Es erscheint bei dieser Gruppe sinnvoll, von einer Analyse der Symptome – der Sprache selber und anderer, das Verhalten und die Bearbeitung von Umwelteindrücken betreffender Befunde – auszugehen und allenfalls erhältliche anamnestische Angaben lediglich als zusätzliche Differenzierungselemente zu verwenden.

## 3.1 Störungen des Sprechens und der Sprache

Die verschiedenen Stufen, auf welchen der Sprechakt beeinträchtigt sein kann, sind topographisch in der Abb. **4** dargestellt.

### Wahl der Worte und Bau der Sätze sind korrekt, die Sprache aber objektiv schlecht verständlich (Artikulationsstörung)

#### *Näselnde oder/und schlecht artikulierte und verwaschene Sprache*

**Gaumensegelparese.** Wenn beim Sprechen abnorm viel Luft durch die Nase entweicht, weist dies auf eine Funktionsstörung der Gaumensegel hin. Objektiv kann vorwiegend oder ausschließlich das *Gaumensegel beidseits paretisch* sein (eine einseitige Gaumensegellähmung hat keine Sprechstörung zur Folge). Immer wird auch eine Schluckstörung vorliegen (mit Entweichen von Flüssigkeit durch die Nase und mit Verschlucken). Es liegt dann eine beidseitige Parese der Nn. glossopharyngei (und vagus) bzw. ihrer Wurzeln vor, zum Beispiel bei Diphtherie, bei Polyradiculitis cranialis, bei periaxialem Prozeß im kaudalen Oblongatabereich.

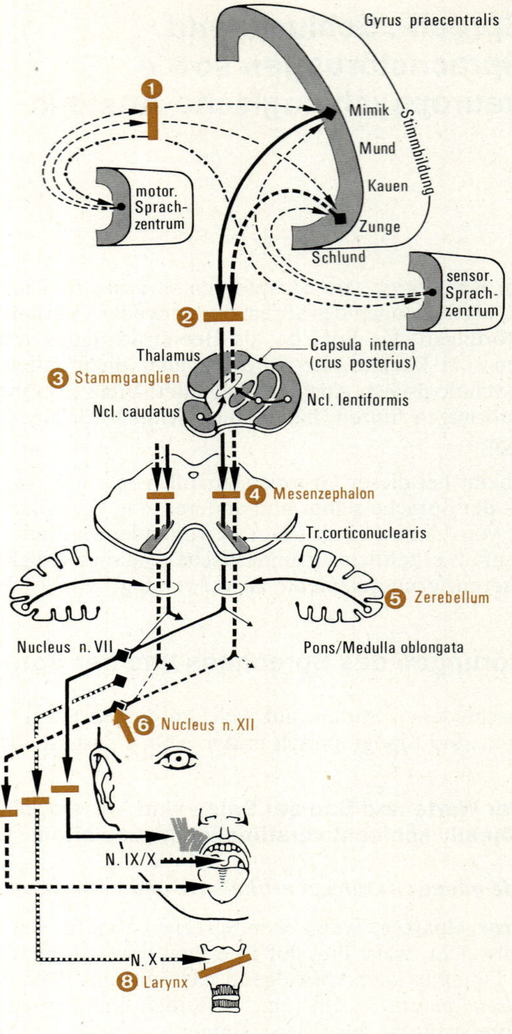


Abb. **4** Anatomisches Substrat des Sprechens und mögliche Läsionsorte. 1 kortikale und subkortikale Läsion als Ursache einer Aphasie, 2 Läsion der motorischen Repräsentation der Sprechmuskulatur oder seiner Efferenzen (Aphemie, Foix-Chavany-Syndrom), 3 Läsion der Stammganglien (z. B. Sprechverlangsamung bis akinetischer Mutismus),

**Parese des Gaumensegels sowie auch anderer Muskeln im Mund-Schlund-Bereich.** Namentlich liegt dann oft auch eine Parese der Zunge, aber auch der perioralen Muskeln vor (kann nicht pfeifen, nicht den Mund spitzen, nur schwach die Zähne zeigen).

– Das *Ausmaß der Parese* ist *wechselnd.*
  - Sie nimmt gegen Abend zu und sehr deutlich ebenso bei wiederholter Beanspruchung dieser Muskeln, so zum Beispiel bei längerem Reden oder beim Essen. Keine Muskelatrophie. Die *Störung* hat sich seit einigen Wochen entwickelt oder ist seit Monaten *wechselnd* intensiv. Es liegt eine *Myasthenia gravis* vor, selten einmal eine den Hirnstamm komprimierende Raumforderung.
  - Ebenfalls intermittierend ist übrigens die Sprechstörung bei der *paroxysmalen Dysarthrie,* zum Beispiel im Rahmen einer multiplen Sklerose. Sie geht aber ohne eigentliche Parese von Sprechmuskeln einher und ist von anderen anamnestischen oder objektiven Zeichen einer multiplen Sklerose begleitet.

– Das *Ausmaß der Parese* der Mundmuskeln ist *konstant.*
  - Es findet sich eine Atrophie der Zunge beidseits. Diese zeigt faszikuläre Zuckungen (am besten sichtbar, wenn die Zunge im Mundinneren ruht). Meist wird man auch an Rumpf- oder an den Extremitätenmuskeln Faszikulationen, eventuell Paresen und Atrophien nachweisen können. Es liegt eine *echte Bulbärparalyse* im Rahmen einer *myatrophischen Lateralsklerose* vor. Die perioralen Reflexe sind gesteigert. Anamnestisch hat sich die Störung im Laufe von Monaten langsam entwickelt.
  - Liegt lediglich eine *beidseitige Zungenparese* vor, ohne Faszikulationen und ohne Hinweis auf eine motorische Schwäche anderer oraler Muskeln, dann liegt eine beidseitige Hypoglossusläsion, eventuell im Rahmen einer Polyradiculitis cranialis, vor. Eine Atrophie der Zunge wird allerdings auch hier erst nach drei Wochen oder mehr sichtbar sein.
  - Es finden sich keine Atrophie der betroffenen Muskeln und keine Faszikulationen. Die perioralen Reflexe und der Nasopalpebralreflex sind gesteigert. Es finden sich an den Extremitäten beidseits Pyramidenzeichen und ein kleinschrittiger Gang. Meist han-

---

4 beidseitige Läsion der kortikobulbären Bahnen, z. B. bei Status lacunaris (Dysarthrie bis Anarthrie), 5 Kleinhirnläsionen mit Beeinträchtigung des Sprechablaufes (z. B. explosive Sprache), 6 Läsion der motorischen Kerne der Sprechmuskulatur in der Medulla oblongata mit Parese und Atrophie derselben und verwaschener Sprache (z. B. bei echter Bulbärparalyse), 7 Läsion efferenter kaudaler Hirnnerven (oder ihrer Kerne) mit peripherer Läsion der von ihnen innervierten Sprechmuskeln, z. B. mit offenem Näseln bei (beidseitiger) Vagus- und Glossopharyngensläsion, 8 Läsion der Sprechwerkzeuge selber (z. B. bei Kehlkopferkrankungen)

delt es sich um ältere Patienten oder/und solche mit vaskulären Risikofaktoren. Die Entwicklung war während vieler Monate langsam progredient oder hat sich selten nach einem früheren hemiparetischen Insult nunmehr schlagartig eingestellt: Es liegt eine *Pseudobulbärparalyse* vor als Ausdruck einer beidseitigen Läsion des zentralen motorischen Neurons, insbesondere der kortikobulbären Bahnen.

- Eine ausgeprägte Dysarthrie, aber ohne aphasische Komponente, findet sich bei einer *Läsion der linksseitigen Pars opercularis* – der untere Gyrus praecentralis – bzw. der darunterliegenden weißen Substanz. Man spricht von einer *Aphemie.*
- Eine zentrale *Diplegie für die Willkürinnervation der Mund- und Schlundmuskeln* findet sich bei einer beidseitigen kortikalen Schädigung im vorderen Operkulum (oder seiner kortikofugalen Efferenzen). Es ist dies das Foix-Chavany-Marie-Syndrom. Das Sprechen ist dysarthrisch und langsam, die Willkürbewegungen beeinträchtigt, während im Gegensatz dazu bei unwillkürlichen Bewegungen (zum Beispiel beim Lächeln und im mimischen Spiel) eine normale Muskelfunktion vorhanden ist. Vorkommen bei vaskulären und traumatischen, beidseitigen Läsionen, aber auch bei einer multiplen Sklerose.

***Störung des Sprechrhythmus und des Sprechtempos, der Lautheit und andere Besonderheiten der Sprache***

- *Unharmonisches Sprechen* mit ungleichmäßigem Tempo, zum Teil explosiv hervorgestoßen, bei *Kleinhirnerkrankungen* (man suche nach Ataxie, Hypodiadochokinese und Hypotonie).
- *Skandierende Sprache.* Ähnlich ist wegen der häufigen Kleinhirnbeteiligung die Sprache bei *multipler Sklerose.* In ausgeprägten Fällen werden die Silben einzeln und deutlich voneinander abgesetzt „skandiert". Man suche nach Nystagmus, internukleärer Ophthalmoplegie, blassen Papillen und Pyramidenzeichen.
- *Monotone Sprache.* Beim *Parkinson-Syndrom* ist die Sprache wenig moduliert und monoton, leise (Bradylalie), nicht selten mit Wiederholung von Endsilben (Logoklonien) oder Wiederholung ganzer Worte oder Satzteile (Iterationen). Man suche nach Rigor, nach Akinesie, einem kleinschrittigen Gang, Tremor und Zahnradphänomen.
- *Verwaschene und undeutliche Sprechweise,* das Silbenschmieren und Silbenstolpern, ist bei vaskulären oder degenerativen *dementiellen Prozessen* zu beobachten, vor allem auch bei der *progressiven Paralyse.* Man suche nach Gedächtnisstörungen, Primitivreflexen, gesteigerten perioralen Reflexen, eventuell anderen neurologischen Ausfällen. Beweisend ist eine Hirnatrophie im Computertomogramm.

- *Dystones, stoßweises Sprechen* kommt im Rahmen verschiedener *choreatischer Syndrome* vor. Ein unerwartetes, heftiges, lautes Vorstoßen oder Schreien von Worten und Sätzen, oft mit Iterationen, gelegentlich mit unanständigen Ausdrücken (Koprolalie), findet sich bei der Tick-Krankheit (Gilles-de-la-Tourette-Syndrom).

***Gestörte Stimmqualität***

Dies findet sich vor allem bei *Läsionen der stimmformenden peripheren Strukturen,* also bei gewissen nichtneurologischen Erkrankungen. Hierzu gehören vor allem Affektionen aus dem Otorhinolaryngologie-Gebiete.

- *Offene näselnde Sprache* bei der bereits oben erwähnten Gaumensegelparese, aber auch beim Wolfsrachen.
- *Geschlossenes Näseln* bei Epipharynxtumoren oder Hypertrophie der Rachenmandeln.
- *Heiserkeit* bei einseitiger Stimmbandparese (wird bald kompensiert) und Larynxerkrankungen. Eine einseitige Stimmbandparese kann allerdings auch Ausdruck einer neurologischen Affektion (Rekurrenslähmung oder Läsion im Kerngebiet in der dorsolateralen Oblongata) sein.
- *Spastische Dysphonie* als gepreßtes, heiseres Sprechen, meist leise, gelegentlich von dystonen Kontraktionen des Gesichtes und der Halsmuskulatur begleitet, als fokale Dystonie (Gerhardt-Syndrom) und selten als funktionelle Störung.
- *Leise, eventuell flüsternde, atonische Sprache* als eine Form der psychogenen Sprachstörung.
- *Dysphasie,* eine Störung der Sprachentwicklung, wozu das Stottern oder die erlernte Sprache des Gehörlosen gehört.

***Der Patient spricht nicht***

Der Kranke scheint aber zunächst nicht bewußtseinsgestört. Dazu gehören:

- *Sprechunfähigkeit* beim *Locked-in-Syndrom* sowie beim *akinetischen Mutismus* (s. S. 15).
- *Nichtsprechen* des *Depressiven* und des *Katatonen* (Mimik und verhaltene Bewegungen beachten).
- *Mutismus und Aphonie.* Das *psychogene (hysterische) Nichtsprechen* imponiert als Mutismus oder extreme Aphonie (leise, fast nicht hörbare Sprache bei sonst normalem Untersuchungsbefund, auffälliger Persönlichkeit, eventuell sonstigem demonstrativen Verhalten, eventuell aktuelle Probleme oder Konfliktsituationen).
- *Anarthrie.* Es ist dies die Extremform einer hypokinetischen Sprache, zum Beispiel beim Parkinson-Syndrom (s. oben) oder einer

dysarthrischen Sprache bei Pseudobulbärparalyse (s. oben) und führt zur Sprechunfähigkeit. Dies kommt zum Beispiel auch bei Hirnstammzephalitis oder bei vaskulärer beidseitiger Läsion im Bereiche der Capsula interna vor. Immer sind andere neurologische Symptome der supranukleären Läsion vorhanden.

## Störung der integrativen Funktion der höheren zerebralen Zentren der dominanten Hemisphäre mit Aphasie

Es ist dies eine Sprachstörung bei normaler Funktionsfähigkeit der sprachformenden Strukturen. Die dominante Hemisphäre ist beim Rechtshänder die linke, aber bei etwa zwei Drittel der Linkshänder ist ebenfalls die linke die sprachdominante Hemisphäre. Derartige Sprachstörungen sind nicht selten mit anderen Störungen neuropsychologischer Funktionen verbunden, deren Symptomatologie und Analyse deshalb an dieser Stelle ebenfalls darzulegen ist.

Folgendes Vorgehen wird empfohlen:

### *Beurteilung des Bewußtseins*

Man vergewissere sich zunächst, daß keine Störung des Bewußtseins, kein gravierender Intelligenzdefekt, keine schwere Gehörstörung und keine Beeinträchtigung der Sprechorgane vorliegt.

### *Beurteilung der Spontansprache*

Dann folgt zunächst die Beurteilung der Spontansprache in einem längeren Gespräch mit dem Patienten.

- Ist die *Spontansprache flüssig,* mit *normaler Sprachproduktion* (90 Worte pro Minute oder mehr), mit normaler Sprechmelodie und -intonation und die Satzlänge mit fünf oder mehr Worten normal und finden sich keine Anomalien der Wortwahl, dann liegt *keine Aphasie* vor.
- Bei flüssiger Spontansprache, jedoch beim Vorliegen von *Paraphasien* (falsche oder modifizierte bzw. verwandte Worte) oder *Neologismen,* darf auf eine *links postzentral gelegene kortikale Läsion* geschlossen werden.
  - Bei *intaktem Sprachverständnis* und ebenfalls intaktem Nachsprechen liegt eine sogenannte anomische Aphasie ohne große topisch-lokalisatorische Wertigkeit vor. Ist das Nachsprechen jedoch deutlich gestört, so spricht dies für eine Leitungsaphasie bei Schädigung der Verbindungen zwischen hinterem Temporallappen und Operkulum links.
  - Bei *gestörtem Sprachverständnis* und ungestörtem Nachsprechen darf eine transkortikale sensorische Aphasie bei Läsion des Gyrus

angularis angenommen werden. Ist das Nachsprechen jedoch gestört, dann liegt eine Läsion des sensorischen Sprachzentrums in der ersten Temporalwindung, eine Wernicke-Aphasie, vor.

- Ist die *Spontansprache nicht flüssig,* so äußert sich dies in einer Sprachproduktion von weniger als 50 Worten pro Minute, in einer gestörten Sprachmelodie und -akzent (Dysprosodie), in kurzen Sätzen, vielen Substantiva und wenig Füllwörtern und einem gestörten Satzbau (Agrammatismus). Dies allein schon spricht für eine (auch) präzentrale Läsion.
  - *Bei intaktem Sprachverständnis* (s. oben) wird bei gestörtem Nachsprechen eine kortikale motorische Aphasie mit Läsion der oberen perisylvischen Region vorliegen (Broca-Aphasie) und bei ungestörtem Nachsprechen eine transkortikal motorische Aphasie mit Läsion rostral und scheitelwärts der Broca-Region.
  - Bei *gestörtem Sprachverständnis* liegt immer eine ausgedehnte Läsion vor. Diese unterbricht die Verbindungen der Sprachregion, insbesondere zu den sensorischen Assoziationszentren (transkortikale sensorische Aphasie oder Isolationsaphasie mit ausgeprägter Störung des Benennens und mit Echolalie), oder es liegt eine globale Aphasie bei ausgedehnter Läsion im Ausbreitungsgebiete der A. cerebri media vor.

## 3.2 Weitere neuropsychologische Störungen

Diese kommen mit oder ohne Aphasie vor. Zur raschen Erfassung kann folgendes, zum Teil von *Th. Landis* empfohlene *praktisch-diagnostische Vorgehen* angewendet werden:

- *Test für visuelle, räumlich-konstruktive Funktionen.* Geeignet ist das *Nachzeichnen* eines Würfels oder der komplexen Figur von Rey (Abb. **5c,** S. 34).
  Schwierigkeiten deuten auf eine parietale, vor allem rechtsparietale Läsion hin. Werden die Figuren ohne Schwierigkeiten richtig kopiert, erscheinen eine solche Läsion und die Diagnose einer Demenz unwahrscheinlich.
- *Schreiben eines schwierigen Satzes.* Dies geschieht nach Diktat (zum Beispiel: „Sie hat es ihm schon zu lange verschwiegen"), ist ein sehr empfindlicher Test für Sprachstörungen (s. oben), erlaubt aber auch eine isolierte Agraphie nachzuweisen. Kombiniert mit Alexie kommt eine Agraphie zum Beispiel bei Läsion des dominanten Gyrus angularis vor. Wird der Satz korrekt geschrieben, ist eine Aphasie unwahrscheinlich.
- *Rechnen.* Eine Störung des Rechnens kann eine Schreibstörung begleiten und weist dann zusammen mit einer Störung der Rechts-links-Orientierung und einer Fingeragnosie (Gerstmann-Syndrom)

auf eine Läsion links parietal hin. Die ursprüngliche topische Zuordnung zum linken Gyrus angularis ist nicht zutreffend. Man prüft das Rechnen durch Addieren zweier zweistelliger Zahlen im Kopf oder zweier drei- bis vierstelliger Zahlen auf dem Papier.

- *Lesen* und Verstehen eines schwierigen Satzes (s. Schreiben oben oder „nicht im Schrank, sondern auf ihm lag die Uhr") kann auch ohne Aphasie isoliert gestört sein, somit Ausdruck einer reinen Alexie sein, wie sie bei isolierter Läsion im Ausbreitungsgebiet der linken A. cerebri posterior vorkommt.
- *Gnostische Funktionen.* Diese können durch *Benennen* geprüft werden. Es sollen *Gegenstände* bzw. Teile von Gegenständen benannt werden (Abb. **5a** u. **b**), dann aber auch *Körperteile* (axiale leichter zu benennen als Extremitätenteile), *Farben* (es gibt isolierte, erworbene Störungen der Farbbenennung, meist auf Läsion der inferomesialen Teile des Temporal- und Okzipitallappens zurückgehend) und Gesichter berühmter Leute (Abb. **5d**). Störungen (Prosopagnosie) finden sich als Teil einer Aphasie und bei Demenzen und gehen ebenfalls auf eine beidseitige inferotemporookzipitale Läsion zurück. Bei einer reinen *visuellen Objektagnosie* werden Gegenstände optisch nicht erkannt, wohl aber durch Betasten oder akustisch (Klingen eines Schlüsselbundes). Sie kommt bei meist rechtsseitigen oder bilateralen parietookzipitalen Läsionen vor.
- *Praxie.* Man prüft dieselbe, indem der Patient auf verbale Aufforderung hin vormachen soll, wie man bläst oder pfeift (*bukkofaziale Apraxie*). Er soll durch Gesten zeigen, wie man sich kämmt, eine Zigarette anzündet oder mit dem Hammer einen Nagel einschlägt (*ideomotorische Apraxie*). Kann er dies nicht auf die Aufforderung hin ausführen, dann versuche man es vorzumachen und fordere ihn zur Imitation auf. Störungen weisen fast immer auf eine linkshemisphärische Läsion hin (und sind oft mit Aphasie verbunden), meist parietal, jedoch gelegentlich auch in der frontalen Area 6 plus 8. Eine *Ankleideapraxie,* nicht selten mit einem Hemineglekt (s. unten) kombiniert, findet sich bei rechts-parietalen Läsionen. Besonders anspruchsvoll und zum Beispiel bei diffuser (kortikaler) Demenz nicht korrekt ausführbar ist das richtige Nachmachen einer vom Untersucher vorgemachten „Schmetterlingsfigur" (Abb. **5d**).
- *Beziehung zu den eigenen Körperteilen und zum Raum.* Diese kann geprüft werden, indem man den Patienten zum Beispiel auffordert, mit seinem rechten Zeigefinger hinter dem Kopf hindurch sein eigenes linkes Ohr zu berühren. Bei rechts-parietalen Läsionen wird eine Parese der linksseitigen Extremitäten nicht wahrgenommen bzw. bagatellisiert oder negiert (*Anosognosie*). Bei gleichzeitiger Berührung analoger Punkte auf beiden Körperhälften wird nur die Berührung der rechten Seite registriert (*„Auslöschphänomen"*). Beides sind Teilaspekte eines besonders (aber nicht ausschließlich)

bei rechtsseitiger Parietallappenläsion vorhandenen *Hemineglekts:* Alles, was sich auf der „vernachlässigten“ gegenüberliegenden Seite abspielt, wird nicht beachtet: Im Raum auf der linken Seite stehende Personen oder Gegenstände werden nicht registriert, ebensowenig von dort eintreffende akustische Reize; bei gleichzeitigen optischen Stimuli in beiden Gesichtsfeldhälften wird (ohne Hemianopsie) eine Seite nicht gesehen, bei taktilem Explorieren mit geschlossenen Augen eine Hälfte der Tischfläche vernachlässigt und beim Zeichnen diese Hälfte einer Figur nicht dargestellt. Die „linke“ Körperhälfte wird weniger bewegt, die Gliedmaßen in ungewohnter Stellung „liegen gelassen“, beim Waschen vernachlässigt.

- *Leitungsstörungen* (Disconnection-Syndrom) beruhen auf einer Unterbrechung der Faserverbindungen zwischen den kortikalen Assoziationszentren bzw. zwischen den beiden Hemisphären. Sie manifestieren sich durch eine Kombination von soeben genannten Symptomen oder besonderen Einzelsymptomen.
  - Eine *Alexie*, mit *Hemianopsie* und mit *Farbbenennungsstörungen* kombiniert, findet sich bei Läsion der linken Sehrinde und des Splenium corporis callosi (Versorgungsgebiet der A. cerebri posterior).
  - Eine *reine Worttaubheit* bei erhaltener Fähigkeit, nicht verbale akustische Stimuli in ihrer Bedeutung zu erkennen (das Läuten einer Glocke), beruht auf einer subkortikalen Läsion der linken Hörstrahlung und der Kommissurfasern des Corpus callosum. Bei *Läsionen des Corpus callosum* kann eine Reihe von Funktionen, die vor allem einen Transfer von Impulsen von einer Hemisphäre zur anderen voraussetzen, nicht ausgeführt werden. Solche Patienten können zum Beispiel nicht mit einer Hand die gleiche Stellung einnehmen, die der Untersucher der anderen Hand des Patienten (vor diesem versteckt) gegeben hat, oder einen Gegenstand benennen, den er (ohne ihn zu sehen) mit der linken Hand betastet hat. Er kann auch nicht mit der linken Hand schreiben bzw. mit der linken Hand eine bestimmte Scheinhandlung (Wasserhahn zudrehen, Salz aus dem Salzfaß streuen) ausführen.
  - Bei *reiner Alexie* ohne Sprachstörung (aber mit der Unfähigkeit, das Selbergeschriebene zu lesen) kann eine Läsion im Splenium des Balkens vorliegen.

Die soeben geschilderte Exploration neuropsychologischer Funktionen erlaubt eine *globale Diagnose kortikaler Funktionsstörungen*, eventuell mit Seitenlokalisation und nicht so selten auch zusätzlich eine *topische Diagnose betroffener Hirnbezirke.*

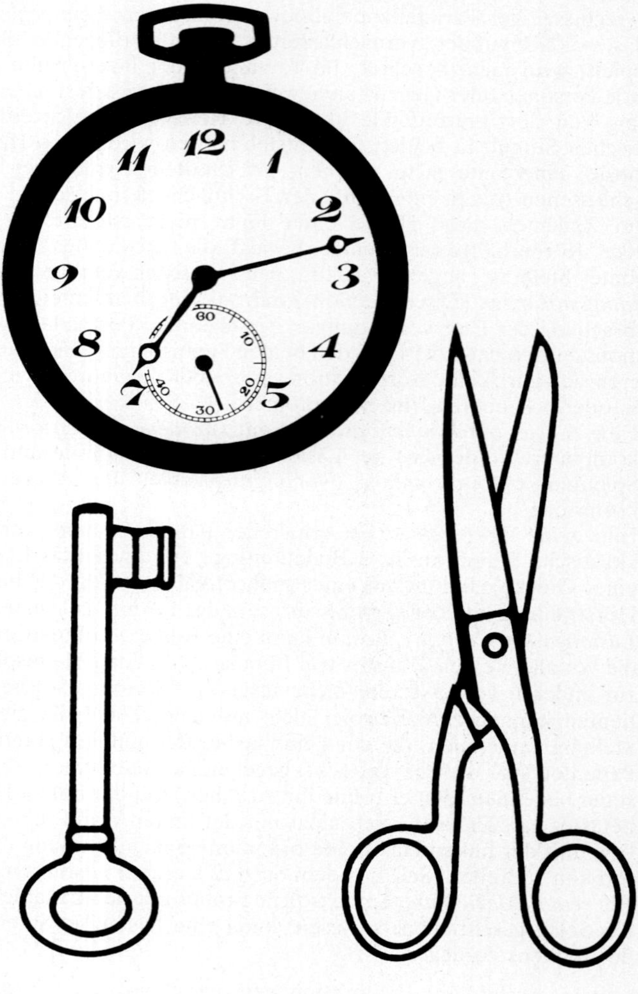


a

Abb. **5a–d** Figuren und Vorlagen zur Testung neuropsychologischer Funktionen (Näheres s. Text)

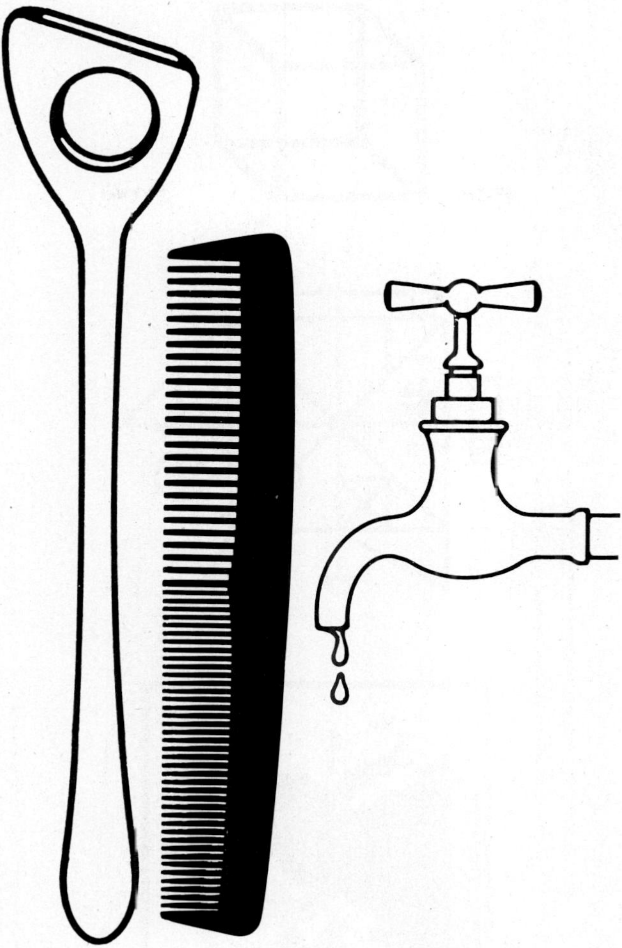

**b**

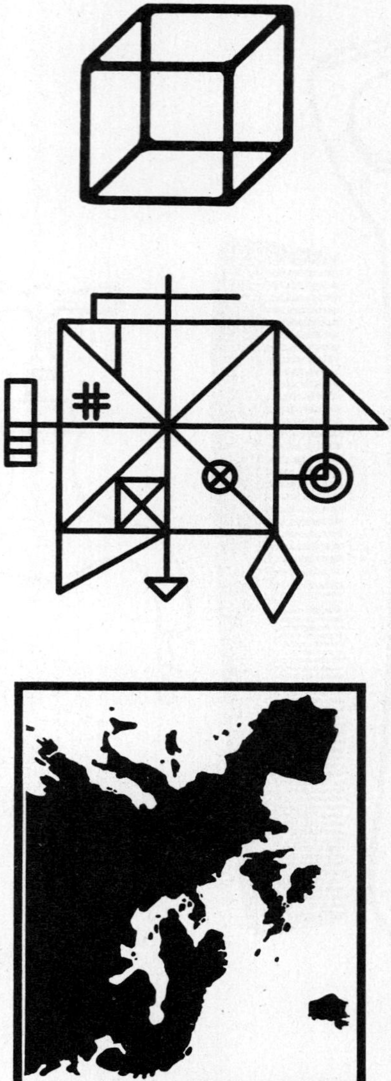

c

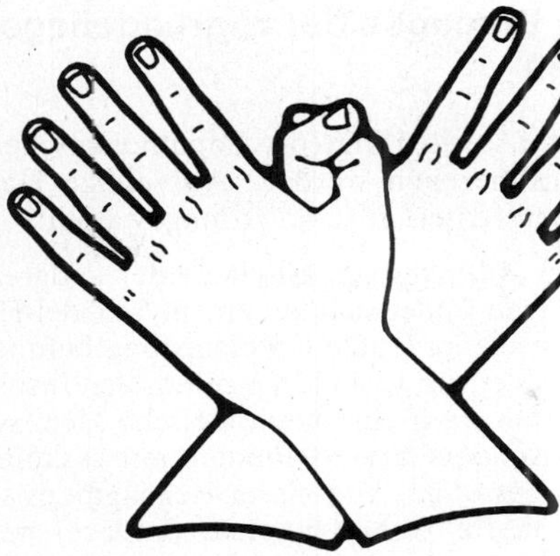

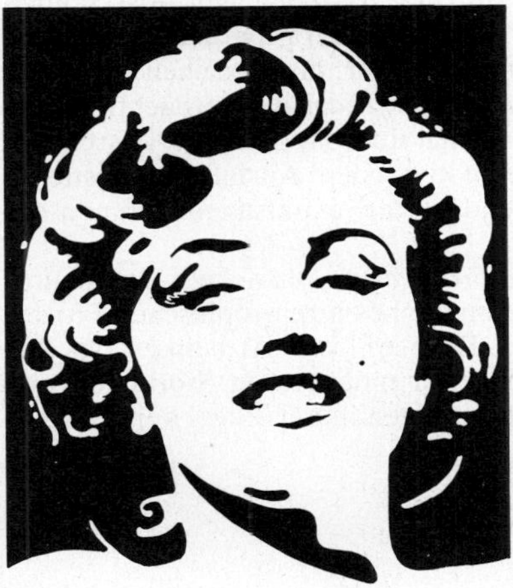

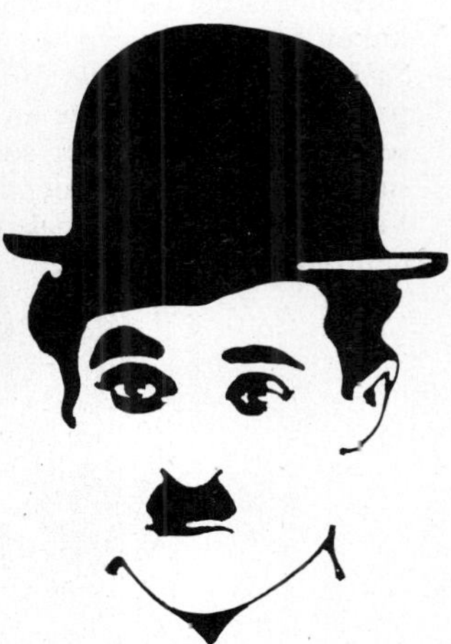

d

## 3.3 Ätiologische Diagnose der zugrundeliegenden Erkrankungen

Hierbei müssen Verlauf sowie übrige psychopathologische und neurologische Befunde hinzugezogen werden. Auf einige Hauptgruppen und ihre diagnostischen Kriterien sei kurz hingewiesen:

- *Akutes schlagartiges Auftreten* aphasischer oder anderer neuropsychologischer Störungen findet sich bei einem Schädel-Hirn-Trauma (eindeutige Anamnese oder lokale Untersuchungsbefunde am Schädel) oder häufiger bei einem vaskulären zerebralen Insult. Letzterer wird so gut wie immer auch eine neurologische Hemisymptomatik verursachen und besonders ältere Patienten mit vaskulären Risikofaktoren bevorzugt betreffen. Von dieser Regel gibt es seltene Ausnahmen: Akute isolierte Aphasien ohne (andere) neurologische Ausfälle, bei zwei getrennten vaskulären kortikalen Herden in der motorischen und der sensorischen Sprachregion.
- *Relativ rasches, aber nicht plötzliches Auftreten* neuropsychologischer Störungen, meist mit einem allmählich progredienten Hemisyndrom, eventuell mit Kopfweh und Hirndruckzeichen einhergehend, ist auf eine *intrakranielle Raumforderung* verdächtig. Eine solche kann allerdings durchaus auch über längere Zeit ausschließlich sich durch einen neuropsychologischen Ausfall manifestieren (besonders bei langsam wachsenden Konvexitätsmeningeomen der linken Seite).
- *Schleichend, über viele Monate progredient* entwickeln sich neuropsychologische Ausfälle im Rahmen eines hirnatrophischen Prozesses, zum Beispiel einer senilen Demenz vom Alzheimer-Typ. Sie sind dann von zunehmend schweren mnestischen Störungen und Verhaltensstörungen begleitet und zeigen in der Regel keine organneurologischen Ausfälle.

# 4. Schlafstörungen, Schlafanfälle und andere Besonderheiten im Schlaf

Viele Individuen klagen über gestörten Nachtschlaf, wenige über abnormes Schlafbedürfnis oder anfallsweises Einschlafen zu Unzeiten. Gelegentlich treten beide Phänomene zugleich auf. Auch andere Besonderheiten im Schlaf können Patienten zum Arzt führen.

*Fragen an einen Patienten mit Schlafstörungen:*

- Wie viele Stunden Schlaf pro Nacht?
- Wann zu Bett, wann aufstehen?
- Regelmäßige Bettzeiten oder ständig modifiziert, zum Beispiel je nach Müdigkeitsgrad?
- Besondere Gewohnheiten vor dem Zubettgehen (große Flüssigkeitsmengen, Stimulantien, Alkohol)?
- Schwierigkeiten beim Einschlafen?
- Nächtliches Erwachen und Wiedereinschlafstörungen?
- Allfällige Besonderheiten des nächtlichen Erwachens, zum Beispiel mit Alptraum, Miktionsdrang, Einnässen?
- Keine, gelegentliche oder regelmäßige Einnahme von Schlafmitteln, welche und wann?
- Nächtliche somatische Beschwerden oder Besonderheiten (z. B. Magenbrennen im Liegen, Kopfweh, Beinkrämpfe, Restless legs, andere Schmerzsyndrome, häufige Miktion etc.)?
- Nächtliche bedrückende Gedanken und Sorgen?
- Träume, insbesondere Alpträume?
- Schnarchen (Schlafpartner fragen)?
- Müdigkeit am Morgen?
- Müdigkeit am Tag, eventuell mit Tagesschlaf (s. auch Analyse der Schlafanfälle unten)?
- Hinweise für endogene Depression oder aktuelle Konflikte?
- Besondere nächtliche Ereignisse, eventuell in früheren Jahren (Pavor nocturnus, Enuresis, Somnambulismus)?

## 4.1 Gestörter Nachtschlaf

### Gesund

Wenn der Betroffene sich dennoch *genügend ausgeruht* fühlt, *kein Schlafmittel* einnimmt und *am Tag objektiv befriedigend leistungsfähig* ist, wird keine weitere Untersuchung notwendig sein und beruhigende Aufklärung genügen.

### Krank

Werden mehr oder weniger *regelmäßig Schlafmittel* benötigt und/oder *beeinträchtigt die Müdigkeit Leistungsfähigkeit oder Lebensgenuß, dann ist eine weitere Analyse der Situation erforderlich.*

- *Evidente und behebbare somatische Ursachen oder Verhaltensfehler* sind ursächlich für den gestörten Nachtschlaf verantwortlich, namentlich
  - zum Beispiel Restless legs oder Krampi, ein gastroösophagealer Reflux, ein Clusterheadache mit nächtlichen Schmerzattacken, eine Lumbalgie bei ungünstiger Bettstatt etc. (Therapie der schlafstörenden Faktoren!),
  - chaotische Schlafgewohnheiten mit durch Müdigkeit bedingtem langen Liegenbleiben am Morgen oder/und zu frühem Zubettgehen am Abend etc. (Disziplinieren der Schlafzeiten durch Reduktion derselben auf ein altersentsprechendes Maß, Erzwingen von regelmäßigen Bettzeiten),
  - Gefährdung des Nachtschlafes durch weckende Substanzen (Tee, Kaffee) oder übertriebene nächtliche Harnmengen (große Flüssigkeitsmengen allein oder mit diuresefördernden Substanzen). Korrektur dieser Fehler.
- *Besonders lautes Schnarchen und Apnoephasen begleiten den gestörten Nachtschlaf.* Es liegt dann ein Schlaf-Apnoe-Syndrom vor, das auf S. 39 analysiert wird.
- *Echte Insomnie.* Es fehlen eindeutige primäre somatische Ursachen, und es liegt auch kein Schlaf-Apnoe-Syndrom vor. Dies ist eine echte Insomnie, übrigens die häufigste Form der Schlaflosigkeit.
  - Es haben sich daraus unter Umständen sekundär chaotische Schlafgewohnheiten entwickelt, die wie oben angegeben korrigiert werden sollten.
  - Es liegen aktuelle Konflikte und Probleme vor oder eine endogene Depression. Nach beiden ist ausdrücklich zu fahnden, und beide sollten allenfalls therapiert werden.
  - In den meisten Fällen wird keine plausible Erklärung eruierbar sein. Auch eine Polysomnographie bringt in der Regel keinen Aufschluß. Dann sind durch entsprechende Beratung kritiklose

Schlafmitteleinnahme, abwegige sonstige Maßnahmen oder Eskalationen des chaotischen Schlafverhaltens zu verhindern.

- Eine Rarität ist die letal endende familiäre Insomnie, eine Prionenkrankheit, die von einer progredienten Dysautonomie begleitet wird.

– *Andere Besonderheiten in der Nacht.* Diese sind eventuell nicht einmal für den Schlafenden, sondern für die Umgebung belastend. Dazu gehört eine Enuresis nocturna, ein Pavor nocturnus oder ein Somnambulismus.

## 4.2 Der Patient klagt vor allem über Schläfrigkeit oder Schlafanfälle am Tag

Nicht weniger als 4% der Menschen geben vermehrte störende Schläfrigkeit am Tage an. Eine Beurteilung dieser Zustände beruht auf:

– einer exakten Analyse des Nachtschlafes,
– einer Erfassung allfälliger weiterer Anomalien und Besonderheiten am Tag.

### Mit Besonderheiten des Nachtschlafes

Diese stellen ein wichtiges ätiologisch-diagnostisches Kriterium für die Beurteilung von Schlafanfällen dar.

– *Schlaf-Apnoe-Syndrom.* Überlautes Schnarchen bei behinderter Luftpassage im Rachen (zum Beispiel große Mandeln, große Zunge bei Akromegalie, Adipositas, Fehlbildungen im Rahmen einer Dysostosis craniofacialis Crouzon). Das Schnarchen tritt in Rückenlage auf, unterbrochen von unregelmäßigen Phasen von beängstigend langem Atemstillstand von einer Minute und mehr. Die Patienten realisieren den gestörten Nachtschlaf nicht immer (meist aber der Schlafpartner), sind aber am Morgen nicht ausgeruht und schlafen am Tag oft ein. Dies geschieht zwar meist in schlaffördernden Situationen (z. B. nach dem Essen, im dunklen Kino), aber unter Umständen auch bei der Arbeit, und führt zu peinlichen und den Alltag belastenden Situationen. Es fehlen aber andere Symptome eines Narkolepsie-Kataplexie-Syndromes (s. S. 40).
Die Anamnese ist entscheidend. Als erste Zusatzuntersuchung können die wenig aufwendige Messung der Sauerstoffsättigung des Blutes mit einer perkutanen Elektrode, zum Beispiel am Ohrläppchen, durchgeführt werden. Sie sinkt beim Schlaf-Apnoe-Syndrom unter 90% bzw. um mehr als 10% des Ausgangswertes. Ebenfalls einfach ist eine akustische Registrierung des Schnarchens und der Atmung bzw. der Atempausen mittels einer Langzeittonbandkassette. Die

eigentliche Polysomnographie mit Registrieren des EEG, des Elektrookulogrammes, des Elektrokardiogrammes, der Atmung, der Sauerstoffsättigung des Blutes, des Sauerstoffgehaltes bzw. $CO_2$-Gehaltes der Ausatmungsluft, eventuell des Femoralarteriendrukkes und des Pulmonalarteriendruckes erlaubt eine exakte Analyse des Schlafes und der Interdependenz der einzelnen physiologischen Parameter. Die Therapie richtet sich nach den verantwortlichen pathogenen Faktoren und kann unter Umständen sich auf eine Verhinderung der Rückenlage im Schlaf (Anschnallen eines behindernden Gegenstandes auf den Rücken) beschränken, auf Beseitigung mechanischer Atemhindernisse, wie beispielsweise übergroßer Mandeln oder intermittierende Sauerstoff-Überdruckbeatmung. Gelegentlich begleitet das Schlaf-Apnoe-Syndrom eine Intoxikation mit Lösungsmitteln und selten eine organische Erkrankung in der hinteren Schädelgrube.

– *Andere Besonderheiten des Nachtschlafes.* Nebst dem Schlaf-Apnoe-Syndrom können alle oder einzelne der folgenden Störungen auftreten:
  - In der Schlaf- oder Aufwachphase hat der Patient *hypnagoge Halluzinationen.* Während des Schlafes hat er schwere, furchteinflößende, bedrückende Träume, sogenannte *Alpträume.* Am Morgen ist er für kurze Zeit zwar schon wach, aber unfähig sich zu bewegen, hat also eine sogenannte *Schlaflähmung.* Dies kann übrigens auch nur partiell sein, zum Beispiel die Unfähigkeit, die Lider aktiv zu öffnen. Diese Besonderheiten sind charakteristisch für ein *Narkolepsie-Kataplexie-Syndrom.* Diese nächtlichen Besonderheiten können aber auch einmal fehlen, so daß auch nach anderen Zeichen am Tag geforscht werden muß (s. unten).
  - Der Patient hat ganz einfach *einen ungenügend langen Nachtschlaf* (man fahnde auch nach organischen Ursachen eines gestörten Nachtschlafes wie Herzinsuffizienz oder Schmerzen) und dadurch bedingt eine physiologische Schläfrigkeit am Tag.

## Anomalien und Besonderheiten am Tage

Diese können kombiniert mit Auffälligkeiten während des Nachtschlafes vorkommen.

– *Scheinbar unerklärliches Schlafen am Tage.* Dies kommt bei der Einnahme von schlafinduzierenden Medikamenten und Substanzen, vor allem Narkotika und Alkohol (meist verschwiegen), vor. Diese Patienten werden meist am Tage während längerer Zeit, also Stunden, schlafen und daneben noch Koordinationsstörungen, Gangstörungen, eventuell Ataxie, Nystagmus und sonstige neurologische oder psychopathologische Auffälligkeiten aufweisen.

- *Schlafen am Tag in schlaffördernden Situationen,* aber auch außerhalb derselben, meist nur während Bruchteilen einer Stunde. Der Patient kann aber jederzeit daraus geweckt werden. Während der Einschlafphasen können auch am Tag hypnagoge Halluzinationen auftreten. Er hat im weiteren Zustände von anfallsweisem *generalisiertem Tonusverlust* mit Zusammensacken und Stürzen oder auch mit fokalem Tonusverlust, beispielsweise am Kopf oder einer Gliedmaße. Dies wird durch plötzliches Erschrecken oder Emotionen (zum Beispiel Lachen) provoziert. Dies kann zusätzlich oder anstelle der oben geschilderten Anomalien in der Nacht auftreten und erlaubt die Diagnose eines *Narkolepsie-Kataplexie-Syndromes.* Obwohl auch hier die Anamnese entscheidend ist, können typische Anomalien im EEG den Verdacht bestätigen: auffallende Zeichen der Schläfrigkeit auch im Wach-EEG des ausgeruhten Patienten. Die Polysomnographie zeigt vor allem eine verkürzte Einschlafzeit und innerhalb der ersten Stunde das Auftreten des sogenannten Paradoxalschlafes (REM-Schlaf) und ein häufiges Alternieren desselben mit dem orthodoxen Tiefschlaf. Eine seltene Ursache vermehrter Tagesschläfrigkeit stellen nächtliche Dystonien dar, durch welche der Nachtschlaf fragmentiert wird.
- *Hypersomnie.* Eine episodisch wiederkehrende, Tage andauernde Schlafneigung findet sich beim *Kleine-Levin-Critchley-Syndrom.* Es ist von abnormem Freßtrieb, Störungen des Sexualtriebes, eventuell anderen vegetativen Störungen sowie auffälligem psychischen Verhalten begleitet. Es kommt fast ausschließlich bei Männern im zweiten Lebensjahrzehnt vor. Normaler Neurostatus und Hilfsuntersuchungen. Wahrscheinlich beruht das Syndrom auf einer dienzephalen Störung.
- *Pickwick-Syndrom.* Bei übergewichtigen Individuen, gelegentlich mit Emphysem oder einer chronischen Pneumopathie, kommt eine episodische Somnolenz mit Apnoephasen beim Schlafen vor, das sogenannte *Pickwick-Syndrom.* Es können Kopfweh und Papillenödem hinzukommen. Kombinationen mit bzw. Übergänge zum Schlaf-Apnoe-Syndrom (s. oben) kommen vor.
- Als *Hypersomnie mit morgendlicher Schlaftrunkenheit* wird ein Symptomenkomplex bezeichnet, bei welchem verlängerter Nachtschlaf, die morgendliche Schlaftrunkenheit, stundenlanges Einschlafen am Tage kombiniert ist mit sehr raschem Einschlafen am Abend und gereizter Mißmutigkeit sowie Neigung zu Depressionen.

# 5. Zunehmendes psychoorganisches Syndrom

Die angeborenen Intelligenzdefekte, die Debilität und die durch akute zerebrale Läsionen (Trauma, vaskulärer Insult) verursachten psychoorganischen Störungen stellen ätiologisch-diagnostisch kaum je ein Problem dar. Demgegenüber werden Neurologe, Internist und Praktiker ebenso häufig wie der Psychiater mit der Frage konfrontiert, *welche ätiologische Ursache einem mehr oder weniger rasch progredienten psychoorganischen Syndrom* zugrunde liegt.

In dieser Situation wird der Arzt abklären,

- ob überhaupt ein psychoorganisches Syndrom vorliegt,
- wie dasselbe sich entwickelt hat,
- ob dasselbe von internistischen
- oder/und neurologischen Symptomen begleitet ist,
- ob es für die Differenzierung verwertbare psychopathologische Besonderheiten aufweist
- und welche ätiologisch-diagnostischen Rückschlüsse aus diesen Elementen allenfalls abzuleiten sind.

Dies ist nicht zuletzt deshalb wichtig, weil immerhin etwa 3–5% der als progredientes psychoorganisches Syndrom sich präsentierenden Fälle eine im Prinzip behebbare oder zumindest vermeidbare Demenz darstellen.

## 5.1 Liegt überhaupt ein psychoorganisches Syndrom, eine Demenz, vor?

Die *Charakteristika einer Demenz* sind in Tab. **8** festgehalten. Es sei besonders darauf hingewiesen, daß durch bestimmte andere Affektionen bei oberflächlicher Betrachtung durchaus der Eindruck einer kortikalen Demenz erzeugt werden kann.

Tab. **8** Charakteristika einer Demenz

- Erworbene psychopathologische Störung (eventuell progredient)
- Gestörte Merkfähigkeit
- Gedächtnisstörung für frische Erinnerungen
- Gedächtnisstörung für ältere Erinnerungen
- Reduzierte Vigilanz
- Reduzierte Aufmerksamkeit
- Verminderte Konzentrationsfähigkeit
- Erhöhte Ermüdbarkeit
- Affektlabilität
- Verminderte Initiative
- Störungen der visuellen räumlichen und räumlich-konstruktiver Funktionen
- Störungen des Symbolverständnisses
- Eventuell Verwirrtheit
- Eventuell Bewußtseinsstörungen
- Sekundäre reaktive Mechanismen

### Depression

Diese kann zu einer Pseudodemenz führen. Bei letzterer ist im Gegensatz zur echten organischen Demenz das Auftreten der Leistungsstörungen rascher. Es wird ausdrücklich über Gedächtnisstörungen geklagt. Der Patient beschwert sich darüber, daß er eine verlangte Aufgabe nicht lösen kann oder verzichtet gar darauf, es zu versuchen, während der echt Demente es erfolglos probiert. Der Depressive erwartet ängstlich sein Versagen, sagt es voraus und manifestiert seine Besorgtheit immer wieder verbal. Sprachstörungen und Apraxien fehlen. Es sei allerdings daran erinnert, daß andererseits beim echt Dementen eine gewisse Apathie und Reizbarkeit den Eindruck einer Depression erzeugen können!

### Subkortikale Demenz

Diese kommt zum Beispiel beim Morbus Huntington vor, geht zwar auch mit unregelmäßigen Gedächtnisleistungen einher, zugleich aber mit starker Verlangsamung, Verflachung der Affekte, mit Schwierigkeiten, Informationen zu verarbeiten und mit neuen Informationen umzugehen. Auch hier bleiben die Sprache und die Praxie intakt. Bei manchen extrapyramidalen Erkrankungen ist allerdings auch der Kortex befallen.

### Neurotische Störung

Diese kann ebenfalls als Pseudodemenz zum Versagen bei alltäglichen Aufgaben führen, besonders unter ungünstigen Rahmenbedingungen.

### Aphasische Störungen

Diese werden immer wieder mit einer Demenz verwechselt, da sie die Verarbeitung verbaler Informationen beeinträchtigen. Man vergesse allerdings nicht, daß eine Aphasie und andere neuropsychologische Ausfälle durchaus zum Bild der häufigsten Demenzform, zur senilen Demenz vom Alzheimer-Typ, gehören.

## 5.2 Praktische Untersuchung und Nachweis einer Demenz

Diese sollte auch vom Nichtpsychiater zumindest im Sinne einer orientierenden Untersuchung durchgeführt werden können.

Tab. **9** gibt das Prinzip summarisch wieder. Das Vorgehen im einzelnen kann wie folgt präzisiert werden:

### Prüfen der Merkfähigkeit und des Gedächtnisses

Zum Prüfen der verbalen Merkfähigkeit kann man zum Beispiel 10 einfache Worte aus verschiedenen Kategorien langsam vorsagen (z. B. Kuh, Kalb, Katze, Straße, Auto, Fußgänger, groß, See, Feld, grün). Anschließend soll der Explorand so viele dieser Worte wie möglich wieder aufsagen, wobei die Reihenfolge bedeutungslos ist. Nach dreimaligem Vorsagen sollten alle 10 Worte richtig wiedergegeben werden. Die optische Merkfähigkeit kann man zum Beispiel durch das Vorzeigen von acht schematischen Figuren prüfen (Abb. **6**). Diese sollten spätestens nach zweimaligem Vorzeigen alle wieder benannt werden können. Auch mit den gegenständlichen Figuren der Abb. **5a** u. **b** läßt sich das optische Gedächtnis prüfen. Das Erinnern eines Menüs des Vortages, der Name des Untersuchers, die Abfahrtszeit eines am gleichen Tag benutzten Zuges und andere aktuelle Ereignisse

Tab. **9** Praktische Untersuchung und Nachweis einer Demenz

- Prüfen von Merkfähigkeit und Gedächtnis (s. Abb. **5** und **6**)
- Prüfen von Konzentrationsfähigkeit, Aufmerksamkeit und Ermüdbarkeit
- Verständnistests
- Erfassen komplizierter Zusammenhänge und von Unterschieden
- Prüfen auf Aphasie und andere neuropsychologische Ausfälle
- Prüfen der Orientierung in Zeit, Ort und Person
- Suchen nach Störungen im Alltagsverhalten

Abb. **6** Figuren zur Prüfung der optischen Merkfähigkeit und des Gedächtnisses

aus der unmittelbaren Vergangenheit oder etwas weiter zurückliegende allgemein bekannte Ereignisse der Vergangenheit stellen weitere Prüfungsmöglichkeiten dar. Die nochmalige Wiederholung der oben genannten Wortreihen oder Gegenstände durch den Patienten ohne erneutes Vorweisen derselben ermöglichen ebenfalls eine Prüfung des Gedächtnisses. Dasselbe kann man auch damit erreichen, daß zu Beginn der Untersucher den Exploranden zum Beispiel eine dreistellige Zahl oder einen aus fünf Worten bestehenden Satz vorgesagt hat, mit der Aufforderung, sich dieselben gut zu merken. Sie sollten 15 Minuten später noch erinnert werden.

### Testen von Konzentrationsfähigkeit, Aufmerksamkeit und Ermüdbarkeit

Fortlaufendes Abzählen der Zahl 7 von 100; Durchstreichen des Buchstabens „e“ und „E“ in einem gedruckten Text, wobei Tempo und Anzahl der Fehler gewertet werden; das Wiederholen einer Reihe von drei, vier oder fünf einstelligen Zahlen in umgekehrter Reihenfolge oder dasselbe mit Worten.

### Verständnistests

Diese können durch das Vorlegen komplexer Fragen angestellt werden, wie zum Beispiel: „Auf dem Feld hat eine Katze einen Hund aufgefressen. Welches Tier ist nun tot?“. Der Demente wird Schwierigkeiten haben. Einem ähnlichen Zwecke dient das Lesenlassen oder das Vorlesen der Salzesel-Fabel des Ösop oder in einfacherer Weise das Erklären von Sprichwörtern.

### Erfassen von komplizierteren Zusammenhängen und Unterschieden

Diese Fähigkeit wird durch die klassischen Meggendorf-Bilder geprüft. Auf einfachere Weise geschieht dies durch das Vorlegen von Unterschiedsfragen: Fluß/See, Baum/Busch, Kind/Zwerg, Geiz/Sparsamkeit usw.

### Aphasien und andere neuropsychologische Ausfälle

Diese gehören obligat früher oder später immer zur senilen Demenz vom Alzheimer-Typ. Sie werden mit Schreibtest, Aphasietest und Praxietests geprüft, wie sie auf S. 30 und in der Abb. **5** dargestellt wurden.

**Prüfung der Orientierung**

Hierzu wird erfragt, ob der Explorand über seinen gegenwärtigen Aufenthaltsort, über Datum und Tageszeit und über sein Alter (das Wissen des Geburtsdatums ist stark automatisiert) im Bilde ist.

**Störungen des Verhaltens im Alltag**

Diese lassen sich anamnestisch durch Drittpersonen erfragen und sind – ebenso wie feine Fehlleistungen – oft vor dem Auftreten gröberer Störungen der mnestischen Funktionen eruierbar.

## 5.3 Ätiologische Präzisierung einer Demenz

Liegt eine Demenz vor, dann wird man zur weiteren Differenzierung anamnestisch zu eruieren versuchen, *wann und wie sich dieselbe entwickelt hat.*

- *Schlagartiges oder sehr rasches Auftreten* einer Demenz werden wir bei traumatischen Fällen, bei einem vaskulären Insult, im Anschluß an eine akute Subarachnoidalblutung oder eine akute Enzephalitis erwarten. Immer werden auch neurologische Ausfälle nachweisbar sein.
- *Allmählich fortschreitende Entwicklung über ein bis zwei Jahre* ist das übliche bei der häufigsten Form, der senilen Demenz vom Alzheimer-Typ. Sie schließt aber selbstverständlich eine andere Ätiologie nicht aus (s. unten).
- *Deutlich raschere Entwicklung,* also innerhalb von wenigen Monaten, spricht ganz entscheidend gegen eine senile Demenz vom Alzheimer-Typ, ebenso eine
- *sehr viel zögerndere Entwicklung* von mehr als drei Jahren Dauer, ohne daß bereits ein schwerer Demenzgrad erreicht wäre.
- *Vor dem 60. Altersjahr* entwickelt sich eine Demenz doppelt so häufig bei einer behebbaren Ursache und noch viel häufiger ist dies vor dem 50. Altersjahr der Fall.

Die psychopathologische Diagnose einer Demenz ruft nach einer *exakten internistischen und neurologischen Anamneseerhebung und Untersuchung.* Hierbei ist das Augenmerk besonders auf die behebbaren Demenzursachen zu richten (Tab. **10**). Unter Berücksichtigung der Häufigkeit der behebbaren Demenzursachen einerseits und der häufigsten neurologischen Auswirkungen von symptomatischen Demenzformen andererseits sind die in Tab. **11** aufgeführten Untersuchungen und Befunde besonders zu beachten (Näheres s. auch S. 52).

Tab. **10** Liste der behebbaren Demenzursachen (aus M. Mumenthaler: Schweiz. med. Wschr. 117, [1987] 964–967, 1002–1008)

*Vaskulopathien*

- Infektiös
  - Lues
- Autoimmun
  - Riesenzellarteriitis
  - Panarteriitis nodosa
  - Lupus erythematodes
  - Sjögren-Syndrom
  - Vaskulitis bei chronischer rheumatoider Arthritis
- Arteriosklerotisch und degenerativ
  - Multiinfarktdemenz
  - Binswanger-Krankheit
  - Andere Angiopathien und Thrombosen
  - Hirnembolien und andere fokale Ischämien
- Übrige und ungeklärte
  - Steroidtherapie

*Durchblutungsinsuffizienz und rheologische Störungen*

*Enzephalitiden (infektiöse und andere)*

- E. rheumatica
- Sarkoidose
- Lymphome
- Morbus Behçet
- Morbus Whipple
- Lues
- SSEP, Creutzfeldt-Jakob, Kuru

*Raumfordernde intrakranielle Prozesse*

- Tumoren
  - Meningeome
  - Akustikusneurinom
  - Thalamustumoren
  - Tumoren des dritten Ventrikels
  - Angioendotheliose
- Chronisches Subduralhämatom

*Hydrocephalus malresorptivus*

*Exogene Intoxikationen*

- Medikamente
  - Psychopharmaka
  - Analgetika
  - Quecksilber
  - Methotrexat

Tab. **10** (Fortsetzung)

- Steroide
- Hydantoin
- Industriegifte
  - CO
  - Blei
  - Anorganisches Quecksilber
  - Perchloräthylen
  - Aluminium
- Genuß- und Suchtmittel
  - Alkohol
  - Cannabis
  - Amphetamin

*Stoffwechselstörungen*

- Störungen des Leberstoffwechsels (Encephalopathia hepatica)
- Morbus Wilson
- Hämochromatose
- Dialyseenzephalopathie
- Hyperlipidämie (eventuell rheologisch?)
- Ileojejunaler Bypass
- Paraneoplastisch
- Myelom
- Rezidivierende Hypoglykämien

*Elektrolytstörungen*

*Endokrinopathien*

- Störungen der Schilddrüsenfunktion
  - Hypothyreoidismus
  - Hyperthyreoidismus
- Störungen der Nebenschilddrüsenfunktion
  - Hypoparathyreoidismus
  - Hyperparathyreoidismus
- Morbus Cushing

*Chronische Lungeninsuffizienz*

*Mangelkrankheit*

- Vitamin $B_1$
- Vitamin $B_{12}$
- Folsäure

*Epilepsie und Demenz*

*Übrige*

- AIDS

Tab. **11** Bei Demenz besonders zu beachtende internistische und neurologische Befunde (s. auch Tab. **10** und Seite 42 ff.)

| | *Befund bzw. Affektion* | *Demenzform* |
|---|---|---|
| Vor allem internistisch | Funktionsstörungen der Schilddrüse | Demenz bei Hypothyreose |
| | Funktionsstörung der Nebenschilddrüse | Demenz bei Hyper- und Hypoparathyreoidismus |
| | emboligene kardiale Affektion | Status lacunaris, Multiinfarktdemenz |
| | Hyperlipidämie<br>multiples Myelom | rheologisch bedingte Demenz |
| | chronische Niereninsuffizienz<br>Hämodialyse | nephrogene Demenz, Dialysedemenz |
| | Leberaffektionen | hepatogene Demenz<br>Demenz bei chronischem Alkoholismus |
| | Malignom | Leukoenzephalopathie |
| | Status nach Billroth II<br>chronische Diarrhoen | Vitamin-$B_{12}$-Mangel |
| | Kollagenosen, Arteriitis cranialis | chronische zerebrale Arteriitis |
| | chronischer Medikamentenabusus | z. B. Demenz bei Analgetika, Narkotika |
| Vor allem neurologisch | Hirndruckzeichen | Demenz bei Tumor |
| | chronisch-entzündliche Affektion des ZNS (Liquor!) | z. B. Demenz bei progressiver Paralyse (Luesserologie)<br>Demenz bei Neuro-Behçet |
| | epileptische Anfälle | Demenz bei für Epilepsie ursächlich verantwortlichem Prozeß, Demenz bei chronischer antiepileptischer Medikation |
| | Myoklonien, Ataxie, Tremor, Zeichen einer Polyneuropathie | Demenz bei chronischer Intoxikation, Vitamin-$B_{12}$-Mangel, paraneoplastischem Syndrom |
| | Gangstörungen, Pyramidenzeichen, Miktionsstörungen | Hydrocephalus malresorptivus |

Tab. **12** Hauptsächliche Zusatzuntersuchungen bei Demenz (Screening)

*Notfallmäßig:*

- Hämoglobin
- Glucose
- Quick-Test
- Partieller Thromboplastinzeittest
- Blutgase

*Routine:*

- Blutbild
- Natrium
- Calcium
- Kreatinin
- Glucose
- Leberenzyme
- Schilddrüsenparameter
- Urinstatus
- Luesserologie
- HIV-Test
- CT (Schädel)
- EKG
- Thoraxröntgen

*Fakultativ:*

- Vitamin $B_{12}$
- Folsäure
- EEG
- Lumbalpunktion

Die Zusatzuntersuchungen bei Demenz umfassen zunächst die in Tab. **12** aufgeführten Tests. Zu diesen Screening-Untersuchungen können dann von Fall zu Fall je nach besonderen anamnestischen und klinischen Befunden noch andere Untersuchungen hinzukommen.

Das *Vorhandensein besonderer psychopathologischer Besonderheiten* wird dem Erfahrenen auch bei der ätiologischen Differenzierung verschiedener Demenzformen helfen. Hierzu seien nur einige Beispiele erwähnt.

- Das Vorliegen von deutlichen aphasischen Störungen und anderen neuropsychologischen Ausfällen ist bei der senilen Demenz vom Alzheimer-Typ besonders häufig, aber nicht etwa pathognomonisch.
- Gewisse expansive, megalomane Züge finden sich besonders bei der metaluetischen progressiven Paralyse.

- Gewisse lokalisierte Prozesse, die unter anderem eine Demenz verursachen können, weisen außerdem Zeichen einer fokalen kortikalen Läsion auf. Dies kann zum Beispiel bei Stirnhirnprozessen in einer besonders deutlichen Enthemmung, Witzelsucht und verfehltem sittlichem Verhalten sich äußern. Andere Lokalisationen können fokale neuropsychologische Ausfälle (s. oben) hervorrufen.

## 5.4 Behebbare Demenzformen

Eine Analyse all dieser Elemente sollte es erlauben, jene Fälle zu identifizieren, bei welchen *ätiologisch eine behebbare Demenzform* vorliegt. Einige *hierfür besonders verdächtige Faktoren oder Konstellationen* sind:

- *Rasch,* d. h. innerhalb von Monaten aufgetretene Demenz, besonders wenn es sich um
- *jüngere Individuen* von weniger als 60 oder gar weniger als 50 Jahren handelt.
- *Episodische Verwirrtheitszustände oder Somnolenz.* Dies rechtfertigt Verdacht auf Stoffwechselstörungen oder Intoxikationen, obwohl beide Symptome gelegentlich auch bei degenerativen Demenzformen vorkommen.
- *Zeichen einer (chronischen) internistischen Affektion.* Insbesondere beachte man
  - Hinweise auf eine Hypothyreose,
  - Hinweise auf eine Störung der Nebenschilddrüsenfunktion,
  - Zeichen einer chronischen Niereninsuffizienz,
  - Zeichen einer chronischen Leberinsuffizienz,
  - Verdachtsmomente auf eine konsumierende Krankheit, vor allem ein Malignom.
- *Verdachtsmomente auf AIDS,* das sich durchaus neuropsychiatrisch lediglich durch eine Demenz manifestieren kann.
- *Kopfweh, epileptische Anfälle oder Hirndruckzeichen* können selbst beim Fehlen neurologischer Ausfälle auf einen *progredienten (raumfordernden) intrakraniellen Prozeß* hinweisen, so zum Beispiel auf einen Stirnhirntumor.
- *Andere neurologische Symptome,* namentlich Myoklonien, Tremor oder Ataxie sowie Zeichen einer Polyneuropathie sind besonders häufig bei chronischen Intoxikationen, bei Vergiftungen, aber zum Beispiel auch bei $B_{12}$-Mangel oder paraneoplastischen Syndromen.
- *Zeichen eines chronischen Alkoholismus,* d. h. die internmedizinischen Stigmata, wie Teleangiektasien, feines schütteres Haar, Spider-Nävi, Erythema palmarum und Zeichen einer Leberzirrhose, kombiniert mit Tremor und einer Polyneuropathie, weisen auf eine Alkoholdemenz hin.

– *Hydrocephalus malresorptivus.* Hierfür verdächtig sind in der Anamnese ein Schädel-Hirn-Trauma, Subarachnoidalblutung oder Meningitis, zusammen mit dem für diese Affektion typischen Symptomenkomplex: Demenz, Miktionsstörungen, Gangstörungen und Paraspastik mit beidseitigen Pyramidenzeichen.

Im übrigen s. auch Tab. **10.**

# 6. Unwillkürliche Bewegungen und unwillkürliche Störung aktiver Bewegungsabläufe

## 6.1 Definition unwillkürlicher Bewegungen

Es sind dies motorische Abläufe, die unabhängig vom Willen des Betroffenen, ja sogar gegen seinen Willen sich abspielen. Sie können generalisiert oder lokalisiert sein, rasch oder langsam sich abspielen, von unterschiedlicher Qualität der Bewegung und von unterschiedlicher Intensität sein, darin gleichförmig oder wechselnd, mit unterschiedlichem (oder gar keinem) Bewegungseffekt, sie können rhythmisch oder nicht rhythmisch sein oder dauernd bzw. nur intermittierend auftreten. Nach diesen Kriterien können unwillkürliche Bewegungen analysiert und diagnostisch eingereiht werden.

Sie sind selten „normal", also auch beim neurologisch Gesunden vorhanden (s. unten). Meist sind sie Ausdruck einer Erkrankung, deren Diagnose sich nicht selten aus der unwillkürlichen Bewegung allein schon ergibt. Ursächlich liegen entweder psychogene Mechanismen (Ticks) oder wesentlich häufiger organische strukturelle oder biochemische Anomalien im Bereiche des pyramidalen Systemes (epileptische Anfälle) oder des extrapyramidalen Systems (z. B. Chorea), des Kleinhirnes (Intentionstremor) oder des peripheren motorischen Neurons (Faszikulationen) zugrunde.

## 6.2 Untersuchung eines Patienten mit unwillkürlichen Bewegungen

Diese wird man nach bestimmten Kriterien durchführen. Dies setzt jedenfalls eine sorgfältige, ruhige, genügend lang andauernde Beobachtung des Patienten voraus. Dies muß aus genügender Distanz und unter bewußter Wertung der einzelnen kategorialen Eigenschaften des Bewegungsablaufes (s. oben) geschehen. Im einzelnen wird man folgende Fragen zu beantworten haben:

- Liegt überhaupt eine unwillkürliche Bewegung vor?
- Welche Charakteristika haben die abnormen Bewegungen des

Patienten und welche Bewegungsanomalie läßt sich daraus diagnostizieren?
- Welche anamnestischen Angaben in bezug auf Beginn, Entstehung, Auslösungsmechanismen und begleitende Erscheinungen lassen sich ergänzend erheben,
- welche Befunde erheben wir bei der internistischen und neurologischen Untersuchung,
- und auf welche ätiologische Diagnose läßt dies alles schließen?

## 6.3 Liegt überhaupt eine unwillkürliche Bewegung vor?

Dies sollte zunächst bejaht werden, wenn der nicht bewußtseinsgestörte Patient auf Befehl hin die Bewegung nicht unterdrücken kann. Damit haben wir dann allerdings die psychogenen „unwillkürlichen" Bewegungen miteinbezogen (zum Beispiel den hysterischen Schütteltremor der Kriegszitterer aus dem ersten Weltkrieg oder den neurotisch bedingten Tick). Beim nicht ansprechbaren Patienten sind Bewegungsabläufe ex definitione unwillkürlich. Das Verschwinden der Bewegungen im Schlaf, wie es von Angehörigen zu Hause oder vom Pflegepersonal im Spital immer wieder berichtet wird, ist auch bei den meisten unwillkürlichen Bewegungen typisch. Auch das Abnehmen unter bestimmten Voraussetzungen kommt vor, so verschwindet zum Beispiel der Ruhetremor des Parkinson-Kranken vorübergehend bei Intentionsbewegungen.

## 6.4 Analyse der unwillkürlichen Bewegungsabläufe

Muß das Vorhandensein einer unwillkürlichen Bewegung bejaht werden, dann sollte diese nach folgenden Kriterien analysiert werden:

- *Wo,* an welchen Körperteilen also, spielen sich die unwillkürlichen Bewegungen ab? Zum Beispiel:
  - nur an einer Körperhälfte, wie bei einer motorischen fokalen Epilepsie oder bei einer Hemichorea,
  - nur an der Gesichtsmuskulatur, wie bei den orofazialen Dyskinesien,
  - oder gar nur an der fazialisversorgten Muskulatur einer Gesichtshälfte beim hemifazialen Spasmus,
  - nur an den Händen, wie der familiäre Tremor,
  - oder nur am Kopf, wie das Kopfwackeln bei Kleinkindern (Spasmus nutans S. 73) oder der senile Wackeltremor des Kopfes.

– *Welche Art* von abnormer Bewegung liegt vor, welche Phänomenologie gewissermaßen ist sichtbar („pattern“ der Angelsachsen)?

  Zum Beispiel:
  - komplexe, regellose, repetitive, relativ langsame, zu übertriebener Flexion und Hyperextension der Gelenke führende Bewegungen von mittlerer Dauer, meist distal betont bei der Athetose,
  - langdauernde, tonische Kontraktion einzelner Muskelgruppen mit dadurch bedingtem Fixieren eines Gliedmaßenteiles, meist schmerzhaft bei Krampi.

– *Welchen Bewegungseffekt* hat die unwillkürliche Bewegung? *Wie ausgiebig* ist die Bewegung? Zum Beispiel:
  - grobe, ausfahrende, schleudernde Bewegungen mit Verletzung eines Armes beim Hemiballismus,
  - diskrete, fast nicht als abnorm imponierende Bewegungen der Extremitäten bei einer beginnenden rheumatischen Chorea,
  - keinerlei Bewegungseffekt bei den Muskelfaszikulationen.

– *Welches Tempo* hat die unwillkürliche Bewegung? Zum Beispiel:
  - rascher, 10 pro Sekunde physiologischer Fingertremor,
  - sehr langsame Wendung des Kopfes auf eine Seite beim Torticollis spasticus, wobei jede einzelne Bewegung 2–3 Sekunden und länger benötigt.

– *Ist sie regelmäßig oder nicht?* Zum Beispiel:
  - regelmäßige, also rhythmische klonische Zuckungen des fokalen epileptischen Anfalles bzw. regelmäßiger distaler Fußtremor des sitzenden Parkinson-Patienten,
  - oder nicht rhythmische, regellos auftretende Myoklonien einzelner Muskelgruppen.

– *Durch bestimmte Faktoren beeinflußt,* sei es ausgelöst oder verhindert? Zum Beispiel:
  - Auslösung der Myoklonien durch aktive Innervation beim Aktionsmyoklonus,
  - Verursachung eines Schreibkrampfes einzig und allein durch den Akt des Schreibens mit der Hand,
  - Erzeugen des Intentionstremors durch eine intendierte, exakt auf ein Ziel hin strebende Bewegung,
  - vorübergehendes Blockieren eines Ruhetremors beim Parkinsonismus, wenn die betreffende Extremität eine aktive Bewegung ausführt.

– *Dauernd oder nur intermittierend* vorhanden? Zum Beispiel:
  - dauernd vorhandene, bis zur Erschöpfung des Patienten führende Bewegung der Chorea Huntington oder dauernde Faszikulationen bei chronischer spinaler Muskelatrophie

- bzw. nur zeitweise sichtbarer hemifazialer Spasmus oder Krampi,
- episodisch auftretende generalisierte paroxysmale (familiäre) Choreoathetose,
- oder aber nur nachts auftretende paroxysmale Dystonie.

Man vergesse nicht, daß *einige unwillkürliche Bewegungen nicht pathologisch* sind, sondern physiologische Aktivitäten darstellen. Hierzu gehören zum Beispiel das Bellsche Phänomen (automatisches Aufwärtswenden der Bulbi beim Augenschluß, auch beim forcierten Augenschluß gegen Widerstand), die Mitbewegungen beim Gehen, die durch Vestibularisreize erzeugten automatischen Kompensationsbewegungen zur Erhaltung des Gleichgewichtes oder gewisse Spiegelbewegungen bei intensiven Anstrengungen.

In Tab. **13** sind die unwillkürlichen Bewegungen, so wie sie sich gemäß der obenstehenden Analyse ihrer Besonderheiten ableiten lassen, zusammengestellt, gemeinsam mit ihrer topisch-diagnostischen und zum Teil ätiologisch-diagnostischen Bedeutung.

Tab. **13** Unwillkürliche Bewegungen und gestörte Bewegungsabläufe (aus M. Mumenthaler: Neurologische Differentialdiagnostik, 3. Aufl. Thieme, Stuttgart 1988)

| *Bezeichnung* | *Phänomenologie* | *Topische Zuordnung* | *Ursachen* | *Bemerkungen* |
|---|---|---|---|---|
| Epileptische Anfälle | anfallartig, zeitlich begrenzt, in unregelmäßigen Abständen, klonisch, heftig zuckend, oft mit Bewußtseinsstörungen einhergehend | Großhirnrinde | Hinschädigung verschiedener Ursachen mit anatomischer Alteration bzw. toxisch | Jackson-Epilepsie und andere fokale Epilepsien sowie die Epilepsia partialis continua Koževnikov ohne Bewußtseinsstörung |
| Spasmen z. B. hemifazialer Spasmus oder Blepharospasmus | in unregelmäßigen Abständen, unterschiedlich häufige und unterschiedlich ausgiebige Kontraktionen von Muskeln oder Muskelgruppen, manchmal schmerzhaft | | | |
| | beim hemifazialen Spasmus synchron alle vom N. facialis innervierten mimischen Muskeln | Nervus-facialis-Stamm eventuell Fazialiskern | mechanische Läsion | |
| | bei Blepharospasmus beidseitig periorbitale Muskeln, zeitlich unregelmäßig, kann sehr lange andauern | eventuell Stammganglienaffektion | extrapyramidale Erkrankung, eventuell psychogen | vgl. Tick |
| Krampi | langdauernde, tonische Kontraktionen einzelner Muskeln oder Muskelgruppen, fixierte Stellung der Gelenke, meist mit Schmerzen verbunden, besonders oft an der Wade | muskulär | verschiedene | Schreibkrampf (s. unten) |

| | | | | |
|---|---|---|---|---|
| Faszikulationen | unregelmäßige, kurze Kontraktionen einzelner Muskelfaserbündel ohne Bewegungseffekt auf Gelenk, mit bloßem Auge sichtbar | peripheres motorisches Neuron | vor allem chronische Läsion der Vorderhornganglienzellen, seltener des periph. Nervs bzw. Nervenwurzel, eventuell benigne | durch Beklopfen provoziert, durch Injektion von Cholinesterasehemmern aktiviert |
| Myokymien | Kontraktionswellen in immer neuen Faszikelgruppen einzelner Muskeln oder Muskelgruppen ohne nennenswerten Bewegungseffekt, als Wogen sichtbar | ? | ? | selten |
| Myorhythmien | rhythmische Zuckungen, in der gleichen Muskelgruppe mit Bewegungseffekt | zentrale Strukturen | vaskulär, degenerativ | 1–3/Sek. |
| z. B. Gaumensegelnystagmus | | zentrale Haubenbahn mit Olive | | |
| Myoklonien | nichtrhythmische, rasche, ausgiebige, eventuell sogar heftige Zuckungen einzelner oder mehrerer Muskeln mit nennenswertem Bewegungseffekt | Hirnrinde, Kleinhirnrinde | erblich, anoxisch, Stoffwechselstörungen | Aktionsmyoklonus (s. unten) |
| Tremor | rhythmisch, individuell weitgehend konstante Frequenz, unter bestimmten Bedingungen besonders auftretend, mehr oder weniger konstant lokalisiert mit meist geringem Bewegungseffekt | zentrales Nervensystem | erblich, toxisch, degenerativ | physiologischer Tremor 6–12/Sek., essentieller Tremor 6–11/Sek., Parkinson Tremor 3–7/Sek. |

Fortsetzung umseitig

Tab. **13** (Fortsetzung)

| *Bezeichnung* | *Phänomenologie* | *Topische Zuordnung* | *Ursachen* | *Bemerkungen* |
|---|---|---|---|---|
| Chorea | nichtrhythmisch, regellos, wechselnd lokalisiert, distal betont, kurzdauernd und relativ rasch, kurzdauernd extreme Gelenkstellungen | Stammganglien | vaskulär, degenerativ, eventuell erblich, Stoffwechselstörungen, infektiös | eventuell halbseitige Hemichorea |
| Athetose | wie Chorea, aber langsamer, mit übertriebener und lange andauernder Extremstellung der Gelenke | Stammganglien | Icterus gravis, andere Geburtsschäden | Hemiathetosen oder Athetose double |
| Ballismus | unregelmäßige, weitausholende, schleudernde, blitzartige Bewegungen mehrerer Gliedmaßenabschnitte | Nucleus subthalamicus | wie Chorea | |
| Torsionsdystonie | unregelmäßige, langsame, gegen den Widerstand der Antagonisten sich durchsetzende Bewegungen, oft rotierende Komponente, zahlreiche Muskelgruppen verschiedener Körperabschnitte betreffend, führt zu bizarren Stellungen | Stammganglien | vor allem Icterus gravis, erbliche Form | lokalisierte Formen (s. unten) |
| Lokalisierte Dystonien | wie oben, aber lokalisiert an wenigen Muskelgruppen | Stammganglien | | |
| z. B. Torticollis spasticus | wiederholte, langsame Kopfbewegungen, meist drehend, eventuell forcierte Reklination (Retrokollis), regellos | Stammganglien | eventuell nach Nackentrauma | kann in generalisierte Dystonie übergehen |
| Schreibkrampf | nur bei Schreibakt dystone Fingerstellungen | Stammganglien | organisch | bleibt lokalisiert |

| | | | | |
|---|---|---|---|---|
| Faziobukkolinguale Dystonie | Auf Mund-Zungen-Muskeln beschränkt | Stammganglien | besonders medikamentös, senil degenerativ | |
| Tick und tickartige Bewegungen | unregelmäßig, auf bestimmte Körperteile begrenzt, rasch, aber nicht blitzartig | psychogen | nicht organisch | Differenzierung gegenüber organischen Spasmen und Dystonien |
| Tick-Krankheit | rascher als psychogener Tick, mit Zwangshandlungen und Koprolalie einhergehend | ? | organisch, eventuell erblich<br>selten nach Neuroleptikaentzug | |
| Spasmus nutans | unregelmäßiges Kopfnicken, Geneigthaltung des Kopfes, Nystagmus, der an einem Auge ausgeprägter ist | ? | psychogen?<br>Aufenthalt in dunklem Zimmer?<br>ähnliche Symptome bei Tumor des dritten Ventrikels und Chiasmas | Auftreten im 1. Lebensjahr, Verschwinden mit 2 Jahren |
| Ataxie | bei Willkürbewegungen während des ganzen Ablaufs von Anfang an Abweichen von Ideallinie | Störungen der sensiblen Afferenzen, Kleinhirnaffektionen oder Störung der motorischen Efforonzen | multiple | |
| Intentionstremor | erst mit Annäherung an das Ziel zunehmend ausgiebiges und heftiges Abweichen von der Ideallinie | Nucleus dentatus und seine Efferenzen | besonders häufig multiple Sklerose | Frequenz 3–7/Sek. |
| Aktionsmyoklonus | von Anfang an bei aktiven Bewegungen auftretende, heftige, blitzartig einschießende, ausgiebige, ruckartige Bewegungen | Kleinhirn | Anoxie, degenerativ, akute Urämie | |

Fortsetzung umseit g

Tab. **13** (Fortsetzung)

| *Bezeichnung* | *Phänomenologie* | *Topische Zuordnung* | *Ursachen* | *Bemerkungen* |
|---|---|---|---|---|
| Synkinesien | bei aktiver Innervation eines Muskels (oder Muskelgruppe) zwangsweises Mitinnervieren eines oder mehrerer anderer Muskeln | | | |
| – Globale Synkinesien | Zunahme einer Tonussteigerung bei aktiver Willkürinnervation | Läsionen des Tractus corticospinalis | verschiedene | z. B. bei zerebralen Bewegungsstörungen |
| – Koordinationssynkinesien | durch eine aktive Bewegung wird in einem gelähmten Bereich eine entsprechende Bewegungssynkinesie ausgelöst | Läsionen des Tractus corticospinalis | verschiedene | kann als Hilfe bei Rehabilitation dienen |
| – Nachahmungssynkinesien | unwillkürliche Mitbewegung bei aktiver Innervation in einer anderen Körperregion | Läsionen des Tractus corticospinalis | verschiedene | normal bei Kindern, verstärkt bei Spastikern |
| – Synkinesien nach Läsionen peripherer Nerven | bei aktiver Betätigung eines Muskels wird ein anderer, vom gleichen peripheren Nerven versorgter, zwangsweise mitinnerviert | Läsion eines peripheren Nerven | Fehlsprossung nach Kontinuitätsunterbrechung verschiedener Axone eines peripheren Nervenstammes | z. B. Mitbewegungen nach peripherer Fazialislähmung |
| Okulogyre Krisen | längere Zeit andauernde zwanghafte Blickwendung meist nach oben | Stammganglien | meist postenzephalitisch | besonders nach Encephalitis lethargica |
| Karpopedalspasmen | maximale Kontraktion von Fuß- und Zehenflexoren | stoffwechselbedingt | Hypokalzämie, besonders Tetanie | auslösbar durch Hyperventilation oder Esmarch-Binde am Unterschenkel |

| | | | | |
|---|---|---|---|---|
| Tonische Hirnstammanfälle | meist schmerzhafte tonische Kontraktion von Muskeln einer Körperhälfte, Arm in Flexion, Bein in Extension, Dauer bis eine Minute | Läsion Substantia reticularis, Hirnstamm kontralateral | multiple Sklerose, vaskulär, selten Tumor | auslösbar z. B. durch Lagewechsel DD: paroxysmale Hemiathetose, paroxysmale Hemichorea |
| Restless legs | zwanghaftes Bewegenmüssen der Beine | unbekannt | unbekannt | besonders im Liegen oder Sitzen in weichen Stühlen |
| Akathisie | nicht beherrschbarer Drang, stehend an Ort die Beine dauernd zu bewegen | unbekannt | Phenothiazinmedikation, Antiepileptika | |

Bruchteile von Minuten an). Krämpfe verschiedener Muskeln, besonders oft auch der Waden, finden sich als frühes Symptom einer myatrophischen Lateralsklerose.

### Faszikulationen

Die unwillkürliche, regellose, Sekunden dauernde, wechselnd lokalisierte Kontraktion einzelner Muskelfaserbündel ohne Bewegungseffekt ist oft nur bei längerer sorgfältiger Betrachtung des Muskelreliefs am entkleideten Patienten und bei tangentialer Beleuchtung sichtbar. Gelegentlich können (pathologische) Faszikulationen durch Beklopfen oder durch die Injektion eines Cholinesterasehemmers (zum Beispiel 10 mg Edrophoniumchlorid = Tensilon) aktiviert bzw. provoziert werden. *Beim Gesunden* sind gelegentliche Faszikulationen besonders der periorbitalen Muskeln und der Waden nicht selten. Harmlos sind gehäufte Faszikulationen zugleich mit einem schwer lokalisierbaren Schmerzsyndrom als *Schmerz-Faszikulations-Syndrom* (keine Atrophien, keine Paresen, keine anderen neurologischen Ausfälle, gelegentlich bei chronischem Infekt der oberen Luftwege, selbstlimitierend). Bei *Läsion einer spinalen Wurzel* und selten bei partieller *Läsion eines peripheren Nerven* können Faszikulationen vorhanden sein, die immer auf das entsprechende Innervationsgebiet beschränkt bleiben (anamnestisch und klinisch Paresen, Sensibilitätsstörungen, fehlende Reflexe als Hinweis für eine entsprechende Läsion). Gewisse die Acetylcholinkonzentration oder -sekretion verstärkende *Pharmaka* wie z. B. Cholinesterasehemmer oder Verapamin können Faszikulationen auslösen. Diagnostisch am bedeutsamsten sind Faszikulationen allerdings als Ausdruck einer *chronischen Läsion der Vorderhornganglienzellen,* oft Leitsymptom einer progredienten Erkrankung, nämlich einer spinalen Muskelatrophie, zum Beispiel im Rahmen einer myatrophischen Lateralsklerose (progredientes Leiden mit Muskelatrophien, Paresen, Krampi, ohne Sensibilitätsstörungen, eventuell zusätzliche Reflexsteigerung und Pyramidenzeichen als Ausdruck einer Beteiligung des zentralen motorischen Neurons). Bei der Differenzierung der verschiedenen Faszikulationstypen spielt die Elektromyographie eine wichtige Rolle.

### Myokymien

Diese ergreifen mehr als nur einzelne Muskelfaserbündel und imponieren als wogende Bewegung unter der Haut. Auch sie haben keinen oder einen nur geringen Bewegungseffekt. *Generalisierte Formen* wurden nach Goldtherapie beobachtet. Hydantoin ist hier wirksam. *Faziale Myokymien* spielen sich in einzelnen Muskeln einer Gesichtsseite ab und kommen besonders oft bei der multiplen Sklerose vor.

## Myorhythmien

Diese rhythmischen Zuckungen immer derselben Muskelgruppe spielen sich mit einer Frequenz von 1–3 pro Sekunde ab. Sie sind Ausdruck einer Läsion oder einer ungebremsten reflektorischen Aktivität zentraler Strukturen im Hirnstamm und finden sich besonders oft im Kopf- und Gesichtsbereich. Ein Beispiel ist der *Gaumensegelnystagmus* bei Läsion der zentralen Haubenbahn oder der unteren Olive als rhythmische Kontraktion von Platysma, Orbicularis oculi oder der Zunge oder aber als *Singultus* bei Enzephalitis, nach Narkose, nach Abdominaloperationen oder bei multipler Sklerose.

## Myoklonien

Es sind dies ausgiebige Zuckungen einzelner Muskeln oder von mehr oder weniger ausgedehnten Muskelgruppen, die nicht rhythmisch, sondern unregelmäßig auftreten.

- Beim Übergang vom Wach- zum Schlafzustand sind harmlose *Einschlafmyoklonien* der Beine oder der Rumpfmuskulatur häufig.
- Spontan kommen Myoklonien zusammen mit epileptischen Anfällen im Rahmen der *myoklonischen Epilepsie,* aber auch der *familiären Myoklonusepilepsie* vor (hereditär, zusammen mit Demenz, Auslösen der Myoklonien durch äußere Reize, wie zum Beispiel Lärm oder passives Beugen der Gliedmaßen).
- Im Rahmen von *Stoffwechselstörungen* finden sich Myoklonien bei der Whipple-Erkrankung, bei der urämischen Enzephalopathie und bei Anoxien, aber auch bei Strychninvergiftungen und bei Tetanus,
- dann aber auch bei gewissen *Lipidosen,* so die juvenile zerebroretinale Degeneration (mit den drei Unterformen von Jansky-Bielschowsky, Spielmeyer-Sjögren und Kuf).
- Pathophysiologisch unklare Affektionen sind die *myoklonische Enzephalopathie des Kindesalters von Kinsbourne* und die ebenfalls mit Myoklonien einhergehende *progressive Poliodystrophie des Kindesalters.*
- Eine eindrückliche Besonderheit sind die Myoklonien bei der dentatorubralen Degeneration, die von Hunt als *Dyssynergia cerebellaris myoclonica* bezeichnet worden war (hereditäre, progrediente zerebelläre Ataxie, später Myoklonien).
- Myoklonien kommen als Teilsymptom vor bei der *subakuten sklerosierenden Panenzephalitis,* bei der *Jakob-Creutzfeldt-Krankheit,* aber auch bei anderen Virusenzephalitiden, bei der progressiven Paralyse, bei paraneoplastischen Syndromen, bei Bronchuskarzinom und bei Neuroblastom.
- Der *Aktionsmyoklonus* (oder Intentionsmyoklonus) tritt erst bei aktiven Bewegungen, besonders wenn diese exakt gezielt ausgeführt

werden, in Erscheinung. Er ist typisch für postanoxische Schäden mit Einbezug des Kleinhirnes, kommt aber auch bei anderen Kleinhirnerkrankungen und bei Myoklonusepilepsie vor.

## Tremor

Darunter versteht man einen regelmäßig-rhythmischen Bewegungsablauf von stereotypem Charakter mit unterschiedlicher, für eine bestimmte Tremorform typischen Frequenz und mit geringem Bewegungseffekt. Eine Differenzierung kann zum Beispiel nach den Umständen, unter denen er auftritt, versucht werden.

- Der *physiologische Tremor* mit einer Frequenz von 8–12 pro Sekunde ist sehr feinschlägig und sein Nachweis benötigt oft Hilfsmittel. Er erfaßt alle Muskelgruppen und ist sowohl im Wach- wie im Schlafzustand nachweisbar.
- Beim *Ruhetremor* tritt das Zittern dann auf, wenn die Gliedmasse entspannt daliegt. Dies ist typisch für den *Parkinson-Tremor.* Er ist distal betont, hat eine Frequenz von 4–6 pro Sekunde, ist relativ grobschlägig und zeigt charakteristische Flexions- und Extensionsbewegungen von Hand und Fingern. Bei Intentionsbewegungen verschwindet er vorübergehend. Seltener ist solch ein Ruhetremor bei älteren Patienten ohne Parkinson-Symptome und ohne Progredienz, dann gelegentlich auch den Kopf betreffend, oder bei Wilsonscher Krankheit (s. „Flügelschlagen").
- Der *Haltetremor* ist bei aktivem Anspannen von Muskelgruppen nachweisbar und besonders distal evident. Dazu gehört der dominant vererbte *familiäre Tremor,* der auch erst im Erwachsenenalter manifest werden kann. Fehlt das hereditäre Element, so wird man von *essentiellem Tremor* oder in höherem Alter gar von *senilem Tremor* sprechen. Die Frequenz von 8–13 pro Sekunde nimmt mit dem Alter ab, die Amplitude eher zu. Typische Situationen, in welchen dieser Tremor besonders deutlich und störend werden kann, ist zum Beispiel das sorgfältige Einschenken in ein Glas.
- Eine besondere Form des Haltetremors ist das *Flügelschlagen,* ein grobes, leicht unregelmäßiges Flektieren und Extendieren der Hände bei horizontal zur Seite erhobenen Armen, wie es bei Leberaffektionen, aber auch beim Morbus Wilson und bei gewissen Intoxikationen vorkommt.
- Der *Intentionstremor,* auch ataktischer Tremor genannt, ist immer verbunden mit zerebellärer Ataxie und Folge einer Läsion des Nucleus dentatus bzw. seiner Efferenzen. Er fehlt in Ruhe, bei Intentionsbewegung wird er aber um so deutlicher, je exakter die Bewegung ausgeführt werden soll und je näher sie an ihr Ziel gelangt. Deutlich tritt er zum Beispiel beim Finger-Nase-Versuch in Erscheinung. Besonders oft findet er sich bei der multiplen Sklerose.

– Als *primären orthostatischen Tremor* bezeichnet man eine Standunsicherheit, die von einem nur elektrophysiologisch nachweisbaren hochfrequenten synchronen Tremor analoger Beinmuskeln begleitet ist.
– Eine besondere Tremorform ist der *psychogene Tremor.* Er kann jeden anderen Tremor imitieren. Besonders oft ist er auf eine Extremität beschränkt, ist fast immer unregelmäßig und grobschlägig und hat meist einen dramatisch-eindrücklichen Charakter. Durch Ablenkung kann er gemildert oder beseitigt werden. Beim passiven Fixieren eines zitternden Körperteils beginnt ein anderes zu zittern. Eine generalisierte Form von psychogenem Tremor stellt das *„Kriegszittern"* von Frontsoldaten dar, wie es im ersten Weltkrieg vielfach beschrieben wurde.

**Chorea**

Diese ist charakterisiert durch nicht rhythmische, regellose, wechselnd lokalisierte, kurzdauernde, relativ rasche, distal betonte Bewegungen. Dies führt vorübergehend zur Einnahme extremer Gelenkstellungen. Das Verschmelzen mit aktiven Bewegungen oder der Ausbau zu gewollten Zielbewegungen lassen die unwillkürlichen choreatischen Bewegungen manchmal in Willkürbewegungen gewissermaßen untergehen. Der Tonus ist vermindert, die Reflexe normal, aber gelegentlich durch Interferieren eines Muskeleigenreflexes mit einer unwillkürlichen Bewegung in ihrem Ablauf unterbrochen (Gordonsches Kniephänomen). Der Chorea liegt eine Erkrankung des Striatums bzw. eine Hyperaktivität dopaminerger Neurone zugrunde. Besondere Formen können hervorgehoben werden:

– *Anfallsweise auftretende Chorea,* die *paroxysmale Choreoathetose* (während Minuten bis Stunden) kann entweder familiär oder bei multipler Sklerose auftreten. Sie kann aber auch Ausdruck einer Überdosierung einer L-Dopa-Medikation sein.
– *Vorübergehende Chorea.* Eine mehr oder weniger langdauernde, aber allmählich zunehmende und dann wieder abklingende Chorea ist am häufigsten Ausdruck einer sogenannten *Chorea minor oder rheumatica* (Kinder, einige Wochen nach Streptokokkeninfektion des Rachens auftretend, oft mit Müdigkeit, Gelenkbeschwerden und Angina einhergehend). Ähnlich erscheint die *Chorea gravidarum,* die Chorea *bei Einnahme von Medikamenten* und anderen Substanzen (Ovulationshemmer, Amphetamin, Chlorpromazin, L-Dopa) und die *symptomatische Chorea bei verschiedenen Erkrankungen)* (akute exanthematische Erkrankungen, Virusenzephalitiden, Lupus erythematodes, Polycythaemia vera, zerebrales arteriovenöses Angiom, Thyreotoxikose, Gangliosidosen, mitochondrialen

Enzephalopathien, portosystemische Enzephalopathien, Lesch-Nyhan-Syndrom etc.).

- *Akut auftretende persistierende Chorea* findet sich als *postapoplektische Hemichorea,* verbunden mit Hemiparese und oft mit Ballismus. Eine akute Chorea kann auch nach CO- oder Manganintoxikation auftreten.
- *Eine sich allmählich einstellende und persistierende Chorea* kann Folge einer *perinatalen Schädigung,* meist eines Icterus gravis, sein (oft mit Athetose verbunden, unter Umständen erst im späteren Kindesalter manifest werdend und auch nach Jahren progredient; eventuell andere Zeichen perinataler Schädigung, wie Spastik, Debilität oder epileptische Anfälle). Die *Chorea Huntington* ist autosomal dominant vererbt (Beginn zwischen 30. und 50. Jahr und mit Demenz einhergehend) und chronisch progredient. Die *gutartige familiäre Chorea* beginnt in der Kindheit und ist nicht von Demenz begleitet. Die nicht hereditäre *senile Chorea* beginnt im Präsenium.

## Athetose

Von der Chorea unterscheidet sich diese durch langsamere, übertriebenere Bewegungsabläufe. Die Abgrenzung ist nicht immer leicht, Übergänge sind häufig. Zu den einzelnen Ursachen sei erwähnt:

- Eine *paroxysmale Form* mit langdauernden Episoden kommt familiär vor und bei der multiplen Sklerose.
- Eine *persistierende, eventuell progrediente Form,* wie bei der Chorea, kommt vor allem nach *Icterus gravis neonatorum* vor, auch als Hemiathetose. Sie kann aber auch Ausdruck eines kongenitalen Status marmoratus sein.
- Eine *akute Form* kommt, ebenso wie eine Hemichorea, *postapoplektisch* vor.
- *Symptomatische Formen* kommen nach ähnlichen Ursachen wie eine Chorea vor.

## Ballismus

Diese Form der unwillkürlichen Bewegungen, die durch weit ausladende, schleudernde, sehr ausgiebige Bewegungen charakterisiert ist, ist Ausdruck einer Läsion des Nucleus subthalamicus Luisii oder auch einer Schädigung des Striatums oder des Globus pallidus.

- Bei *plötzlichem Auftreten* liegt meist ein vaskulärer Insult, aber gelegentlich auch ein lokaler raumfordernder Prozeß vor. Die Manifestationsform ist immer ein Hemiballismus.
- *Transitorische Episoden von Hemiballismus* kommen bei basilärer Durchblutungsinsuffizienz vor.

– Ein *progredienter Hemiballismus* kann als Hemiballismus bei lokaler Raumforderung (s. oben) auftreten und als beidseitiger Ballismus bei einer Reihe der bei Chorea aufgeführten Ursachen bzw. als heredodegenerativer Ballismus.

**Dystoniesyndrom**

Die langsamen, oft rotierenden, gegen Widerstand der Antagonisten ausgeführten Bewegungen erzeugen den Eindruck einer mühsamen, gequälten Anstrengung. Je nach Lokalisation und Verlauf kann man folgende Gruppen unterscheiden:

– *Lokalisierte Dystonien,* die nur *bestimmte Körperregionen erfassen.* Zu diesen gehören unter anderen:
  - *Torticollis spasticus.* Drehende Kopfbewegungen, immer auf die gleiche Seite, vor allem mit Kontraktion des M. sternocleidomastoideus, aber auch anderer Hals- und Nackenmuskeln, eventuell weiterer Schultergürtelmuskeln. Ein vorübergehendes Verhindern der drehenden Kopfbewegungen ist gelegentlich möglich, wenn sich der Patient nur leicht selber am Kinn hält, der sogenannte „geste antagoniste". Der Tortikollis kann schließlich auch mehr oder weniger fixiert sein. Steht die Reklination im Vordergrund, spricht man von einem Retrokollis. Ein Übergang in eine eigentliche Torsionsdystonie (s. unten) kommt vor. Differentialdiagnostisch ist der Torticollis spasticus abzugrenzen vom rheumatischen akuten Tortikollis (schmerzhafte Blockierung aller Kopfbewegungen ohne aktive Muskelkontraktion) und vom Caput obstipum musculare (bei geburtstraumatisch geschädigtem und narbig verkürztem M. sternocleidomastoideus).
  - Der *Schreibkrampf* tritt nur beim Schreiben von Hand auf. Hierbei stellt sich im Laufe der Zeit zunehmend rasch eine dystone Verkrampfung der Finger ein, welche das Schreiben schließlich verunmöglicht. Er bleibt lokalisiert.
  - *Dystonien im Gesichtsbereich* kommen als *faziobukkolinguale Dystonie* im Senium, aber auch akut und vorübergehend zum Beispiel nach Phenothiazinmedikation, bei L-Dopa-Therapie und bei anderen ähnlichen Ursachen, wie weiter unten bei der Torsionsdystonie aufgeführt, vor. Wenn auch ein Blepharospasmus vorhanden ist, spricht man von einem *Brueghel-Syndrom.*
  - *Andere lokalisierte Dystonien* kommen an den Händen vor, aber gelegentlich auch an den Füßen mit Gehbehinderung.

– *Mehr oder weniger generalisierte Dystonien.* Diese können wie folgt unterteilt werden:
  - In *wechselnder Intensität bzw. nur vorübergehend auftretende* Formen. Dazu gehört die *progressive Dystonie mit ausgeprägten Ta-*

*gesschwankungen* (Segawa-Erkrankung): manchmal hereditär, im Kindesalter beginnend, wechselnd lokalisierte Dystonien, vor allem auch mit ausgeprägten Intensitätsunterschieden im Laufe des Tages, fast pathognomonisches Ansprechen auf L-Dopa. Auch die *medikamenteninduzierten Formen* (Phenothiazine, L-Dopa) gehören hierher.

- *Konstante bzw. progrediente Formen.* Hierzu gehört vor allem die eigentliche *Torsionsdystonie.* Sie ist durch vorwiegend rotierende, kraftvolle Bewegungen von Kopf und Rumpf, kombiniert mit dystonen Bewegungen der Extremitäten und Hände charakterisiert. Die Gliedmaßen werden oft in Extension gehalten und unbequeme Körperstellungen lange beibehalten. Auch das Gesicht ist beteiligt. Bei der *myostatischen Form* sind keine Bewegungen (mehr) vorhanden, und die Extremhaltungen werden dauernd beibehalten. Ursächlich liegt meistens ein Icterus gravis neonatorum zugrunde, seltener sind hereditäre Formen und symptomatische Formen bei Morbus Wilson, bei Huntingtonscher Chorea, bei Enzephalitis oder bei Hirnvenenthrombose.

## Ticks und tickartige plötzliche Bewegungen

Diese unregelmäßigen, auf bestimmte Körperregionen begrenzten, raschen, aber nicht plötzlichen Bewegungen sind zum Teil organisch, zum Teil psychogen.

- *Lokalisierte Ticks.* Hierzu gehören viele Fälle von *Blepharospasmus* (s. oben S. 65), der wohl meist organisch, gelegentlich aber auch psychogen ist. Letzteres gilt für verschiedene andere Ticks, wie forciertes Mundöffnen, Räusperticks etc.
- *Generalisiert* erscheint zum Beispiel die *Tick-Krankheit* (Gilles-de-la-Tourette-Syndrom): plötzliche, heftige Zuckungen vor allem im Rumpf- und Gesichtsbereich, verbunden mit zwanghaftem lautem Ausstoßen von eventuell unanständigen Worten (Koprolalie). Sie stellt entweder als organisches Leiden ein Dauersymptom dar oder kann vorübergehend nach Neuroleptikaentzug auftreten. Ähnlich ist das erbliche Syndrom des *Jumping frenchman of Maine,* bei welchem vor allem durch Schreckreize plötzliche Zuckungen und Sprünge ausgelöst werden. Ebenfalls autosomal dominant vererbt tritt die *Hyperplexie* (Startle disease) auf, bei welcher Schreckreize heftiges Zusammenzucken und eventuell sogar Hinstürzen bewirken. Differenzierung gegenüber der Kataplexie (s. S. 40) und gegenüber einer Reflexepilepsie, bei welcher ein bestimmter Auslösungsmechanismus einen echten epileptischen Anfall mehr oder weniger regelmäßig auslöst.

### Ataxie

Nur bei aktiven Bewegungen sind konstant nachweisbare Abweichungen vom harmonischen Ablauf der Bewegungen sichtbar. Sie können generalisiert oder auf bestimmte Gliedmassen bzw. Körperregionen begrenzt sein.

- Eine *generalisierte Ataxie* bei allen Bewegungsabläufen findet sich vor allem bei Kleinhirnaffektionen (z. B. Friedreichsche Erkrankung), aber auch beinbetont bei Erkrankungen der Hinterstränge (z. B. funikuläre Myelose oder Tabes dorsalis) oder sensiblen Polyneuropathien.
- Eine *Hemiataxie* kann eine unvollständige Halbseitenlähmung begleiten, z. B. bei Läsionen der Brücke, der Corona radiata oder der Capsula interna. Sie kommt, mit einer homolateralen Sensibilitätsstörung verbunden, bei einem Infarkt der lateralen Thalamusanteile vor. Mit anderen zerebellären Zeichen verbunden findet sie sich bei homolateralen Läsionen einer Kleinhirnhemisphäre. Relativ isoliert kommt sie bei kontralateralen Stirnhirnläsionen vor.

### Besondere Formen

Einige unwillkürliche Bewegungen lassen sich nur schwer in die obenstehenden Kategorien einreihen und sollen hier noch aufgeführt werden.

- *Spasmus nutans* nennt man eine ätiologisch nicht klare, vorübergehende Störung des Kleinkindesalters: Ein unregelmäßiges Kopfnikken und ein einseitig ausgeprägterer Nystagmus begleiten eine Geneigthaltung des Kopfes. Möglicherweise wirkt der längere Aufenthalt in einem dunklen Zimmer auslösend. Die Störung besteht vorübergehend zwischen dem ersten und dem zweiten Lebensjahr.
- *Jactatio capitis* ist eine psychisch verursachte, fast nur bei jüngeren Kindern vorkommende rhythmisch-wetzende Bewegung des Kopfes in Rückenlage. Lokale fehlende Behaarung ist eine Folge. Am Kopf lokalisiert sind im übrigen auch die schon erwähnten Torticollis spasticus und die faziobukkolingualen Dystonien. Auch gewisse, hier lokalisierte Ticks sind schon aufgeführt worden.
- *Akathisie* nennt man ein dauerndes unruhiges Trippeln auf den Beinen sowie zwanghaftes Hin- und Hergehen, wie wir es nach meist längerdauernder Einnahme von Chlorpromazinderivaten sehen. Differenzierung gegenüber Restless legs s. S. 290.
- Eine *paroxysmale Ataxie* kann vorübergehend bei Intoxikationen, aber auch bei der multiplen Sklerose oder selten auch bei der basilären Migräne in Erscheinung treten.

# 7. Ein Anfall – Epilepsie oder nicht?

Im folgenden soll eine typische Situation aus der Notfallstation analysiert werden: Der Patient hat urplötzlich, oft *aus vollem Wohlbefinden heraus, eine vorübergehende Störung erlitten.* Diese kann in einer Bewußtlosigkeit, einer Bewußtseinstrübung, in Zuckungen oder auch in einer kurzdauernden, vorübergehenden Parese bestanden haben. Das Entscheidende ist das Plötzliche des Ereignisses und seine vorübergehende Natur, also der *Anfallscharakter.*

Im Hinblick auf die artdiagnostische Zuordnung des Anfalles, allenfalls auf ätiologische Rückschlüsse, sind *folgende Fragen zu klären:*

- Was für eine anfallsartige Störung hat vorgelegen?
- Wie hat der Betroffene selber den Anfall erlebt?
- Wenn irgend möglich, Beschreibung des Anfalles durch Drittpersonen.
- Früher ähnliche Störungen?
- Übrige frühere Anamnese, insbesondere gezielt auf jene Faktoren, die zu anfallsartigen Störungen, wie sie beim Patienten vermutet werden, führen könnten.
- Aktueller Untersuchungsbefund.
- Oft sind auch Hilfsuntersuchungen nötig.

Gerade bei anfallsartigen, also vorübergehenden Störungen wird der Patient oft erst „post festum" gesehen, und die objektiven Untersuchungsergebnisse sind meist unergiebig. Die diagnostische Orientierung geschieht also in erster Linie aufgrund der Anamnese, vor allem der unmittelbaren Anfallsanamnese. Immer wird sich die Frage aufdrängen, ob ein Anfall aus dem Formenkreis der Epilepsien vorgelegen hat oder nicht. Im besonderen ist zu eruieren,

- ob eine Bewußtlosigkeit bzw. eine Bewußtseinsstörung bestanden hat oder nicht
- oder ob es sich um eine anfallsartige Störung der Motorik (Krämpfe, Zuckungen oder Sturz bzw. Parese) oder/und der Sensibilität
- oder gar beides handelte.

## 7.1 Der Patient hat seinen Anfall primär als vollständigen, mehr oder weniger langdauernden Bewußtseinsverlust erlebt

Dennoch kommt objektiv nicht nur eine eigentliche Bewußtlosigkeit („Ohnmacht") in Frage, sondern auch eine Bewußtseinsveränderung, für welche der Patient eine Amnesie hat. Es muß deshalb versucht werden, durch Zusatzinformationen zu eruieren, *ob eine wirkliche Bewußtlosigkeit vorlag oder nicht.*

- *Für eine echte Bewußtlosigkeit* können vor allem Augenzeugenberichte sprechen: regloses Daliegen mit geschlossenen Augen, keine Reaktion auf Anrufe oder Berührung. Beim Fehlen solcher Beobachtungen sprechen dafür bei einem Sturz erlittene Verletzungen, bedingt auch das Wiedererwachen am gleichen Ort, an welchem die Bewußtseinsstörung einsetzte, und eine längere Dauer derselben. Anhaltspunkte für Uhrzeit fehlen aber oft. Auf eine echte Bewußtlosigkeit kann indirekt auch geschlossen werden, wenn andere Merkmale für eben eine Störung mit bekannter Bewußtlosigkeit sprechen, so zum Beispiel die charakteristischen Spuren eines Grand-mal-Anfalles (s. unten).
- *Gegen eine eigentliche, zumindest dauernde Bewußtlosigkeit* können Beobachtungen von Augenzeugen sprechen (hat Augen offen, agiert weiter, bewegt sich etc.), bedingt auch das „Wiedererwachen" an einem anderen Ort als der des Bewußtseinsverlustes.

## Es liegt ein echter, vollständiger Bewußtseinsverlust im Sinne einer Nichtansprechbarkeit vor

Als Ursache kommen die in Tab. **14** aufgeführten Kategorien und Ursachen in Frage. Eine Differenzierung kann aufgrund folgender Kriterien angestrebt werden:

- Dauer (wenn präzisierbar),
- begleitende Phänomene,
- Befunde während
- bzw. nach der Bewußtlosigkeit,
- eventuell auslösende Ursachen,
- frühere Vorgeschichte.

### Ganz kurze, nur Sekunden dauernde Bewußtlosigkeit

In diese Kategorie fallen vor allem die Synkopen, dann aber auch gewisse epileptische Störungen.

Tab. **14** Kategorien und Charakteristika anfallsartiger Bewußtseinsverluste

| *Name* | *Dauer* | *Charakteristika und Begleiterscheinungen* | *Ursachen* | *Bemerkungen* |
|---|---|---|---|---|
| Synkope | Sekunden | mehr oder weniger plötzlich, oft mit Vorboten; zu Boden Sinken, meist reglos; sofort wieder klar; einmalig, gelegentlich wiederholt | Orthostase, vasovagal, kardial, vagovasal etc. | ausnahmsweise konvulsiv |
| Absenzen (Petit mal) | Sekunden | plötzlich, Augen offen, kleine Bewegungen, kein Sturz, eventuell Tonusverlust, gehäuft pro Tag | Petit-mal-Epilepsie | meist Schulalter, provoziert durch Hyperventilation |
| Dämmerattacken | Bruchteile von Minuten bis Minuten | dämmerig und abwesend, komplexe motorische Handlungen | Schläfenlappenläsionen verschiedener Genese | kann sekundär in Grand mal übergehen |
| Generalisierter epileptischer Grand-mal-Anfall (primär oder sekundär) | wenige Minuten bis 15 Minuten | immer mit tonisch-klonischen motorischen Erscheinungen, Zyanose, eventuell Zungenbiß und Sphinkterinsuffizienz, langsames Erwachen (Dämmerphase) | Läsion Großhirnkortex oder genuine Form | eventuell CPK- und Bromocriptinanstieg |
| Commotio/Contusio cerebri | Minuten bis Stunden | Schädel-Hirn-Trauma vorausgegangen, eventuell fokale neurologische Ausfälle | Schädel-Hirn-Trauma | CT nicht obligat pathologisch |

| | | | | |
|---|---|---|---|---|
| Vaskulärer Großhirninsult | Minuten bis Stunden | mit fokalen zerebralen neurologischen Ausfällen (vor allem Hemiparese) | (arterielle) zerebrale Durchblutungsstörung | Alter, vaskuläre Risikofaktoren |
| Ischämie im Basilarisgebiet | Sekunden bis Stunden | bei kurzer Ischämie: Drop attack (s. Synkope), länger andauernd, eventuell langdauerndes Koma, dann z. B. Störungen Augenmotilität und Tetraparese | basiläre Migräne, basiläre Ischämie, eventuell Basilaristhrombose | |

– *Synkope.* Hierbei kommt es in der Regel auch zu einem Hinstürzen, eventuell mit meist leichten Verletzungen. Die komplexe ätiologische Analyse einer Synkope würde den Rahmen dieses Buches sprengen. Die hauptsächlichsten Kriterien seien nachfolgend aufgeführt und in Tab. **15** zusammengefaßt.

- Auf eine *kardiale Ursache* weisen höheres Alter, vor allem aber Pulsunregelmäßigkeiten, eventuell im EKG demonstriert, sowie Anhaltspunkte für ein Herzvitium (speziell Aortenstenose und Mitralklappeninsuffizienz) sowie das Auftreten bei Anstrengungen hin. In einem unselektionierten Krankengut sind Synkopen wohl am häufigsten kardial bedingt.
- Für eine *Regulationsstörung von Kreislauf und Blutdruck* als Ursache spricht die Einleitung der Synkope durch Schwarzwerden vor den Augen, unbestimmten Schwindel, Schwitzen und objektive Blässe. Die Auslösung durch bestimmte Mechanismen und andere Besonderheiten erlauben die Zuordnung zu bestimmten Unterkategorien. Beim *idiopathischen Vasomotorenkollaps des Adoleszenten* fördern Hitze, Übermüdung und Emotionen die Synkope. Selten kommt es zu kleinen Zuckungen, ja sogar zum Einnässen (konvulsive Synkope). *Orthostatische Hypotonie* als Synkopenursache findet sich postinfektiös, beim Morbus Addison, bei Hypovolämie, bei Einnahme gewisser Pharmaka, aber auch im Rahmen einer vegetativen Polyneuropathie. Starke Emotionen, wie das Sehen von Blut, oder physischer Schmerz können bei entsprechender Disposition zu *vagovasalen Synkopen* führen. *Schlucksynkopen,* ebenso wie das *Karotissinussyndrom* sind Ausdruck einer Glossopharyngeus- und dann Vagusreizung mit dadurch erzeugter Bradykardie, Blutdruckabfall und Synkope. Dieser Mechanismus dürfte auch den *vestibulären Synkopen* zugrundeliegen (im Anschluß an einen eventuell sehr kurzen Drehschwindelanfall auftretend) (vgl. auch S. 241). Die *postpressorisch-reflektorischen Synkopen* werden meist durch eine Kombination von Vagusreiz und Beeinträchtigung des venösen Rückflusses zum Herzen verursacht. Hierzu gehören der Husten- und Lachschlag, die Miktionssynkopen, die Strecksynkopen und die Synkopen schwangerer Frauen in Rückenlage.
- Einige *seltenere Ursachen synkopaler Attacken* mit eventuell kaum faßbarer, weil extrem kurzer Bewußtlosigkeit sind zum Beispiel Drop attacks bei *basilärer Durchblutungsinsuffizienz* (ältere Patienten, schlagartiges Hinstürzen, in der Vorgeschichte Schwindelepisoden, eventuell symmetrische Parästhesien an Gesicht und Extremitäten). Stürze können als *Frühsymptom eines beginnenden Parkinson-Syndromes* auftreten oder als sogenannte *kryptogenetische Sturzattacken der Frau („klimakterische Sturzsynkopen“).* Diese Gruppe stellt übrigens bereits den Übergang

zu den anfallsartigen (motorischen) Störungen ohne Beeinträchtigung des Bewußtseins dar (s. S. 87).

- *Absenzen und ganz kurze Dämmerattacken* im Rahmen einer Epilepsie dauern Sekunden bzw. Bruchteile von Minuten. Im Gegensatz zur Synkope kommt es nicht zum Sturz, höchstens manchmal zu einem Tonusverlust mit unvollständigem Einknikken. Im weiteren wirken die Patienten (trotz ihrer Amnesie für den Anfall) für den Beobachter keineswegs bewußt*los*, sondern verändert, abwesend, aber haben die Augen offen und „handeln" (Näheres s. deshalb unten).

## Längerdauernde Bewußtlosigkeit von Minuten bis zu Bruchteilen von Stunden

Wiederum gehen wir davon aus, daß der Patient echt bewußt*los* ist, d. h. mit geschlossenen Augen und nicht weckbar dalag.

– *Echter, primär oder sekundär generalisierter, epileptischer Anfall.* Hierfür sprechen allfällige Beschreibungen von Zeugen (plötzlicher Beginn, eventuell mit Schrei, primär tonische und klonische Zukkungen, eventuell sekundär auf fokale Phänomene folgend, Zyanose, anschließende dämmrig-verwirrte Aufwachphase von ein bis zwei Minuten Dauer), das Vorliegen eines Zungenbisses oder von Einnässen bzw. Einkoten, eine große Müdigkeit oder Gliederschmerzen, epileptische Anfälle oder eine Epilepsieursache in der Vorgeschichte und einer erhöhten CPK bzw. erhöhtes Bromocriptin 15–20 Minuten nach dem Anfall. Der neurologische Untersuchungsbefund ist nach dem Anfall normal (es sei denn, der Anfall selber war Folge einer Affektion, die ihrerseits neurologische Symptome verursacht, oder es liegt eines der seltenen HH-Syndrome [Hemikonvulsions-Hemiplegie-Syndrom] vor, also fokale, wiederholte, halbseitige epileptische Anfälle – eventuell als Hemi-grand-mal mit Bewußtseinsverlust – mit anschließender Hemiparese). Manchmal ist schon primär eine Differenzierung verschiedener Epilepsieformen möglich, oft gelingt dies erst später durch weitere klinische und vor allem elektroenzephalographische Untersuchungen.
  - Für einen *primären Grand-mal-Anfall* spricht das Fehlen von Vorboten, die eventuelle Schilderung des generalisierten Anfallsbeginnes, eine entsprechende Schilderung früherer Anfälle und eventuell eine familiäre Belastung.
  - Für eine *fokale Epilepsie mit sekundärer Generalisierung* spricht eine erinnerte oder von Zeugen beobachtete initiale Phase des Anfalles: halbseitige Zuckungen oder epileptische „March" bei *fokal motorischen oder Jackson-Anfällen,* eine Dämmerattacke oder sonstige Symptome einer *komplexen partiellen Epilepsie* (Schläfenlappenepilepsie) (s. S. 83).

## Tab. **15** Charakteristika einiger ätiologischer Gruppen von Sturzanfällen

| | „Sturzkrankheiten" | Vorkommen | Provokation | Prodromi |
|---|---|---|---|---|
| Synkopale Anfälle | **Orthostatische Hypotonie (Vasomotorenkollaps)** | | langes Stehen<br>schnell Aufstehen, v. a. nach dem Liegen | Gähnen, Ohrensausen, Hitzegefühl, epigastrischer Druck<br>Schwindel, „Schwarz vor den Augen", Verschwommensehen, Schwitzen, „Dyspnoe", „Schwäche in den Beinen, „Leere im Kopf" (= Schwinden der Sinne) |
| | chron. Sympatikusdefekt | Shy-Drager/Tabes | | |
| | medikamentös | { Diuretika/BD ↓<br>$\gamma$-Blocker/L-Dopa | | |
| | Adoleszente | evtl. Anämie/AZ ↓ | | |
| | **Reflektorische Kreislaufsynkope (vagale Hemmung)** | | | |
| | vagovasale Synkope | { Hyperventilation<br>Hitze/Angst etc. | Emotion<br>Schmerz | |
| | Schluck-S/IX-Neuralgie | | Paroxysmen | |
| | Karotissinussyndrom | ältere Männer | Karotisdruck | |
| | **Pressorische Synkope (venöse Rückstauung)** | | | |
| | „Husten- und Lachschlag" | Emphysematiker | { Hustenanfall<br>Lachanfall | |
| | Miktionssynkope | Männer, Alkohol | stehende Miktion | |
| | „Strecksynkope"/Kauern | Kinder evtl. Absicht | { Hyperextension<br>Hocke u.<br>Pressen! | |
| | **Primär kardiovaskuläre Synkope** | | | |
| | zervikobrachiale Stenosen | { Subklavia-Anzapf.<br>Aortenbogen-S. | { (Arm)<br>physische<br>Anstrengung | |
| | Herzvitien/ -insuffizienz | z. B. Subaortenst. | | |
| | „sinoatriale Synkope" | Herzrhythmusstörg. | evtl. Emotion | Oppression/Angst |
| | M.-Adams-Stoke-Anfall | AV-Block III | { positions-<br>unabhängig | oft unvermittelt |
| | **Respiratorischer Affektkrampf** | | | |
| | zyanotischer Affektkrampf | { Kleinkinder<br>Vorschulalter | { Wut/Trotz<br>Schreck<br>Schmerz | |
| | weißer Affektkrampf | | | |
| Sturzattacken | Echte reflektorische „vestibuläre" Synkopen | Ménière Krankheit<br>paroxysm. Lager.-S. | evtl.<br>Kopfbewegung | evtl. Schwindel<br>Vertigo |
| | Intermittierende vertebrobasiläre Insuffizienz | ältere, vaskuläre Risikofaktoren | evtl.<br>Kopfwenden | Nausea/Schwindel<br>Sehstörungen etc. |
| | Kryptogene Sturzattacken der Frau | mittelalterliche Frauen | nur im Gehen | keinerlei Prodromi |
| | Kataplektischer Sturz | isoliert oder im Rahmen einer Narkolepsie | Emotion<br>Lachen<br>Schreck | völlig unvermittelt |
| Epilepsie | „Temporale Ohnmacht" | psychomotorische Epilepsie | evtl. Emotion | psychomotorische Aura möglich |
| | Grand-mal-Anfall | evtl. mehrmals täglich. auftetend<br>jedes Alter | Schlafentzug<br>Alkohol | evtl. Aura (sec) |
| | Sturzanfälle (myoklonisch-astatische) | Lennox-Gastaut-Syndrom (Kinder) | | |
| Psychogen | Hysterische Anfälle (mit Bewußtseinsstörung) | neurotische Stör.<br>Krankheitsgewinn | | |
| | Simulation | } evtl. Kranke mit echten Anfällen<br>Begehrungstendenz | Zuschauer! | |

Note on layout: "langes Stehen / schnell Aufstehen, v. a. nach dem Liegen" spans the Orthostatische Hypotonie rows; "Gähnen, Ohrensausen, Hitzegefühl, epigastrischer Druck" spans the Orthostatische Hypotonie and Reflektorische Kreislaufsynkope rows; "Schwindel, … (= Schwinden der Sinne)" spans the rows from Orthostatische Hypotonie to Primär kardiovaskuläre Synkope (Herzvitien).

(aus M. Mumenthaler: Synkopen und Sturzanfälle. Thieme, Stuttgart 1984)

| Sturz | Begleitsymptome | Bewußtsein ↓ | Konvulsion ↓ | Restitution |
|---|---|---|---|---|
| Sturzverletzungen sehr selten, mehr oder weniger rasches zu Boden sinken bzw. „zusammensacken“, Abfangbewegungen oft noch möglich | keine Gesichtsblässe<br>keine Tachykardie/Schwitzen | Bewußtseinsstörung immer vorhanden, Dauer und Ausprägung aber sehr untersch. | kurze tonische Streckkrämpfe und einige Kloni, rel. häufig nach sec von Bewußtlosigkeit, v. a., falls Pat. aufgerichtet wird. Urinabgang selten. | Meist promptes „Erwachen“, sofort klar und orientiert, jedoch schlechtes Befinden mit Nausea, Brechreiz, Schwäche<br>Neurologische Ausfälle und Pyramidenzeichen fehlen<br>Falls sich Pat. zu früh erhebt und aufsteht, kann eine erneute Synkope folgen |
| | blasses Gesicht, kalter Schweiß, schwacher Puls, oberflächliche Atmung, Pupillen weit, L-reaktiv, Herzfrequenz rasch | | | |
| | Puls langsam → (rasch) + schwach | | | |
| | Puls langsam + schwach | | | |
| | plethorisch gerötetes Gesicht (gestaute Venen!) Puls schwach und rasch, evtl. Schwitzen | | | |
| | Gesicht eher gerötet<br>evtl. stertoröse Atmung<br>evtl. neurol. Ausfälle (TIA!) | | | evtl. protrahiertes Erw., neurologische Ausfälle u. Pyramidenzeichen möglich (TIA) |
| | Gesicht blass-livide | | | evtl. protrahiertes Erw., evtl. noch Babinski |
| | Gesicht blaß → zyanotisch*<br>Pupillen weit + lichtstarr | | | |
| zusammensinken selten u. ± heftig | weinen → (expiratorische)<br>Apnoe → Zyanose → Sturz | Sekunden | | Kinder sind sofort wieder bewußtseinsklar, evtl. erschöpft |
| | Schreien → blass (bradykard) | | | |
| plötzlicher evtl. blitzartiger Sturz: Zusammensacken oder Nach-vorne-Fallen Verletzungen! | evtl. Nystagmus (Schwindel) | i. a. kein Bewußtseinsverlust (evtl. kurze Trübung) | nie von konvulsiven Symptomen begleitet. Nie Urinabgang | evtl. persistierender Schwindel od. Vertigo |
| | passagere neurologische Sympt. möglich (Nystagmus) | | | neurologische Ausfälle vorübergehend möglich |
| | keinerlei akzessorische Symptome (subj. u. obj.) | | | Frauen können sofort wieder aufstehen und weitergehen |
| zu Boden gleiten ohne Verletzung | bleibt evtl. einige sec.–min regungslos am Boden liegen Atmung normal, Puls o. B. | | | Pat. stehen mehr oder weniger rasch wieder auf, fühlen sich völlig wohl |
| unterschiedlich | schlafähnlich (Puls und Gesichtsfarbe o. B.) | sec–min | | Aufstehen „wie wenn nichts wäre“, meist Wohlbefinden |
| sehr heftig | evtl. Initialschrei, tonisch-klonisch, Zyanose, Schaum | | konvulsive Symptome initial! | Dämmerzustand od. Terminalschlaf, Kopfschmerz, Babinski |
| heftig oder sinken | Myokloni oder Astasie Verletzung möglich, kurz | kurz <1sec | | können sofort wieder aufstehen und weiterspielen |
| | theatralisch-appellativ aktiver Lidschluß etc. | evtl. Stupor | | oft inadäquat gleichgültig evtl. auch Dämmerzustand |
| Verletzungen selten | normale somatische Befunde | | | „bagatellisierend“ |

* evtl. stertoröse Atmung + Urinabgang

– *Akute zerebrale Läsion mit begleitender kurzer Bewußtlosigkeit.* Hierfür spricht das Fehlen von Zuckungen und Krämpfen bei Beobachtung durch Zeugen und das Fehlen der anderen oben genannten Verdachtsmomente für eine Epilepsie. Einschränkend, wie schon oben erwähnt, sei auf zerebrale Läsionen hingewiesen, die ihrerseits nebst neurologischen Ausfällen auch eine symptomatische Epilepsie verursachen können. Für eine primäre zerebrale Läsion spricht im weiteren das Vorhandensein einer entsprechenden Anamnese, vor allem aber von neurologischen Symptomen. Im einzelnen suche man nach:
  - einem *Schädel-Hirn-Trauma* mit Commotio cerebri (Trauma in der Anamnese, eventuell aber im Rahmen der retrograden Amnesie vergessen; äußere Anhaltspunkte für ein Unfallereignis, Verletzungsfolgen am Schädel); man vergesse aber nicht, daß auch ein anderes primäres zerebrales Geschehen (Epi-Anfall oder akute zerebrale Läsion) sekundär zu einem Sturz mit Schädel-Hirn-Trauma führen kann,
  - einem *vaskulären zerebralen Insult,* vor allem im Sinne einer *transienten ischämischen Attacke der Großhirnhemisphäre* (Alter bzw. vaskuläre Risikofaktoren, Strömungsgeräusche oder entsprechende dopplersonographische Befunde an den zervikalen oder zerebralen Gefäßen, eventuell Emboliequelle, Hemisymptome). Seltener kommen *basiläre Durchblutungsstörungen* in Frage (transitorische beidseitige Parästhesien oder Paresen in der Vorgeschichte, Schwindelsensationen, andere Hirnstammsymptome, eventuell Doppelbilder, beidseitige Pyramidenzeichen), *intrazerebrale Blutung* (spontan oder bei arteriovenösem Angiom) (mit Kopfweh, Hemisymptomen, typischem CT-Befund) oder *akute Subarachnoidalblutung bei basalem Aneurysma* (Symptome s. S. 263).

– *Längerdauernde Bewußtlosigkeit* s. Kapitel 1, S. 1.

## Bewußtseinsstörung ohne eigentliche Bewußtlosigkeit

Obwohl der Patient für seinen „Anfall" eine vollständige Amnesie hat und denselben somit als „Bewußtlosigkeit" erlebt hat, liegt unter Umständen aber lediglich eine Bewußtseinsstörung ohne vollständige Bewußtlosigkeit vor. Die Kriterien wurden oben auf S. 75 dargelegt. Zu dieser Kategorie gehören die Absenzen, die Dämmerattacken und andere mit Amnesie einhergehende Störungen des Bewußtseins.

### Dauer der Störung nur wenige Sekunden

- *Absenzen* im Rahmen einer Epilepsie (s. oben): ist meist als einfache Absenz Ausdruck einer *Petit-mal-Epilepsie des Schulalters* (zwischen 2. und 14. Lebensjahr, das Kind hält während Sekunden in seinem Tun inne, starrer Blick, eventuell kleine Automatismen, Dutzende und mehr im Tag; in der Sprechstunde provozierbar durch Hyperventilation; typisches EEG mit 3/Sek. Spikes-waves). Es kommen aber auch *atypische Absenzen,* zum Beispiel Blitz-Nick- und Salaamkrämpfe im ersten Lebensjahr mit ruckartigen Bewegungen (und typischem EEG mit Hypsarrhythmie) vor, ebenso im ersten Lebensjahrzehnt *akinetische Sturzanfälle.*
- *Dämmerattacken bei Temporallappenepilepsie* (komplexe partielle Anfälle) können unter Umständen auch nur Sekunden dauern und sind dann schwer von den oben beschriebenen Absenzen zu unterscheiden. Für eine Dämmerattacke spricht höheres Lebensalter, längere Dauer, selteneres Auftreten, komplexere motorische Manifestationen und im besonderen deutliches Nesteln, orale Automatismen, wie Lecken, Schmatzen, Würgen, und komplexere motorische Akte, wie zum Beispiel Herumgehen, sowie die Nichtauslösbarkeit durch Hyperventilation. In manchen Fällen wird erst das EEG entscheiden.

### Dauer Minuten bis zu Stunden

Wiederum gehen wir davon aus, daß der Patient selber für diese Störung eine Erinnerungslücke hat, obwohl er objektiv nicht „bewußtlos“ war.

- *Dämmerzustände* bei Temporallappenepilepsie sind unter Umständen von längerer Dauer als die oben beschriebenen kurzen Dämmerattacken. Unsinnige, komplizierte, zum Teil schlecht koordinierte Handlungen, starrer Blick und Unansprechbarkeit, eventuell mit oralen Automatismen und Herumnesteln, können Minuten andauern. Der Extremfall ist die über Stunden andauernde „fugue épileptique“ und der eigentliche *Status psychomotorischer Anfälle.*
- Der *Petit-mal-Status* (Status pycnolepticus), selten einmal ausgelöst durch eine Hypothyreose oder einen anderen zusätzlichen Faktor, imponiert als langdauernde Veränderung des Bewußtseins und des Verhaltens. Die Patienten sind verlangsamt, sie wirken unbestimmt, wie in einem Traumzustand. Immer ist das EEG typisch und für die Diagnose entscheidend.
- *Hyperventilationstetanie.* Hier geht der anfängliche Zustand von bewußt erlebter Benommenheit (s. unten) gelegentlich in eine Phase über, für welche der Patient eine Amnesie hat. Meist wird aber eine auslösende Situation erinnerbar sein (Emotion, Angst), eventuell

die Hyperventilationszeichen (s. unten). Oft hat der Patient noch nebelhafte Erinnerungen an die Zeit der Bewußtseinsstörung. Objektiv handelt es sich meist um emotional überdurchschnittlich labile Personen. Eventuell findet sich ein positiver Chvostek oder Trousseau.

- *Hypoglykämien,* zum Beispiel im Rahmen eines Insulinoms, können Dämmerzustände mit Amnesie verursachen. Das Handeln ist hierbei komplex, aber nicht eigentlich geordnet (im Gegensatz zu den amnestischen Episoden, s. unten), wenn auch nicht völlig unsinnig, wie bei den eingangs beschriebenen Temporallappenanfällen.
- *Eine amnestische Episode* wird vom Patienten wegen der bestehenden Amnesie von einigen Stunden als „Verlust des Bewußtseins" erlebt. Zeugen allerdings werden immer bestätigen, daß der Patient keineswegs bewußtlos war. Symptomatologie s. S. 21. Betont sei, daß die Handlungen während der Episode selbst für komplexe Verrichtungen (eine Autofahrt, das Zubereiten einer Mahlzeit) durchaus geordnet sind.
- Auch für einen rein *psychogenen Dämmerzustand* hat der Patient keine Erinnerung. Symptomatologie s. S. 22.

## 7.2 Anfallsartige Störungen, die von keiner Störung des Bewußtseins begleitet sind

Bei dieser zweiten Gruppe von kurzdauernden Störungen steht eine allfällige Veränderung des Bewußtseins zumindest ganz im Hintergrund. Es sind dies

- anfallsartige motorische Phänomene:
  - Zuckungen,
  - andere Bewegungen,
  - Lähmungen,
- anfallsartige sensible Störungen,
- anfallsartige sensorische Störungen,
- anfallsartige vegetative Störungen.

Die Analyse einer Reihe dieser Phänomene könnte zwanglos in anderen Kapiteln dieses Buches abgehandelt werden. Dennoch soll die Gruppe nachfolgend hier zusammengefaßt werden, da das *Anfallsartige und Vorübergehende* sie verbindet.

### Anfallsartige motorische Phänomene

Eine weitere Unterteilung ist möglich in ein Zuviel an Motorik einerseits (also zum Beispiel Zuckungen und unwillkürliche Bewegungen) und in ein Zuwenig (Parese) andererseits.

## Anfallsartige, einmalige bzw. wiederholte, blitzartige bis kurzdauernde motorische Zuckungen

- *Einmalige bzw. vereinzelt sich wiederholende Zuckungen* sind als *Myoklonien* auf S. 59 und S. 67 geschildert worden. Wie dort dargelegt, können sie lokalisiert oder generalisiert, spontan oder durch Reize provoziert auftreten und können auch Teil einer Epilepsie sein. Diese Elemente müssen erfragt und gewertet werden. Auch gewisse *Spasmen* erfüllen die Definition dieses Abschnittes (s. S. 64).
- *Rhythmische, also klonische, lokalisierte, motorische Phänomene* sind das Charakteristikum der *fokalen motorischen Epilepsien*. Diese gehen im Gegensatz zum generalisierten tonisch-klonischen Grand-mal-Anfall zunächst ohne Bewußtseinsstörung einher (können aber jederzeit sekundär generalisieren und dann zur Bewußtlosigkeit führen).
  - Die Zuckungen stellen eine *primär fokale Epilepsie* dar und sind zeitlich begrenzt. Sie sind auf einen Herd in der gegenüberliegenden motorischen Rinde zurückzuführen (Abb. **7**),
  - oder sie erfüllen bei gleicher Fokuslokalisation die Kriterien der *Jackson-Epilepsie*, d. h. die Zuckungen sind anfänglich lokalisiert und breiten sich dann im Sinne einer March of convulsion immer mehr über die Gliedmaße und schließlich unter Umständen die ganze Körperhälfte aus. Meist beginnen sie dann an einer Hand oder im Gesicht. Differentialdiagnostisch kann aber auch eine Migraine accompagnée (s. unten S. 88) mit einer fortschreitenden „March" einhergehen.
  - Sie können auch fokal begrenzt, aber über Stunden und Tage und auch im Schlaf andauern im Sinne einer *Epilepsia partialis continua* von Kozevnikov.

## Anfallsartige, eventuell längerdauernde, komplexere motorische Abläufe

- *Anfallsartige dystone Bewegungen* sind im Kapitel 6 dargelegt worden. Zusammenfassend sind es *anfallsartige Choreoathetosen* (s. S. 69) oder der seltene *anfallsweise Hemiballismus* (s. S. 70).
- *Anfallsweise Ataxie* ebenso wie *Dysarthrie* und *Nystagmus* können eventuell familiär auftreten.
- *Adversivanfälle* bei Läsion der Präzentralregion mit Heben des gegenüberliegenden Armes und tonischem Wenden von Kopf und Augen zur Gegenseite (s. Abb. **7**) stellen eine Form epileptischer Anfälle dar.
- *Tonischer Hirnstammanfall* s. S. 64.
- *Nichtorganische Anfälle,* also psychogene motorische Entäußerungen können alle nur denkbaren Formen annehmen, vom anfallswei-

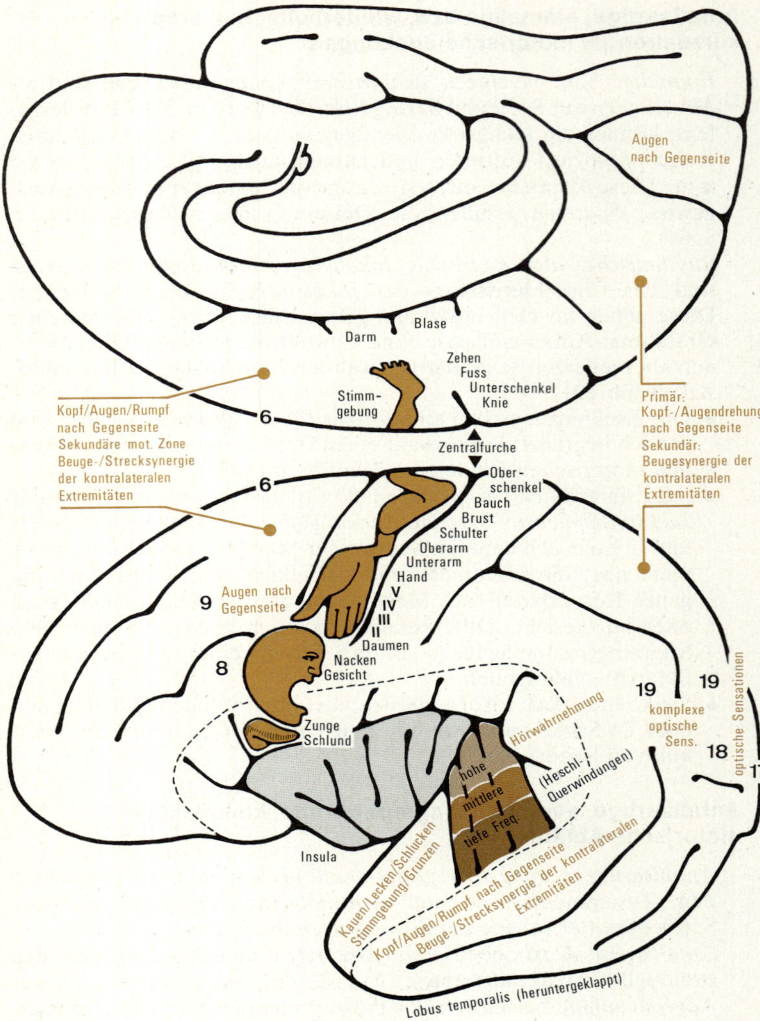


Abb. 7 Hirnrinde und Lokalisation anfallsartiger Phänomene (nach M. Mumenthaler: Neurologische Differentialdiagnostik, 3. Aufl. Thieme, Stuttgart 1988)

sen Tremor über choreatisch anmutende, regellose Bewegungen bis zum völlig ungeordneten Umsichschlagen.

### Anfallsartige vorübergehende Lähmungen

Es soll hier nicht von den plötzlich auftretenden, aber längere Zeit andauernden Lähmungen die Rede sein, wie sie in den Kapiteln 8 bis 12 abgehandelt werden. Vielmehr geht es hier um *motorische Ausfälle, die mehr oder weniger plötzlich, aber nur vorübergehend nachweisbar sind.*

– Eine *schlagartige einsetzende und nur extrem kurzdauernde allgemeine Lähmung* ist das motorische Versagen *im Rahmen der Synkopen,* wobei deren unter Umständen nur sehr kurzdauernde Bewußtseinsstörung die Anfälle auch lediglich als Attacken von motorischer Schwäche (Sturzanfälle) in Erscheinung treten läßt (s. S. 78). Dies gilt besonders für die Drop attacks im Rahmen einer basilären Durchblutungsinsuffizienz. Bei *Hirnstammanfällen* (s. S. 64) kommt neben der häufigeren tonischen Form auch eine *atonische Form* vor, die sich dann als kurzdauernde, meist lokalisierte Schwäche, zum Beispiel als Ptose auswirken kann. Auch der *kataplektische Anfall* (affektiver Tonusverlust) und die *Schlaflähmung* im Rahmen des Narkolepsie-Kataplexie-Syndromes (s. S. 40) müssen hier erneut erwähnt werden.
– *Anfallsartige, rasch auftretende, mehr oder weniger totale Lähmung bzw. Schwäche* findet sich
  - bei den autosomal dominant vererbten *dyskaliämischen familiären Lähmungen.* Die häufigere, die *hypokaliämische paroxysmale Lähmung* beginnt im zweiten Lebensjahrzehnt und verursacht etwa alle paar Monate während etwa einem Tag, meist aus dem Schlaf heraus, eine generalisierte Lähmung (ohne Atem- und Gesichtsmuskulatur). Auslösend können Muskeltätigkeit oder reichliche Kohlehydratzufuhr wirken. Das Serumkalium ist erniedrigt. Bei der *hyperkaliämischen Adynamia episodica hereditaria* sind die Paresen häufiger, dauern nur wenige Stunden, sind oft auf die unteren Extremitäten beschränkt und gehen mit einer Hyperkaliämie einher.
    Die Paresen bei symptomatischer Hypokaliämie im Rahmen von Nierenstörungen, primärem Aldosteronismus oder bei gewissen Medikamenten treten langsam progredient und nicht eigentlich anfallsartig auf.
  - Eine *kurzdauernde Ausschaltung der Rückenmarksfunktion* findet sich zum Beispiel bei (habitueller) *Densluxation* (auftretend nach Kopfbewegungen oder bei einem Purzelbaum als kurzdauernde Tetraplegie) oder nach einem heftigen Rückentrauma, zum Beispiel nach Sturz, als *Commotio spinalis.*

– *Anfallsartige, kurzdauernde und reversible Halbseitenlähmungen* finden sich
  - bei einer *transienten ischämischen Attacke* (TIA) im Sinne einer organischen zerebralen Durchblutungsstörung (Alter, Risikofaktoren, vorübergehende Parese mit Pyramidenzeichen, eventuell Strömungsgeräusche am Hals oder Beeinträchtigung der zerebralen oder zervikalen Durchblutung in der Doppler-Sonographie) (Ätiologie s. S. 112)
  - und bei der *Migraine accompagnée* (selten als eigentliche March mit fokalem Beginn und rascher Ausbreitung; Differentialdiagnose zu Jackson-Epilepsie). Auch diese Erkrankung kann eine vorübergehende Halbseitenlähmung, die sich nach wenigen Stunden wieder zurückbildet, verursachen. Das entsprechende Kopfweh tritt nicht immer auf (Migraine accompagnée sans migraine), kann der vorübergehenden Parese folgen oder ihr vorausgehen, und auch die Seite des Kopfschmerzes ist nicht obligat auf der Gegenseite der Lähmung. Fast immer ist auch eine sensible Störung vorhanden, fast immer tritt die Migraine accompagnée erstmals in jugendlichem Alter auf.
  - Sie begleiten einen *tonischen Hirnstammanfall* (s. S. 64)
  - und können auf einen *Anfall einer fokalen halbseitigen motorischen Epilepsie* folgen (Todd-Lähmung, nach einem Hemikonvulsions-Hemiplegie-Syndrom).

– *Anfallsartige, nur auf einen bestimmten Körperteil begrenzte motorische Schwächen* sind selten. Sie können zum Beispiel als vorübergehende *Armparese bei fokaler zerebraler Ischämie* imponieren. Diese kann organisch-strukturell sein oder im Rahmen einer Migraine accompagnée (s. oben) sich abspielen. Zugleich mit einer Gefühlsstörung kann ein *Kompressionssyndrom eines Plexus oder peripherer Nerven* zu einem solchen vorübergehenden Ausfall führen.

## Anfallsartige sensible Phänomene

Die (anfallsartigen) Schmerzsyndrome werden in den Kapiteln 20 bis 23 abgehandelt.

### Anfallsartige Parästhesien

Diese finden sich als Ausdruck von

– *Läsionen im Bereich der postzentralen Großhirnrinde,* so zum Beispiel in der Erholungsphase nach einer *vaskulären Insuffizienz* (oder Embolie) oder als primäre Parästhesien bei einer *Migraine accompagnée,*

– *sensiblen fokalen Epilepsien* oder einer *sensiblen Jackson-Epilepsie* (dann mit March, also Ausbreitung der sensiblen Sensationen).

### Anfallsartiger, vorübergehender Sensibilitätsverlust

Dieser kommt vor bei

– *ischämischen Läsionen in der Postzentralregion,* sei es ein vaskulärer Insult mit rascher Erholung, sei es eine sensible Migraine accompagnée,
– *sensiblen fokalen Epilepsien* mit Einbezug der Postzentralregion der Gegenseite,
– *vorübergehender Funktionsstörung peripherer Nerven,* in der Regel im Sinne einer Druckläsion. Dies kann je nach betroffenem peripheren Nerven mit einer motorischen Störung kombiniert sein (zum Beispiel bei Plexusläsionen oder Druckschädigung eines gemischten peripheren Nerven) oder aber nur sensibel sein, wenn ein rein sensibler Nerv, wie zum Beispiel der R. superficialis nervi radialis (Sensibilitätsausfall radial am Handrücken), zum Beispiel bei einer Fesselung, betroffen ist.

## Anfallsartige sensorische Störungen

Zusätzlich zu den sensiblen anfallsartigen Störungen können auch anfallsartige Störungen der übrigen Sinne, nämlich des Geruchssinnes, des Sehens und des Hörens, auftreten.

### Anfallsartige Störungen des Riechens

Während ein kurzdauernder anfallsartiger Ausfall des Geruchssinnes nicht vorkommt, sind *anfallsartige Geruchssensationen* nicht so selten. Sie kommen ausnahmsweise bei Reizung des Bulbus olfactorius, wesentlich häufiger als Ausdruck einer *epileptogenen Läsion* des Unkus, der Amygdala oder der Basis *des Temporallappens* vor. Solche, meist unangenehme Geruchssensationen (Kakosmien) können isoliert vorkommen, leiten aber viel häufiger eine komplexere Schläfenlappensymptomatologie ein oder begleiten eine solche. Diese Unzinatuskrisen kommen häufiger bei Tumoren als im Rahmen einer Residualepilepsie vor. Man forsche also nach anderen Zeichen einer Schläfenlappenepilepsie (s. S. 83) und nach Zeichen eines Hirntumors. Immer ist ein CT beim Vorliegen von Geruchshalluzinationen gerechtfertigt.

### Anfallsartige Störungen des Sehens

Diese können in zwei Hauptgruppen unterteilt werden, je nachdem ob positive abnorme visuelle Phänomene oder ein anfallsartiges Defizit der Sehfunktionen auftritt.

– *Anfallsartige, abnorme produktive visuelle Sensationen* können
  - *monokulär* sein; man hüte sich allerdings vor Verwechslungen zwischen monokulären Störungen und solchen von homonymen Gesichtsfeldern; monokuläre Störungen sind immer Ausdruck einer retrobulbären oder bulbären Läsion, sei es aus dem *ophthalmologischen Bereich,* sei es eine *ischämische Läsion,* zum Beispiel im Rahmen einer Migraine ophtalmique.
  - *Binokuläre Phaenomene.* Hierzu gehören als häufigste die anfallsartigen *Gesichtsfeldstörungen* im Rahmen der Migraine ophtalmique (s. S. 205). Es gehören aber dazu auch *optische Halluzinationen* bei Prozessen in der Okzipitalrinde. Sie sind um so geformter, je weiter rostral die Läsion ist (Näheres s. S. 205). Ebenfalls bei Okzipitallappenläsionen kommen *Palinopsien* vor (Bestehenbleiben oder verzögertes erneutes Wahrnehmen von vorher gesehenen Bildern). *Dysmorphopsien* (Gegenstände werden deformiert oder in ihrer Größe verändert gesehen) können anfallsweise bei Temporallappenläsionen auftreten und finden sich auch bei Migräne (Alice-im-Wunderland-Syndrom).

– *Anfallsweise Ausfälle des Sehens* können wiederum
  - *monokulär* sein. Dies kann als *Amaurosis fugax* bei vorübergehender Ischämie im Ausbreitungsgebiete der A. ophthalmica (oder eines ihrer Äste) meist während Minuten auftreten. Es ist dann Ausdruck eines dort oder an der A. carotis interna lokalisierten Prozesses. Letzteres wird in der Regel früher oder später auch von Symptomen der gegenüberliegenden Körperseite begleitet sein. Als *amblyopische Attacke* tritt ein monokulärer Visusverlust während Stunden bei Stauungspapillen auf.
  - Bei *beidseitigem vorübergehendem Visusverlust* denke man an ein *Aortenbogensyndrom* (Visusstörung tritt beim Aufstehen oder bei Blutdruckabfall auf, im Anfall fehlt die Lichtreaktion der Pupillen, es fehlen meist die Radialispulse) oder an die wesentlich häufigere *Ischämie der Okzipitalrinde* (anamnestisch Angaben zunächst über Verlust des Farbsehens, erhaltene Lichtreflexe der Pupillen, Patienten mit vaskulären Risikofaktoren). Die letztgenannte Störung erholt sich meist nach Tagen. Plötzlich einsetzende, aber längerdauernde Sehstörungen s. S. 198.

## Anfallsweise Störungen des Hörens

– *Anfallsartige Hörsensationen* im Sinne abnormer akustischer Phänomene sind selten, zum Beispiel als *Parakusien* (abnorm laut oder „anders" empfundene Geräusche) und *akustische Halluzinationen* bei Temporallappenprozessen. Längerdauernde abnorme Gehörssensationen s. S. 233.

– *Anfallsweise Hörverminderungen* sind selten und können bei vorübergehenden lokalen Affektionen des Gehörorganes vorkommen. Sie sind auch ein Symptom einer besonderen Unterform des Morbus Menière, des Lermoyez-Syndromes.

## Anfallsweise vegetative Störungen

Gewisse Phänomene aus der vegetativen Sphäre können auch einmal als anfallsartige Störungen auftreten. Vor allem kann dies als anfallsweises Schwitzen, anfallsweiser Hunger, anfallsweises Herzklopfen, anfallsweiser Schlaf oder anfallsweiser Sexualtrieb sich manifestieren.

– *Anfallsweises Schwitzen* kann zahlreiche internmedizinische Ursachen haben (zum Beispiel konsumierende Krankheiten, Hyperthyreose etc.), aber kann auch Ausdruck von Emotionen sein (s. auch S. 294).
– *Anfälle von Hunger* haben wir bereits bei der Kleine-Levin-Krankheit oben geschildert (s. S. 41). Sie können aber auch Ausdruck einer Hypoglykämie (bei Insulintherapie, bei Insulinom) sein.
– *Anfallsweises Herzklopfen* hat vorwiegend internmedizinische Ursachen (Wolff-Parkinson-White-Syndrom, Hyperthyreose, betaadrenerge Hyperaktivität, vegetative Dystonie). Es kommt aber auch als Teilsymptom bei Schläfenlappenattacken vor (anfallsweises Herzklopfen, Lufthunger, Angstgefühl, Würgegefühl, das von der Magengrube zum Hals hinaufsteigt, Entfremdungsgefühl gegenüber der Umwelt, Mühe sich zu konzentrieren). Diese Anfälle dauern Minuten bis Stunden. Bei der bereits erwähnten sogenannten betaadrenergen Hyperaktivität treten ebenfalls spontan oder durch Isoproterenol-Hydrochlorid-Infusionen ausgelöst Tachykardien, zugleich mit Angstgefühl, Nervosität, Atemnot und Zittern auf, die ebenfalls Minuten bis Stunden dauern können und deshalb von den erwähnten vegetativen Symptomen bei Schläfenlappenepilepsie abgegrenzt werden müssen.
– *Anfallsweiser Schlaf* ist in Kapitel 4 beschrieben worden.
– *Anfallsweiser Sexualtrieb* kann als Ausdruck einer endokrinen Störung eine abnorme Produktion von Sexualhormon begleiten. Er kann aber auch im Rahmen des Kleine-Levin-Syndromes vorhanden sein, häufiger jedoch bei Schläfenlappenattacken.

# 8. Allgemeine Schwäche und Müdigkeit

Mancher Patient präsentiert sich mit der Angabe, daß er sich allgemein schwach und kraftlos fühlt. Mancher subsumiert dies unter den Begriff der Müdigkeit. Andere berichten konkret über das Unvermögen, eine ganz bestimmte motorische Leistung zu erbringen, die ihnen selber früher möglich war bzw. einem Gesunden jederzeit zumutbar erscheint.

Einem solchen Beschwerdebild können grundsätzlich *drei hauptsächliche Ursachengruppen* zugrunde liegen:

- eine rein subjektive Empfindung des ungenügenden motorischen Leistungsvermögens, welcher kein organisches Substrat zugrunde liegt,
- eine organische Affektion, die eine Einschränkung einer der zur motorischen Leistung notwendigen Körperfunktionen im allgemeininternistischen Sinne zur Folge hat, aber nicht eine primäre Beeinträchtigung des neuromuskulären Apparates darstellt
- und schließlich eine eigentliche neuromuskuläre Erkrankung, die sich vor allem als allgemeine motorische Schwäche manifestiert. Über die lokalisierten Schwächen wird in gesonderten Kapiteln später noch die Rede sein.

Wir wollen uns im folgenden vor allem der zuletzt genannten dritten Gruppe zuwenden, die anderen zwei aber im Rahmen einer allgemeinen Analyse der Patienten mit Klagen über allgemeine Schwäche in großen Zügen auch mit berücksichtigen.

Der erste entscheidende Schritt wird darin bestehen zu entscheiden, *ob eine echte motorische Leistungsunfähigkeit der Muskulatur wirklich besteht oder nicht.* Diesbezügliche *anamnestische Angaben* sind nicht immer schlüssig, können aber unter Umständen durch sehr präzise Fragen quantifiziert werden.

- *Seit wann* besteht die Schwäche?
- Ist sie seither mehr oder weniger *konstant* oder besteht die Tendenz zur Zunahme oder Abnahme oder sind ausgeprägte Schwankungen in der Intensität vorhanden?
- Ist die Schwäche von *äußeren Faktoren* abhängig, im Sinne der Auslösung, Verschlechterung oder Verbesserung?

Der Patient muß *exakt schildern,*

- was er nicht mehr kann und wann nicht. Brauchbar sind zum Beispiel die Angaben des Arbeiters, der die 20 kg schweren Zementsäcke nicht mehr wie früher bis zum Rand der Mischmaschine hochheben kann („weil ich die Kraft nicht mehr habe"), oder der Hausfrau, welche nicht mehr ohne Hilfe der Arme den Bus besteigen kann („weil die Beine es einfach nicht mehr alleine schaffen"). Im weitern sollte der Patient präzisieren:
- Bestehen außer der motorischen Schwäche noch andere Beschwerden, insbesondere Muskelschmerzen, Faszikulationen, Krämpfe, Parästhesien, Fieber, Inappetenz, allgemeine Müdigkeit, Depressionen, Husten, Gewichtsabnahme, Durchfälle, Atemnot, Beinödeme, abnormer Durst?
- Kam es wegen der Schwäche zu Veränderungen der Tätigkeiten und Lebensweise?
- Kam es zu Stürzen und Verletzungen?

Eine *kurze objektive Prüfung* ist allerdings oft nötig. Orientierend kann man

- den Patienten aus dem Liegen ohne Hilfe der Arme aufsitzen lassen,
- die Arme seitwärts und vorwärts horizontal gegen den Widerstand des Untersuchers hochheben lassen,
- das Beugen und Strecken im Ellenbogen gegen Widerstand,
- den Faustschluß unter Zusammenpressen der Finger des Untersuchers ausführen lassen,
- den Patienten aus der Hocke aufstehen lassen,
- auf einen Stuhl sowohl mit dem rechten wie mit dem linken Bein hinaufsteigen lassen,
- sich isoliert auf die rechte und die linke Fußspitze erheben lassen (Halten an der Wand).

Mit Anamnese und vor allem der kurzen orientierenden Untersuchung kann man zwei Gruppen unterscheiden, nämlich *jene mit und jene ohne eine bei kurzer Belastung objektivierbare allgemeine Muskelschwäche.* Analysiert man zunächst die Gruppe ohne aktuell objektivierbare Muskelschwäche, dann enthält diese zwei Untergruppen, nämlich jene mit einer durch Belastung provozierbaren und objektivierbaren Muskelschwäche und jene, bei welcher auch durch Belastung keine objektivierbare Minderung der muskulären Leistung nachweisbar ist. Diese Gruppierung präsentiert sich demnach zunächst entsprechend der Tab. **16,** in welcher auch die hauptsächlichen Ätiologien angedeutet sind. Diese Gruppen und Untergruppen sollen nun einzeln im Hinblick auf ihre weitere Analyse und diagnostische Aufschlüsselung betrachtet werden.

Tab. **16** Gruppierung der Patienten mit Klagen über allgemeine Muskelschwäche (s. auch Tab. **17**)

| | | | |
|---|---|---|---|
| Muskelschwäche auch schon bei Kurzbelastung (s. S. 98 ff.) | primäre Myopathie | z. B. Myositis bei Malignom | |
| | Muskelbeteiligung bei diversen Affektionen | Muskelschwäche bei Endokrinopathien | z. B. Hypothyreose<br>z. B. Morbus Cushing |
| | diffuse Störung peripherer Nerven | z. B. Polyneuropathien | |
| | diffuse Störung der Nervenwurzeln | z. B. Polyradikulopathien | |
| | diffuse Affektion der Vorderhornganglienzellen | z. B. spinale Muskelatrophie<br>z. B. Poliomyelitis | |
| | Läsion des zentralen motorischen Neurons | z. B. diffuse Tetraspastik<br>z. B. Paraspastik<br>z. B. multiple Sklerose | |

Tab. **16** (Fortsetzung)

| | | | |
|---|---|---|---|
| Keine Muskelschwäche bei Kurzbelastung | Muskelschwäche bei längerer Belastung | neuromuskuläre Affektion | Störung der neuromuskulären Reizübertragung<br>Störung der Muskelfaser selber |
| | | internistische Affektion | z. B. kardiovaskuläre Insuffizienz (kardiogene Asthenie)<br>chronische Lungeninsuffizienz, z. B. multiple Lungenembolien |
| | Keine Muskelschwäche, auch nicht bei längerer Belastung | Asthenie bei diversen internistischen Affektionen | z. B. konsumierende Krankheit, chronischer Infekt, Nebenniereninsuffizienz, Diabetes mellitus |
| | | psychisch | depressiv<br>neurotisch |

## 8.1 Weder bei kurzdauernder noch bei wiederholter Belastung läßt sich eine eigentliche Muskelschwäche objektivieren

### Internistische Affektion mit allgemeiner Asthenie

Hierfür wird gefragt und gesucht werden nach

- *Diabetes mellitus* (familiäre Belastung, Durst, chronische Infekte, Gewichtsabnahme, Urin- und Blutzucker),
- *Endokrinopathien,* insbesondere Hypo- und Hyperthyreose (unter Umständen auch mit objektivierbarer Muskelschwäche!), Addison (besonders am Abend), Hyperparathyreoidismus (wiederum unter Umständen mit objektivierbarer Muskelschwäche),
- *konsumierenden Krankheiten,* insbesondere Malignome (vor allem Leukämien, metastasierende Bronchuskarzinome, Mammakarzinom, Prostatakarzinom, Melanom), aber zum Beispiel auch eine Riesenzellarteriitis,
- *chronischen Infekten,* insbesondere Tuberkulose, chronische Pneumonien, Sepsis lenta,
- mit *Elektrolytstörungen* einhergehenden Affektionen, so z. B. chronische Niereninsuffizienz oder das Bartter-Syndrom,
- Erkrankungen mit *gestörter Immunabwehr,* mit und ohne faßbare opportunistische Infektionen; hierzu gehört auch das AIDS,
- chronischen *kardiovaskulären Erkrankungen* oder chronischer Herzinsuffizienz und multiplen Lungenembolien (s. unten) (da meist erst bei Belastung Schwächesymptome evident werden).

### Asthenie aus psychiatrisch-psychologischen Gründen

Ist beim Fehlen einer objektivierbaren motorischen Schwäche eine internistische Affektion ausgeschlossen, dann ist die Psychogenie wahrscheinlich. Die zwei Hauptkategorien sind:

- *Depression* mit Asthenie als somatisches Korrelat. Man achte auf andere Depressionszeichen, wie Antriebsarmut, fehlende Initiative, gedrückte Stimmung, Schlafstörungen, Gefühl der Hilflosigkeit, vermindertes Interesse an den Dingen und Ereignissen, Gleichgültigkeit, verminderter Appetit und verminderte Libido.
- *Neurotische Asthenie* („Neurasthenie"), mit begleitender Unruhe, Reizbarkeit, aktive Gereiztheit.

## 8.2 Eine Muskelschwäche ist bei längerdauernder Belastung objektivierbar

### Internistische Affektionen

Bei einer Reihe derselben ist die *Asthenie deutlich von der Belastung abhängig*. Hierzu gehören

- *kardiogene Asthenie* (bei Belastung Tachykardie, eventuell Zeichen einer Herzinsuffizienz), zum Beispiel bei chronischer Myokarditis und bei Kardiomyopathien,
- die *respiratorische Asthenie,* zum Beispiel bei rezidivierenden multiplen peripheren Lungenembolien (selbst durch kleine Anstrengungen ausgelöste Atemnot und Leistungsunfähigkeit),
- bei Belastung nimmt die Schwäche auch bei allen anderen, oben schon aufgeführten internistischen Ursachen einer Asthenie zu.

### Erst bei wiederholter Betätigung der Muskulatur wird eine motorische Schwäche manifest

Dies ist bei einigen neuromuskulären Affektionen der Fall.

- *Störung der Reizüberleitung an der motorischen Endplatte.* Zu dieser wichtigsten Gruppe gehören
  - in allererster Linie die *Myasthenia gravis.* Die ersten Krankheitssymptome sind allerdings fast immer lokalisierte und nicht generalisierte, belastungsabhängige Muskelschwächen (vor allem Doppelbilder, Ptose, Schluck- und Sprechstörungen, aber auch anders lokalisiertes motorisches Versagen). Nur bei weniger als 10% der Fälle ist die Schwäche primär generalisiert. Angaben über ausgeprägtere Muskelschwäche im Laufe des Tages und deutlicher Zunahme derselben bei repetitiver Betätigung einer Muskelgruppe sind charakteristisch. Durch entsprechende wiederholte Betätigung einer Muskelgruppe kann eine evidente motorische Schwäche provoziert werden, zum Beispiel eine Ptose bei repetitivem Augenschluß (Simpson-Test), eine Beinschwäche nach zehnmaligem Kniebeugen etc. Etwas Besonderes ist das erstmalige Manifestwerden der Paresen (zum Beispiel als prolongierte Ateminsuffizienz) im Anschluß an eine Narkose mit Relaxation durch Anwendung von Curare bzw. synthetischen Präparaten mit gleichem Wirkungsmechanismus. Die Bestätigung der Verdachtsdiagnose auf Myasthenia gravis geschieht durch die elektromyographische Untersuchung mit repetitiver Reizung und durch die bei generalisierter Myasthenie obligat nachweisbaren Antikörper gegen Acetylcholinrezeptoren. Bei bestehender Muskelschwäche ist der prompte Effekt einer intravenösen Injektion von 10 mg Edrophoniumchlorid (Tensilon) eindrücklich.

- Selten ist das *Lambert-Eaton-Syndrom.* Zwar kommt es meistens bei Malignomen vor, fast immer bei Bronchuskarzinom, es kann aber auch ohne ein solches sich manifestieren. Die Symptome sind in beiden Gruppen gleichartig und bestehen vor allem in Beinschwäche, verminderten Muskeleigenreflexen, Mundtrokkenheit und einer Ptose. Die in Ruhe schon deutlich generalisierte Muskelschwäche wird wie bei der Myasthenie mit Betätigung der Muskeln noch akzentuiert. Zu Beginn einer Tätigkeit allerdings folgt gelegentlich auf die ersten kräftigen Kontraktionen eine vorübergehende Kraftzunahme. Im EMG erweist sich bei Reizung des peripheren Nerven ein erstes Potential schon als pathologisch niedrig. Bei repetitiver Reizung mit hoher Frequenz von 30–50/Sek. kommt es dann aber zu einer Amplitudenzunahme der evozierten Muskelaktionspotentiale.
- Als *Slow-channel-Syndrom* wird eine abnorme Ermüdbarkeit der Muskulatur, vor allem der Armmuskeln, bezeichnet, die ohne Erhöhung der Antikörper gegen Acetylcholinrezeptoren einhergeht und bei welcher repetitive Reizungen mit einer Abnahme der Muskelaktionspotentiale und gelegentlich mit Mehrfachantworten einhergehen.

– *Stoffwechseldefekte der Muskelfasern.* Bei dieser zweiten großen Gruppe wird sich die motorische Schwäche nur lokalisiert an den gerade intensiv betätigten Muskeln manifestieren. Sie kann aber im Prinzip an jeder beliebigen Muskelgruppe auftreten. Für einen enzymatischen Defekt der Muskelfaser sprechen: lokale Muskelschmerzen und -krämpfe, welche die belastungsabhängige Schwäche begleiten; neben der belastungsabhängigen auch konstante motorische Schwächen, Kontrakturen, Episoden von Myoglobinurie; Bestehen der Störung seit Jugend, eventuell familiäre Belastung oder Konsanguinität der Eltern. Im einzelnen kann es sich zum Beispiel handeln um einen Muskelphosphorylasemangel (McArdle-Krankheit) oder um eine der mitochondrialen Myopathien mit Lipidspeicherung, wie zum Beispiel ein Carnitin-Palmityl-Transferase-Mangel. Nachweis und Präzisierung sind nur möglich durch histochemische und biochemische Untersuchungen. Differentialdiagnostisch sind lokalisierte ischämische Muskelläsionen (Kompartmentsyndrome) zu erwägen.

## 8.3 Dauernd vorhandene, auch bei Kurzbelastung objektivierbare Muskelschwäche

Bei einer großen Gruppe läßt sich dies anamnestisch und vor allem durch die Untersuchung nachweisen. Das Ausmaß dieser Muskelschwäche kann unterschiedlich sein, kann auch etwas wechseln, und die Verteilung derselben kann auch recht unterschiedliche Akzente aufweisen. Von Fall zu Fall bestehen auch noch beachtliche interindividuelle Unterschiede.

Einige wichtige *Unterscheidungsmerkmale* seien kurz dargelegt. Betont sei, daß die Suche nach Muskelatrophien ein erster wichtiger Schritt ist. Atrophien finden sich meist bei primären Myopathien (keineswegs bei allen!), immer bei Erkrankungen der peripheren Nerven bzw. der Nervenwurzeln und bei Vorderhornaffektionen. Eine Muskelatrophien begleitende Sensibilitätsstörung beweist immer einen Befall von peripheren Nerven oder spinalen Wurzeln. Fehlen Atrophien, Faszikulationen und Sensibilitätsstörungen, dann wird eine Muskelschwäche mit Wahrscheinlichkeit Ausdruck einer Muskelzellfunktionsstörung im Rahmen einer allgemeinen Erkrankung sein, ausnahmsweise aber auch einer primären Myopathie, wie zum Beispiel einer Myasthenie, die ja nur in 10% der Fälle mit einer sichtbaren Muskelatrophie einhergeht. Begleiten Zeichen eines Befalls der kortikospinalen Bahnen (Pyramidenzeichen!) die motorische Schwäche, dann liegt eine (eventuell zusätzliche) zerebrale oder spinal lokalisierte Affektion vor.

Nach diesen allgemeinen Hinweisen zum praktischen Vorgehen seien die *wichtigsten Gruppen von Erkrankungen mit mehr oder weniger dauernd vorhandener motorischer Schwäche* aufgelistet und beschrieben. Tab. **17** gibt einen Überblick über diese Krankheiten.

### Primäre Myopathien

Es sind dies jene Krankheitsprozesse, die primär und ausschließlich (oder zumindest in allererster Linie) ihren Sitz in den Muskelfasern (oder in den motorischen Endplatten) haben. Trotz gewisser krankheitsspezifischer Besonderheiten hat diese Gruppe auch gemeinsame allgemeine Charakteristika: symmetrischer Befall (Ausnahme: Myasthenie), langsame Progredienz über Jahre (Ausnahme: Myositis), Atrophie der befallenen Muskeln (mit Ausnahmen), Abschwächung der Reflexe, keine Sensibilitätsstörungen, keine Faszikulationen, keine Pyramidenzeichen, eventuell familäre Belastung oder Konsanguinität, mehr oder weniger stark erhöhte CPK, pathologische Nadelmyographie, pathologische Muskelbiopsie. Die wichtigsten Gruppen sind in Tab. **17** zusammengefaßt worden und seien nachfolgend noch kurz beschrieben.

– *Progressive Muskeldystrophien* entwickeln sich schleichend über Jahre, sind symmetrisch verteilt, gehen mit Atrophien einher und sind familiär. Die häufigsten Formen sind die X-chromosomalen

Tab. **17** Krankheiten mit objektivierbarer (eventuell progredienter) motorischer Schwäche (s. auch Tab. **16**)

| *Erkrankung* | *Alter Patient* | *Verlauf* | *Klinische Charakteristika* | *Schlüssel-Hilfsuntersuchung* | *Bemerkungen* |
|---|---|---|---|---|---|
| **Primäre Myopathien** | | | | | |
| – *Muskeldystrophisch* | | | | | |
| Fazioskapulohumeral | 2.–3. Dezennium | langsam progredient, Jahre | Beginn Gesicht und Schultergürtel, später auch Beckengürtel, symmetrisch | EMG, Muskelbiopsie, CPK | autosomal dominant |
| Rumpfgürtelform | 1.–4. Dezennium | wechselnd progredient, Jahre | kann im Becken- oder Schultergürtel beginnen, symmetrisch | EMG, Muskelbiopsie, CPK | autosomal rezessiv oder sporadisch |
| X-chromosomal von Duchenne | 1. Jahrzehnt | rasch progredient, Jahre | dicke Waden, Beginn Beckengürtel, hohles Kreuz | CPK, EMG, Muskelbiopsie | Knaben, geschlechtsgebunden, Exitus bis 20 J. |
| X-chromosomal von Becker | 1.–2. Jahrzehnt | langsam progredient, rel. gutartig | s. oben, gehfähig bis 3. Jahrzehnt | CPK, EMG, Muskelbiopsie | Exitus 4.–5. Jahrzehnt |
| Dystrophia myotonica Curschmann-Steinert | 3. Jahrzehnt | langsam progredient | distale Muskelatrophie, Atrophie Mm. temporales, müdes Gesicht, Ptose, Glatze, Katarakt, aktive und Klopfmyotonie | EMG | autosomal dominant |
| – *Myotone Syndrome* | | | | | |
| Dystrophia myotonica Curschmann-Steinert (s. oben) | | | | | |
| Myotonia congenita Thomsen | seit Geburt | konstant | oft athletisch, nicht eigentlich „Schwäche", aber myotone Dekontraktionsstörung nach aktivem Anspannen | EMG | autosomal dominant und sporadisch |

| | | | | | |
|---|---|---|---|---|---|
| Paramytonia congenita Eulenburg | seit Geburt | allmählich abnehmend | nebst Myotonie besonders in Kälte Anfälle von schlaffer Parese bis zu Stunden | EMG | autosomal dominant, DD: Adynamia episodica hereditaria (s. S. 87) |
| Neuromyotonie, Syndrom dauernder Muskelfaseraktivität | jedes | Besserung über Jahre | Steifigkeit und dauerndes Angespanntsein aller Muskeln, Myokymien, Carbamazepin und Diphenylhydantoin wirken prompt | EMG (dauernde Aktivität von Muskelfasern) | Einzelfälle |
| – *Nichtprogrediente Myopathien* | seit Geburt | stabil | diffuse Muskelschwäche, eventuell Atrophien | Muskelbiopsie mit Histochemie, eventuell EMG | z. B. kongenitale Muskeldystrophie, Central core disease, Myotubular myopathy etc. |
| – *Myopathien bei bekanntem Enzymdefekt* | angeboren, eventuell erst später manifest | progredient | Muskelschwäche, eventuell progredient, eventuell aber nur belastungsabhängig manifest | Muskelbiopsie mit Histochemie | z. B. Glykogenspeicherkrankheit, Fettspeichermyopathien etc. |
| – *Syndrome gestörter Endplattenfunktion* | | | | | |
| Myasthenia gravis | jedes | progredient | meist lokal beginnend (vor allem Augenmuskeln, Ptose, Schluck- und Sprechstörungen), später generalisiert | EMG, Antikörper gegen Acetylcholinrezeptoren, Tensilontest | nicht erblich, symptomatisch z. B. bei Penicillaminmedikation |

Fortsetzung umseitig

Tab. **17** (Fortsetzung)

| *Erkrankung* | *Alter Patient* | *Verlauf* | *Klinische Charakteristika* | *Schlüssel-Hilfs-untersuchung* | *Bemerkungen* |
|---|---|---|---|---|---|
| Lambert-Eaton-Syndrom | ältere Menschen | rasch auftretend, wechselnd progredient | besonders bei Bronchuskarzinom, Schwäche diffus, nimmt nach lokaler tetanischer Muskelkontraktion vorübergehend ab | EMG | |
| – *Myositis* | jedes | rasch auftretend, rasch progredient | meist diffuse, proximal betonte Muskelschwäche, eventuell Schmerzen, eventuell Hautbeteiligung (Dermatomyositis) | CPK, Muskelbiopsie, EMG | symptomatische Formen bei Malignomen und Kollagenosen |
| **Muskelfunktionsstörungen bei anderen Grundkrankheiten** | | | | | |
| – Endokrinopathien | jedes | wechselnd | von der Grundkrankkeit abhängend, man suche besonders nach Hypo- und Hyperthyreose, Hyperparathyreoidismus, Morbus Cushing, Morbus Addison, Akromegalie | Labor | |
| – Kollagenosen | jedes | progredient | von Grundkrankheit abhängend, Befall anderer Organe (Nieren, Leber), Befall auch des zentralen und peripheren Nervensystemes, manchmal Gelenksymptome und Fieber | Labor, Organbiopsie | |
| – Malignom | meist höheres | progredient | entweder Polymyositis oder Lambert-Eaton (s. oben) | | |

| | | | | | |
|---|---|---|---|---|---|
| **Toxisch** | | | | | |
| – als Medikamentennebenwirkung | jedes | progredient | z. B. Fluorohydrocortison, Chloroquin, Diazacholesterol | eventuell Medikamente im Serum oder Ausscheidung im Urin | Anamnese entscheidend |
| – Alkoholmyopathie | Erwachsenenalter | progredient | akute Form mit Schmerzen, Nekrosen und sehr hoher CPK, subakute und chronische Formen über Monate, Atrophien und Paresen, vor allem stammnahe | CPK, Leberpathologie | andere Zeichen des chronischen Alkoholismus |
| **Diffuse Störungen peripherer Nerven** | jedes, aber zunehmend häufig in höherem Alter | progredient über Jahre | distal beginnend, fehlende Reflexe, Sensibilitätsstörung bei sorgfältiger Suche immer nachweisbar | EMG, insbesondere Elektroneurographie, Suralisbiopsie | besonders HMSN Typ I und II (Charcot-Marie-Tooth) |
| **Polyradikulopathien** | jedes | rasch progredient, Tage bis Wochen | rasch aufsteigende Lähmung von unteren Extremitaten zu oberen, eventuell Atemlähmung und Hirnnervenbefall | Liquor, EMG | am häufigsten Guillain-Barré, eventuell bei Zoster oder bei Borreliose |
| **Befall der Vorderhornganglienzellen** | | | | | |
| – Infantile spinale Muskelatrophie Werdnig-Hoffmann | Säuglings- und Kleinkindesalter | rasch progredient innerhalb ein bis mehreren Jahren | globale Schwäche, fehlende Reflexe, Faszikulationen eventuell nur an Zunge sichtbar, Atemnot, schwaches Schreien | EMG, Muskelbiopsie | fraglich autosomal rezessiv, letal |

Fortsetzung umseitig

Tab. **17** (Fortsetzung)

| *Erkrankung* | *Alter Patient* | *Verlauf* | *Klinische Charakteristika* | *Schlüssel-Hilfsuntersuchung* | *Bemerkungen* |
|---|---|---|---|---|---|
| – Atrophia musculorum spinalis pseudomyopathica Kugelberg-Welander | Kinder und Jugendliche | langsam progredient über Jahre bis Jahrzehnte | proximal beginnende Schwäche und Atrophie, besonders der Oberschenkel, Faszikulationen, CPK eventuell etwas erhöht (bei Begleitmyopathie) | EMG, Muskelbiopsie | unregelmäßig dominant |
| – Spinale Muskelatrophie des Erwachsenen | Erwachsene | langsam progredient über Jahrzehnte | distal beginnend, besonders Hände, langsam nach proximal fortschreitend (= Typ Aran-Duchenne), Beginn Rumpfgürtel beim Typ Vulpian-Bernhardt | EMG, Muskelbiopsie | meist sporadisch oder autosomal rezessiv |
| – Myatrophische Lateralsklerose | Erwachsene meist zwischen 40 und 65 | rasch progredient über wenige Jahre | Beginn nicht selten fokal, später generalisiert, Faszikulationen. Muskelkrämpfe, bulbärer Befall, Pyramidenzeichen für Diagnose obligat (eventuell nur abnorm lebhafte Reflexe bezogen auf den Lähmungsgrad) | EMG, Muskelbiopsie | eventuell Begleitmyophathie |
| **Befall des zentralen motorischen Neurons** | jedes | je nach Grundleiden | nur bei langsamer Progredienz als „motorische Schwäche" imponierend, Spastik und Pyramidenzeichen | klinisch-neurologische Untersuchung entscheidend | z. B. Enzymdefekt mit diffuser Demyelinisierung, multiple Sklerose |

Beckengürtelformen, vor allem die maligne *Duchenne-Dystrophie* und die benignere *Becker-Form,* dann die am Schultergürtel und am Gesicht lokalisierte *fazioskapulohumerale Form* und die *Rumpfgürtelformen.* Die zweithäufigste Form ist übrigens die mit myotonen Symptomen (s. unten) kombinierte *Dystrophia myotonica Curschmann-Steinert,* mit distalen Atrophien der Extremitätenmuskeln, mit typischen Atrophien der Schläfenmuskeln, mit Ptose, Glatzenbildung und früh nachweisbarem Katarakt. Alle anderen Typen sind seltener (s. Tab. **17**).

– *Myopathien mit gestörter Dekontraktion der Muskelfasern* (myotone Syndrome). Hierzu gehört schon die soeben erwähnte *Dystrophia myotonica Curschmann-Steinert:* Nach aktiver Kontraktion können die Muskeln nur langsam wieder entspannt werden. Dasselbe ist nach Beklopfen oder lokaler elektrischer Reizung der Fall, wobei längere Zeit eine Eindellung des Muskels sichtbar bleibt (zum Beispiel beim Beklopfen des Thenars mit dem Reflexhammer oder des Zungenrandes mit der Kante eines Spatels auf einem darunter gelegten zweiten Spatel). Bei der *Myotonia congenita Thomsen* ist eine motorische Behinderung der meist athletisch gebauten Patienten durch die erschwerte Dekontraktion nach aktivem Anspannen und nicht eigentlich durch eine Muskelschwäche gegeben. Bei der *Neuromyotonie* bzw. dem Syndrom der dauernden Muskelfaseraktivität führt die dauernd vorhandene Kontraktion einzelner Muskelfasern zum Eindruck einer allgemeinen Verspanntheit und Steifheit, die klinisch von einem Rigor oder einer Tetraspastik zu differenzieren sind. Beweisend für alle myotonen Syndrome ist das absolut typische Nadelelektromyogramm.
– *Seltene, nichtprogrediente Mypathien* sind durch Muskelschwäche in der Kindheit ausgezeichnet, die später aber nicht zunimmt. Hierzu gehört zum Beispiel die kongenitale Muskeldystrophie, die Central core diease, die Centronuclear (myotubular) myopathy, die Nemaline myopathy und einige mehr.
– *Enzymdefekte* können Muskelsymptome als Leitsymptom erzeugen. Hierzu gehören die schon in der Kindheit manifesten Glykogenosen. Der Muskelphosphorylasemangel (McArdle-Krankheit) sowie die Fettspeichermyopathien (zum Beipiel Carnitin-Palmityl-Transferase-Mangel) manifestieren sich, wie früher erwähnt, allerdings meist erst bei Belastung und weisen unter anderem nicht selten auch eine Myoglobinurie auf.
– *Syndrome gestörter Endplattenfunktion,* insbesondere die Myasthenia gravis, sind oben schon erwähnt worden, da hier in der Regel – zumindest in den Anfangsstadien – die Muskelschwäche erst bei Belastung auftritt bzw. zunimmt. Bei dem auch schon erwähnten Lambert-Eaton-Syndrom allerdings besteht konstant schon eine Muskelschwäche.

- *Myositiden* zeichnen sich von den anderen Myopathien dadurch aus, daß sie eine kürzere Anamnese von einigen Wochen oder wenigen Monaten haben (Ausnahmen kommen vor, z. B. die sehr chronische Myositis bei Sarkoidose), nicht selten von Hautveränderungen begleitet sind (Dermatomyositis), gelegentlich mit Muskelschmerzen einhergehen und eine sehr stark erhöhte CPK von 1000 und mehr IE aufweisen. Das EMG ist charakteristisch, die Muskelbiopsie pathognomonisch. Man suche nach den symptomatischen Formen, z. B. im Rahmen einer Kollagenose oder bei Malignom (s. unten).

## Muskelfunktionsstörungen bei anderen Grundkrankheiten

Bei nicht wenigen Allgemeinerkrankungen ist die Muskulatur mitbetroffen, so daß die Muskelschwäche eine der klinischen Krankheitszeichen, gelegentlich sogar ein eindrückliches oder frühes sein kann. Wegleitend für die ätiologische Diagnostik sind dann die übrigen Symptome. Nach solchen muß besonders dann gesucht werden, wenn die Muskelschwäche ohne Muskelatrophien einhergeht, ohne Sensibilitätsstörungen, ohne Faszikulationen oder andere neurologische Ausfälle (es gibt aber auch Allgemeinaffektionen, welche nebst der Muskelschwäche das eine oder andere der oben zitierten Symptome auch noch aufweisen!). Folgende wichtige Untergruppen seien erwähnt:

- *Endokrinopathien* erzeugen nicht selten Muskelsymptome, insbesondere die Hypo- und Hyperthyreose, der Hyperparathyreoidismus, der Morbus Cushing, die Akromegalie und der Morbus Addison.
- *Kollagenosen* können meist auf dem Umwege über eine Polymyositis eine Muskelschwäche verursachen, so im besonderen der Lupus erythematodes und das Sjögren-Syndrom. Andere Kollagenosen führen über eine vaskulitisch bedingte Polyneuropathie zu einer Muskelschwäche, so zum Beispiel die Periarteriitis nodosa.
- *Malignome* können sich unter Umständen früh durch Muskelsymptome ankündigen: Polymyositiden sind bei älteren Patienten immer auf eine symptomatische Form bei Malignom verdächtig. Auf das Lambert-Eaton-Syndrom bei Bronchuskarzinom wurde oben hingewiesen.
- *Medikamente und Intoxikationen* können Muskelsymptome verursachen, so zum Beispiel langdauernde Corticosteroidgaben (insbesondere Fluorohydrocortison), Chloroquinmedikation, Diazocholesterol und Penicillamin (Myasthenie), dann vor allem auch chronischer Alkoholismus (akute und chronische Formen).
- *Seltene Ursachen* sind im weiteren Mangelernährung, Botulismus und Tetanus.

## Diffuse Störungen peripherer Nerven

Es ist selten, daß sich diese ätiologische Gruppe als progrediente Muskelschwäche präsentiert. Meist stehen distale Parästhesien und langsam progrediente Sensibilitätsstörungen der Füße und der Hände im Vordergrund. Immerhin gibt es *gewisse Polyneuropathieformen,* bei denen die distalen Paresen Leitsymptom sind, so zum Beispiel die hereditäre motorische und sensible Neuropathie vom Typ I und Typ II (Charcot-Marie-Toothsche Krankheit). Charakteristisch sind bei den polyneuropathisch bedingten motorischen Paresen die Symmetrie, die distale Lokalisation (in der Regel an den unteren Extremitäten beginnend), das Fehlen von Reflexen und insbesondere des ASR und bei exakter Befragung bzw. Untersuchung (Vibrationssinn prüfen) auch eine distale Sensibilitätsstörung an den Akren. Immer läßt sich der Befall der peripheren Nerven durch die Elektroneurographie beweisen. Möglicherweise gehören die Fälle von langdauernder diffuser beinbetonter Muskelschwäche bei Borrelieninfektion zur Kategorie der Polyneuropathien.

## Polyradikulopathien

Ein diffuser, symmetrischer Befall der Nervenwurzeln macht im Gegensatz zu der soeben erwähnten Gruppe der peripheren Polyneuropathien in charakteristischer Weise zunächst ausgeprägte motorische Symptome. Bei der häufigsten Form, der Polyradiculitis Guillain-Barré, tritt im Verlauf von wenigen Tagen eine hochgradige Parese bis zur Tetraplagie in Erscheinung, eventuell mit Atemlähmung und Hirnnervenbeteiligung. Bei genauem Befragen sind auch hier allerdings Angaben über Parästhesien, insbesondere der Zehen, die Regel, ein objektivierbarer Sensibilitätsausfall allerdings seltener. Im Liquor findet sich eine Dissociation albumino-cytologique.

## Befall der Vorderhornganglienzellen

Es ist dies nebst der bereits erwähnten primären Myopathie die wichtigste Gruppe von Affektionen mit diffuser (progredienter) Muskelschwäche. Die *akut aufgetretenen Vorderhornganglienzellerkrankungen* sind seit der weitgehenden Beseitigung der Poliomyelitis in den meisten Ländern eine Rarität geworden und finden sich ausnahmsweise bei gewissen anderen viralen Affektionen.

Zur großen Gruppe der *chronischen Vorderhornerkrankungen,* den spinalen Muskelatrophien, gehören die drei Haupttypen: Die Werdnig-Hoffmannsche Erkrankung des Säuglings- und Kindesalters, die Atrophia musculorum spinalis pseudomyopathica des Adoleszentenalters (Kugelberg-Welander), die spinalen Muskelatrophien des Erwachsenen (Aran-Duchenne und Vulpian-Bernhardt) sowie die häufigste Form des Erwachsenen, die früher oder später von Pyramidenzeichen begleitete myatrophische Lateralsklerose.

Charakteristische Merkmale aller spinalen Muskelatrophien sind die Progression (innerhalb von Monaten oder auch erst von Jahren faßbar), die oft eindrücklichen Atrophien der befallenen Muskeln, die Faszikulationen (immer lange und sorgfältig bei tangentialer Beleuchtung bewußt danach suchen!) und das Fehlen jeglicher Sensibilitätsstörung. Die Symmetrie fehlt nur bei der myatrophischen Lateralsklerose zu Beginn sehr oft. Reflexverlust ist die Regel, mit Ausnahme der myatrophischen Lateralsklerose, wo der Befall der kortikospinalen Bahnen in ganz unterschiedlichem Maße vorhanden sein und gelegentlich zu Beginn das Bild sogar ganz beherrschen kann (spastische Tetraparese!).

### Läsion des zentralen motorischen Neurons

Diese Gruppe wird nur selten sich mit dem Leitsymptom einer diffusen motorischen Schwäche präsentieren, sondern viel eher als Steifigkeit oder als Beinschwäche und Gehbehinderung. Immerhin sei erwähnt, daß ein diffuser, mehr oder weniger symmetrischer Befall der kortikospinalen Bahnen nebst reduzierten motorischen Leistungen obligat auch einen erhöhten Tonus, gesteigerte Muskeleigenreflexe sowie Pyramidenzeichen aufweist. Über eine allgemeine Schwäche und Ermüdbarkeit klagen immer wieder Patienten mit multipler Sklerose, auch wenn wenig objektive Ausfälle nachweisbar sind.

# 9. Halbseitenlähmung

Wenn die anamnestischen Angaben oder aber der erste Eindruck für das Vorliegen einer Parese einer Körperseite sprechen, dann wird man nach den ätiologischen Ursachen zu suchen haben. In praxi wird zunächst der exakten Anamnese eine entscheidende Bedeutung zukommen und eine erste Orientierung über die Lähmungsursache vermitteln. Gewiß sind ein Großteil der Halbseitenlähmungen auf eine Affektion der kontralateralen Großhirnhemisphäre zurückzuführen. Dennoch wird erst die genaue neurologische Untersuchung letztlich zeigen, ob wirklich eine Halbseitenlähmung und ob tatsächlich eine Hemisphärenaffektion vorliegt. Die Erfahrung zeigt zum Beispiel, daß manche einseitig betonte Tetraparesen und manche halbseitig betonte extrapyramidale Hypokinesie auch als „Hemiplegie“ sich präsentiert.

In der Sprechstunde oder in der Notfallstation wird die anamnestische Entstehungsweise ein erstes Kriterium einer ätiologischen Einteilung der Halbseitenlähmungen abgeben. Die folgenden vier Gruppen sollen nachfolgend analysiert werden:

- der komatöse Patient mit Halbseitenlähmung, über den zunächst anamnestisch nichts näheres eruierbar ist,
- die nachweislich akut oder sehr rasch (Stunden bis Tage) aufgetretene Halbseitenlähmung,
- die subakut im Verlauf von Tagen bis Wochen aufgetretene Halbseitenlähmung,
- die über Monate oder Jahre progrediente Halbseitenlähmung.

## 9.1 Der komatöse Patient mit Halbseitenlähmung

Wie eine Halbseitenlähmung bei komatösen oder nicht kooperierenden Patienten nachgewiesen werden kann, wurde oben auf S. 6 dargelegt.

### Klinisch zu vermutende Diagnosen

Einige der möglichen *Ursachen* sind schon klinisch und ohne weitere Hilfsuntersuchungen zu vermuten:

- *Äußere Verletzungen,* insbesondere am Schädel, lassen ein *Schädel-Hirn-Trauma* mit Contusio cerebri vermuten, eventuell mit einem traumatischen intra- oder extrazerebralen Hämatom (Epiduralhämatom, akutes Subduralhämatom). Ein CT ist notfallmäßig indiziert.
- *Meningismus* (ohne Fieber) oder/und eine flächige präretinale Blutung oder/und eine einseitige Okulomotoriusparese wecken Verdacht auf eine subarachnoidale und intrazerebrale *Blutung bei basalem Aneurysma.* Das CT ist notfallmäßig indiziert.
- Stenosegeräusche am Hals bei der Karotisauskultation oder am Herzen der Befund eines Vorhofflimmerns mit Mitralvitium machen einen *ausgedehnten Hirninfarkt* wahrscheinlich. Ein CT wird erst einige Tage später diesbezüglich ein Maximum an Informationen geben, kann aber aus differentialdiagnostischen Gründen unter Umständen schon zu Beginn notwendig sein.
- *Zungenbiß* beim noch komatösen oder verwirrten Patienten mit Halbseitenparese oder ein Urinabgang lassen eine *Hemiplegie nach (oder mit) epileptischem Anfall* vermuten. Es bleibt immer noch abzuklären, ob es sich
  - um ein Hemikonvulsions-Hemiplegie-Syndrom handelt, bei welchem auf einen längerdauernden, partiellen (fokalen), halbseitigen, motorischen epileptischen Anfall, mit oder ohne sekundäre Generalisierung, eine Halbseitenlähmung folgt (Todd-Lähmung),
  - oder um eine die Hemiplegie erzeugende Affektion handelt, welche als weiteres Symptom nun auch einen epileptischen Anfall verursacht hat (zum Beispiel Tumor, Abszeß, arteriovenöses Angiom, Gefäßverschluß, intrazerebrales Hämatom, Schädel-Hirn-Trauma etc.).

    Auch hier wird das CT die entscheidende Information geben.
- *Hinweise für einen erhöhten intrakraniellen Druck* (zum Beispiel nicht ganz frische Stauungspapillen) lassen
  - in erster Linie an einen Hirntumor, eventuell mit symptomatischem epileptischem Anfall und postiktalem Dämmerzustand, denken
  - oder zum Beispiel an ein chronisches Subduralhämatom, das nunmehr dekompensiert.

  Das Computertomogramm muß hier je nach Gesamtkonstellation und klinischem Zustand notfallmäßig oder jedenfalls sehr rasch durchgeführt werden.
- *Fieber* und zusätzliche
  - Hinweise für eine septische Embolie- bzw. Abszeßquelle (chronische Bronchiektasen, kongenitales Herzvitium, chronische Otitis media) und/oder ein Meningismus lassen an einen Hirnabszeß denken. CT notfallmäßig.

- Bestehen Hinweise für Kollagenose oder Zoster ophthalmicus, dann kommt auch ein arteriitischer zerebraler Gefäßverschluß in Frage.

### Mit Hilfsuntersuchungen zu erzwingende Diagnosen

Bei manchem komatösen Patienten mit Hemiplegie wird die bloße klinische Untersuchung keine oder keine genügend sichere Klärung bringen. In diesen Fällen sind *sofortige Zusatzuntersuchungen* notwendig. In allererster Linie ist hier das Computertomogramm des Schädels angezeigt, das mit Sicherheit ein intrakranielles Hämatom, einen Tumor, einen Abszeß, eine Subarachnoidalblutung (bei Durchführung innerhalb der ersten ein bis drei Tage) etc. zeigt. Damit sind auch die vielfach ein sofortiges neurochirurgisches Vorgehen fordernden Affektionen erfaßt. Beim vaskulären zerebralen Insult kann das sofortige CT auch mit Kontrastmittel unter Umständen noch stumm sein, um erst nach drei Tagen (Maximum nach 10 Tagen) aufschlußreiche Informationen zu liefern. Nutzlos bzw. kaum je eine endgültige Information liefernd sind die noch zu viel verordneten Schädelröntgenbilder und meist auch des EEG. Letzteres zeigt höchstens einen unspezifischen Herdbefund und enthebt dann doch nicht von der notwendigen computertomographischen Weiterabklärung. Die Lumbalpunktion wird in der Nofallstation nur bei Verdacht auf eine eitrige Meningitis indiziert sein und bei Verdacht auf andere meningeale Reizungen oder auf Subarachnoidalblutung (nach dem Computertomogramm) berechtigt sein.

Mit diesen Zusatzuntersuchungen werden sich eine Reihe weiterer Ursachen einer Halbseitenlähmung mit mehr oder weniger tiefem Koma klären lassen: intrazerebrales Hämatom (spontan, bei arteriovenösem Angiom oder in einen Tumor), Hirntumor (eventuell wie erwähnt mit einem Hämatom), Hirnabszeß, Enzephalitis, insbesondere die fokale Herpes-simplex-Enzephalitis, intrakranielle extrazerebrale Hämatome etc.

Tab. **18** gibt einen Überblick über die wichtigsten Erkrankungen, die zu einer Hemiplegie mit Bewußtseinsstörung führen können.

Tab. **18** Hemiplegie mit Bewußtseinsstörung. Liste der ätiologischen Ursachen und ihrer besonderen Merkmale

| *Benennung* | *Beginn* | *Wichtigste anamnestische Hinweise* | *Wichtigste Befunde und Hilfsuntersuchungen nebst der Hemiplegie* | *Bemerkungen* |
|---|---|---|---|---|
| Contusio cerebri | mit Schädel-Hirn-Trauma | Schädel-Hirn-Trauma | Verletzungen Schädel, CT, blutiger Liquor | DD: Sturz mit Schädeltrauma bei anderer akuter Hemiplegieursache |
| Akutes traumatisches intrakranielles Hämatom | mit Schädel-Hirn-Trauma | Schädel-Hirn-Trauma, eventuell freies Intervall bei akutem Subduralhämatom | Verletzungen Schädel, eventuell Kalottenfraktur durch Sulkus der A. meningica, CT, blutiger Liquor | DD: Sturz mit Schädeltrauma bei anderer akuter Hemiplegieursache |
| Blutung aus basalem Aneurysma mit Hämatom | schlagartig | schlagartiges Kopfweh, eventuell Erbrechen | Meningismus, eventuell beidseits Babinski, eventuell präretinale Blutung. CT, blutiger, eventuell xanthochromer Liquor | bei tiefem Koma kein Meningismus |
| Intrazerebrales Hämatom bei a. v. Angiom | sehr rasch | plötzliches (nicht schlagartiges) Kopfweh, früher eventuell Epilepsie | selten Strömungsgeräusch, Kalotte, blutiger oder xanthochromer Liquor | Liquor kann normal sein |
| Intrazerebrales Hämatom, spontan | rasch | rasch zunehmendes, nicht schlagartiges Kopfweh, meist Hypertonie | CT entscheidend, Liquor unter Umständen xanthochrom, selten blutig | Liquor kann normal sein |
| Ausgedehnter akuter Großhirninsult | unter Umständen plötzlich, nicht schlagartig | Alter, Risikofaktoren, Auftreten unter Umständen aus Schlaf oder postprandial | Hinweis auf Karotis- und andere Gefäßstenosen, Doppler | selten mit tiefer Bewußtseinsstörung |

| | | | | |
|---|---|---|---|---|
| Akute, massive, kardiogene, zerebrale Embolie | schlagartig | eventuell Embolien in andere Organe, Herzanamnese, eventuell Zeichen eines Herzinfarktes | pathologischer Herzbefund (inbesondere Vorhofflimmern und Mitralvitium) | selten mit tiefer Bewußtseinsstörung |
| Hemikonvulsions-Hemiplegie-Syndrom | mit Epi-Anfall | eventuell frühere epileptische Anfälle; wenn Anfall kurzdauernd, Parese transitorisch, wenn langdauernd, permanent | Zeichen des Epi-Anfalles (Zungenbiß, Urinabgang, Verletzungen), wenn sekundär generalisiert. Depression im EEG | Todd-Lähmung, eventuell Narbenbildung mit dadurch bedingter späterer Epilepsie (HHE-Syndrom). Zerebrale Thrombophlebitis? |
| Zerebraler Prozeß mit sekundärer Epilepsie | progrediente neurologische Symptome | zunächst die neurologischen Symptome und später erst (dadurch verursacht) epileptischer Anfall mit Bewußtseinsstörung | weitere Abklärung, z. B. durch CT | Tumor, vaskulärer Insult, zerebrale Thrombophlebitis etc. |
| Hirnabszeß | rasch progredient über Tage | Fieber, Infektquelle | Infektquelle suchen (Bronchiektasen, kongenitales Herzvitium, Otitis), CT. LP entzündlich | DD: Insult und Tumor |
| Enzephalitis | rasch (Tage) | Fieber, Kopfweh, eventuell Epi-Anfall | mehr als nur eine Hemiplegie, immer pathologischer Liquor, eventuell typisches EEG (z. B. Herpesenzephalitis) | besonders Herpes-simplex-Enzephalitis |

## 9.2 Akut oder sehr rasch aufgetretene Halbseitenlähmung mit erhaltenem Bewußtsein

Diese Gruppe stellt den größten Teil der Hemiplegien in einer Notfallstation dar. Hier werden die exakten anamnestischen Angaben einen wesentlichen Schlüssel zur ätiologischen Diagnose liefern. Dies ermöglicht eine Reihe von Untergruppen auszusondern, die nachfolgend dargestellt und weiter analysiert werden sollen:

### Die Halbseitenlähmung ist akut (schlagartig) oder zumindest im Verlauf eines Bruchteils einer Stunde aus vollem Wohlbefinden heraus aufgetreten

Bei dieser Anamnese geht es im wesentlichen um den vaskulären zerebralen Insult und seine Differentialdiagnose.

- *Zerebrale Ischämie im Großhirnbereich* kann vermutet werden bei älteren Patienten, beim Vorliegen von vaskulären Risikofaktoren (arterielle Hypertonie, Diabetes mellitus, Rauchen, Adipositas) oder wenn andere vaskuläre Ereignisse in der Vorgeschichte figurieren (Herzinfarkt, Claudicatio intermittens, frühere zerebrale Episoden). Das Fehlen von Kopfschmerzen ist die Regel, das Auftreten postprandial oder aus dem Schlaf heraus häufig. Das Vorliegen eines Stenosegeräusches über der Carotis interna am Hals ist eine Bestätigung des Verdachtes; das Vorhandensein einer Herzrythmusstörung, eventuell einer absoluten Arrhythmie und einer Mitralstenose, kann auf eine Embolie hinweisen. Keines der einzelnen oben erwähnten Elemente ist ein Beweis, eine Summation jedoch stellt ein gewichtiges Argument für diese ätiologische Annahme dar. Während die meisten zerebral-ischämisch bedingten Hemiparesen auch von sensiblen Ausfällen oder von neuropsychologischen Störungen begleitet sind, gibt es auch rein motorische akute Hemiparesen, die auf Erweichungen im Bereiche des Pes pedunculi am Brükkenfuß zurückgeführt werden können. Sie können auch einem Syndrom der A. chorioidea anterior entsprechen. Bei der akut aufgetretenen und von einer homolateralen Ataxie begleiteten Hemiparese ist der vaskuläre Prozeß im hinteren Schenkel der Capsula interna, in der basalen Brücke, im hinteren Thalamus oder im rostralen Mesenzephalon lokalisiert.
- *Andere ätiologische Ursachen* müssen bei Abweichungen von dem oben genannten typischen Bild gesucht werden.
  - Die Lähmung ist von gelegentlich einseitigem *akutem Kopfweh* begleitet. Dies weckt Verdacht auf ein intrakranielles Hämatom, entweder spontan oder bei einem a. v. Angiom.

- Die Lähmung wird begleitet oder eingeleitet durch intensive *kontralaterale Schmerzen am Hals und im Gesicht,* und es findet sich kontralateral zur Parese und homolateral zum Schmerz ein Horner-Syndrom. Es ist dies die typische Konstellation der (meist spontanen) Dissektion der A. carotis interna.
- Die Lähmung wird begleitet durch schlagartiges, rasend intensives, *explosionsartig einsetzendes Kopfweh,* entweder diffus oder okzipital, seltener kontralateral zur Parese. Es findet sich neben der Hemiparese auch ein Meningismus. Dies weckt Verdacht auf eine Subarachnoidalblutung aus einem Aneurysma der A. cerebri media in der Sylvischen Furche oder auf eine intraparenchymatöse Wühlblutung.
- Eine große Seltenheit ist eine *Contusio cerebri* ohne Commotio, wie sie bei Schußverletzungen oder auch bei streng lokalem Trauma auf einer kleinen Kalottenpartie einmal vorkommen kann.
- Es handelt sich um ein jüngeres Individuum, insbesondere oft auch um Kinder (ohne vaskuläre Risikofaktoren) und die Parese hat sich nicht schlagartig, sondern im Verlauf eines Bruchteils einer Stunde entwickelt. Es besteht Verdacht auf eine *Migraine accompagnée* (eventuell „sans migraine"). Weitere Argumente für diese Diagnose wären frühere Episoden von Migraine accompagnée oder bloßem Migränekopfweh sowie aktuell halbseitige Kopfschmerzen, die meist erst nach der Lähmung auftreten, jedoch auch dieser vorausgehen oder synchron mit derselben auftreten können.
- Etwas besonderes stellt die *alternierende Hemiplegie des Kindes* dar, bei welcher in regelmäßiger Folge jeweils eine Körperseite und dann die andere vorübergehende Paresen aufweisen.
- Bei vereinzelten der *Krankheitsbilder des folgenden Abschnittes* (mit vorbestehenden Krankheitszeichen) können letztere so diskret gewesen oder vom akuten Ereignis so überschattet worden sein, daß sie zunächst anamnestisch untergehen. Hierzu gehören zum Beispiel diskrete Zeichen eines Hirntumors, in welchen es akut geblutet hat, oder auch Zeichen eines chronischen Subduralhämatoms (s. unten).
- Im Gegensatz zu allen bisher besprochenen ätiologischen Gruppen mit Lokalisation des Herdes im Großhirn kann die Halbseitenlähmung *von kontralateralen Symptomen* auf der gegenüberliegenden Körperseite oder den gegenüberliegenden Hirnnerven begleitet sein. Dies ist der Fall zum Bespiel bei vaskulären Hirnstammsymptomen (Ischämie, Blutung) und bei halbseitigen Läsionen des oberen Halsmarkes. Man suche also immer sorgfältig auch nach kontralateralen neurologischen Ausfällen an den Extremitäten und an den Hirnnerven.

**Die Halbseitenlähmung ist akut bzw. sehr rasch aufgetreten, aber der Patient hatte schon vorher gewisse Anomalien aufgewiesen**

- *Epileptische Anfälle* in der Vorgeschichte. Die Halbseitenlähmung kann dann entweder
  - Ausdruck einer postiktalen Hemiparese nach vorausgegangenem fokalem motorischem Ausfall sein (Todd-Lähmung, s. oben) (Anamnese, Suche nach Zungenbiß oder Urinabgang meist negativ, da unter Umständen keine Generalisierung; EEG eventuell nützlich)
  - oder Ausdruck des pathologischen Prozesses, der bisher lediglich sich durch die Epilepsie manifestiert hatte, nunmehr aber auch fokale neurologische Ausfälle verursacht (zum Beispiel ein Hirntumor oder -abszeß bzw. ein a. v. Angiom, das nun geblutet hat).
- *Kopfschmerzen* in der Vorgeschichte. Die Dauer und Art der Kopfschmerzen erlauben gewisse Rückschlüsse.
  - Seit Jahren rezidivierende Migräne spricht für Migraine accompagnée (s. oben).
  - Das Kopfweh des Patienten hat sich bei ihm erst in den letzten Wochen oder Monaten entwickelt und hat zunehmende Tendenz aufgewiesen. In Frage kommt dann ein Hirntumor, in welchen es hinein geblutet hat, ein Hirnabszeß mit akutem Ödem oder ein chronisches Subduralhämatom (Trauma, wechselnde Bewußtseinsstörung, eventuell Antikoagulation) mit akuter Verschlechterung.
  - Das Kopfweh ist temporal lokalisiert, der Patient über 55jährig, und es finden sich allgemeine Krankheitszeichen: Man denke an eine Arteriitis temporalis mit den extrem seltenen intrakraniellen Manifestationen.
- *Fieber und Zeichen einer allgemeinen Erkrankung* (zum Beispiel allgemeine Müdigkeit, Inappetenz, Gewichtsabnahme, eventuell Gelenksschmerzen). Es kommen in Frage:
  - ein Hirnabszeß mit mehr oder weniger akut einsetzendem kollateralem Ödem oder zusätzlichen entzündlichen Gefäßverschlüssen in der Nähe des Abszesses,
  - eine septische Embolie in ein zerebrales Gefäß auf dem Boden einer Sepsis bei Endokarditis (embolische Herdenzephalitis),
  - eine zerebrale Arteriitis im Rahmen einer Kollagenose, zum Beispiel Lupus erythematodes.
  - Ein extraduraler Abszeß oder ein subdurales Empyem kann sich nach vorausgegangenem Fieber und Kopfweh aus einer eitrigen Sinusitis (eventuell Otitis) recht abrupt mit Hemiparese und oft epileptischen Anfällen entwickeln.

- Nach vorausgegangenen Allgemeinsymptomen, zum Beispiel bei exanthematischen Krankheiten, kann eine akute Enzephalitis recht rasch vor allem eine Hemiparese verursachen, immer aber auch allgemeine Symptome eines zerebralen und meningealen Befalles.

– *Zoster ophthalmicus* bei einem meist älteren Patienten. Mit Latenz bis zu Wochen kann auf dem Boden einer dem Zoster homolateralen zerebralen Arteriitis eine akute kontralaterale Hemiparese auftreten.

– *Schon früher ähnliche plötzliche Episoden* durchgemacht, wenn der Patient auch unmittelbar vor der akuten Hemiparese wohlauf war.
  - Es handelt sich um einen jungen Patienten mit den Charakteristika der Migraine accompagnée (s. oben).
  - Es handelt sich um einen älteren Patienten, eventuell zusätzlich mit besonderen Gefäßrisikofaktoren, der transiente ischämische Attacken durchmachte (zum Beispiel bei einer Stenose bzw. Plaque an der Carotis interna). Auskultation am Hals und dopplersonographische Untersuchung.
  - Der Patient hat eine Herzpathologie, zum Beispiel eine absolute Arrhythmie bei Mitralvitium oder einen Mitralklappenprolaps (Click-Syndrom), und rezidivierende zerebrale Embolien, die durchaus immer wieder in das gleiche zerebrale Gefäßgebiet gelangen können.
  - Auch ohne vorausgegangene klinisch eindeutige Herzpathologie kann ein Vorhofmyxom zu rezidivierenden (embolischen) Hemiparesen führen, auch zu hämorrhagischen Infarkten, selten sogar zu eigentlichen Hirnmetastasen sowie zu Gefäßaneurysmen.

## 9.3 Die Halbseitensymptomatologie hat sich subakut im Verlauf von Tagen bis Wochen progredient entwickelt

Schon beim Befragen des Patienten muß nach dieser Möglichkeit übrigens ausdrücklich kritisch gefahndet werden, da erfahrungsgemäß das Wort „plötzlich" allzu leicht vom Patienten verwendet und vom Arzt unkritisch übernommen wird.

### Außer der progredienten Halbseitensymptomatologie hat der Patient keine anderen Beschwerden

– *Summation von schubartigen Einzelepisoden* ergibt das Bild der Progression, die sich auf ein bis zwei Tage beschränkt. Es kann ein sogenannter Stroke in progress vorliegen, also eine besondere Form eines vaskulären zerebralen Insultes (Alter, Risikofaktoren, andere Gefäßpathologie, Karotisauskultation) oder eventuell wiederholte Embolien kardialer Genese.

- *Eine multiple Sklerose* kann sich selten einmal als subakute *hemiplegische Form* manifestieren (jüngere Individuen, eventuell andere vorübergehende neurologische Symptome in der Vorgeschichte, allenfalls aktuelle Befunde, die auf einen multipel lokalisierten Prozeß hinweisen, wie zum Beispiel temporal blasse Papille, Nystagmus, internukleäre Ophthalmoplegie oder zerebelläre Symptome, allenfalls pathologische evozierte Potentiale, Liquoruntersuchung mit oligoklonaler Zonierung in der isoelektrischen Fokussierung, eventuell NMR).
- *Ein Hirntumor* kann ausnahmsweise auch ohne andere Symptome sich lediglich als subakutes Hemisyndrom manifestieren, soll aber weiter unten besprochen werden.
- *Eine psychogene Halbseitenlähmung* ist selten (Fehlen objektiver Symptome, wie Reflexsteigerung oder Pyramidenzeichen, auffällige Persönlichkeit, demonstratives Verhalten, negative Hilfsuntersuchungen).

### Die subakut progrediente Halbseitensymptomatologie wird von anderen Beschwerden bzw. Symptomen begleitet

- *Kopfschmerzen* sind in der Vorgeschichte seit Wochen oder Monaten vorhanden.
  - In erster Linie muß an einen *Hirntumor* bzw. an eine *Hirnmetastase* gedacht werden (Suche nach Hirndruckzeichen, nach epileptischen Anfällen, nach einem psychoorganischen Syndrom, nach einem Primärtumor). CT entscheidend.
  - Auch ein *chronisches Subduralhämatom* kommt in Frage (Trauma nicht immer evident, wechselnde Bewußtseinsstörungen, eventuell Antikoagulation). CT entscheidend.
- *Fieber und eventuell allgemeine Infektionszeichen,* oft zusätzlich Kopfweh, gehen der Halbseitensymptomatologie voraus oder begleiten sie.
  - Ein *Hirnabszeß* kann sich innerhalb von Tagen progredient entwickeln (Infektquelle, hohe Senkung, bald allgemeine zerebrale Symptome, wie Benommenheit, eventuell epileptische Anfälle und Meningismus). CT entscheidend.
  - Ähnliches gilt für *epidurale Abszesse und subdurale Empyeme* (s. oben).
  - Eine *Enzephalitis,* insbesondere eine hämorrhagische Herpesenzephalitis, weist nebst dem mehr oder weniger rasch progredienten Hemisyndrom noch andere Zeichen eines diffusen zere-

bralen Befalles auf. Liquor und andere Hilfsuntersuchungen entscheidend.

– *Epileptische Anfälle* figurieren in der Vorgeschichte. Wenn die epileptischen Anfälle erst in den letzten Wochen oder Monaten auftraten, spricht dies für einen Hirntumor. Ein Hirnabszeß nimmt eher einen akuteren Verlauf. Eine Enzephalitis kann unter anderem epileptische Anfälle verursachen.
– *Früher schon hatten sich neurologische Symptome* in der Vorgeschichte entwickelt, die zum Zeitpunkt des Auftretens des subakuten Halbseitensyndromes noch nachweisbar sind.
  • In erster Linie kommt ein hemiplegischer Schub einer multiplen Sklerose in Frage (s. oben),
  • im weiteren jedoch auch vaskulitische Prozesse (zum Beispiel bei Kollagenosen), sofern diese sich schubartig summieren,
  • und schließlich multiple raumfordernde zerebrale Prozesse, zum Beispiel multiple Metastasen oder Lymphome, wobei letzterer sich eben als progrediente Hemiparese manifestiert.
  • An eine hemiparetische Ausweitung einer psychogenen Symptomatik muß beim Fehlen objektiver Symptome (s. oben) gedacht werden.

## 9.4 Die Halbseitenlähmung hat sich langsam im Verlauf von Monaten oder gar Jahren entwickelt

### Auch bei sorgfältiger Befragung und Untersuchung findet sich keine andere Pathologie als die Hemisymptomatologie

Allenfalls können zusätzlich sensible Ausfälle vorliegen.

– *Angeborene Hemiparesen* treten manchmal erst später erlebensmäßig ins Bewußtsein, sei es durch wachsende Ansprüche an die motorischen Leistungen, sei es aus anderen psychologischen Gründen. Man forsche also immer auch nach perinataler Pathologie und nach Linkshändigkeit (bei rechtsseitiger Hemiparese). Auch Seitenunterschiede in der Trophik (Länge der Extremitäten, Größe der Hände oder Füße) sprechen in diesem Sinne, ebenso psychomotorische Entwicklungsstörungen oder eine Epilepsie in der Vorgeschichte.
– *Hirntumoren*, vor allem langsam wachsende, können monosymptomatisch als progrediente Hemiparese sich äußern. In erster Linie kommt zum Beispiel ein Konvexitätsmeningeom in Frage, ebenso ein niedergradiges Astrozytom oder ein Oligodendrogliom einer Großhirnhemisphäre. Allerdings werden diese nicht selten epileptische Anfälle verursachen, gelegentlich auch Kopfschmerzen, Hirn-

druckzeichen oder ein psychoorganisches Syndrom. CT entscheidend.
- *Die isolierte Atrophie der Hirnrinde in der Präzentralregion* stellt eine Rarität dar. Diese sogenannte Millsche Lähmung kann zu einer rein motorischen Hemiparese führen.

### Der Patient weist anamnestisch und/oder bei der Untersuchung zusätzlich zur Hemiparese noch weitere Auffälligkeiten bzw. pathologische Befunde auf

- *Epileptische Anfälle* in der Vorgeschichte finden sich bei langsam wachsenden Hirntumoren sowohl bei niedergradigen Astrozytomen und bei Oligodendrogliomen als auch etwas weniger häufig bei Meningeomen. Gerade Konvexitätsmeningeome in der motorischen Zentralregion machen nicht selten fokale epileptische Anfälle (mit eventueller sekundärer Generalisierung).
- *Ein progredientes psychoorganisches Syndrom* kann ebenfalls ein Vorbote oder ein Begleitsymptom eines langsam wachsenden Hirntumors (s. oben) sein. Im weiteren können gewisse hirnatrophische Prozesse auch fokale neurologische Ausfälle verursachen. Eher bewirken diese aber ein neuropsychologisches Defizit als eine eigentliche, über Monate sich entwickelnde und als solche imponierende Hemiparese.
- *Kopfschmerzen* seit Monaten oder Jahren sind zwar keineswegs obligat, können aber ebenfalls einen langsam wachsenden Hirntumor ankündigen.
- *Ausfälle der anderen Körperseite* können sich objektiv bei der neurologischen Untersuchung finden. Dies ist ein Hinweis auf einen Befall des Nervensystemes auch außerhalb einer einzigen Großhirnhemisphäre und
  - findet sich nicht so selten bei einer *chronischen multiplen Sklerose* im Sinne einer Tetraspastik mit fokaler Betonung, so daß das Bild eines langsam progredienten Hemisyndromes resultiert;
  - kann (bei Freibleiben des Gesichtes) Ausdruck einer chronisch progredienten *hohen Halsmarkläsion* sein, wobei auf der Gegenseite dann zum Beispiel eine dissoziierte Sensibilitätsstörung (Brown-Séquard) oder diskretere Pyramidenzeichen vorliegen kann [können]. In Frage kommt zum Beispiel ein Meningeom oder ein (Sanduhr-)Neurinom;
  - kann beim Vorliegen gekreuzter Symptome von seiten der Hirnnerven Folge eines langsam progredienten *Prozesses im Hirnstamm* sein, zum Beispiel Hirnstammgliom oder -angiom.

# 10. Beidseitige Beinschwäche bzw. Gehbehinderung

Nachfolgend sollen in erster Linie die Formen von permanenter oder gar progredienter Beinschwäche analysiert werden, während die intermittierenden Fälle, welche meist von Schmerzen begleitet sind, im Kapitel 22 abgehandelt werden. Eine beidseitige Beinschwäche, eine Paraparese, oder gar, in Fällen einer vollständigen Lähmung, eine Paraplegie läßt in erster Linie an eine Läsion des Rückenmarkes denken. Obwohl dies meist zutrifft, tut man gut daran, zunächst einmal ganz unvoreingenommen die Entstehungsweise und die Untersuchungsbefunde zu analysieren. Auf diese Weise wird man am ehesten auch die anderen ätiologischen Gruppen korrekt diagnostizieren, zum Beispiel die beidseitige Beinschwäche bei parasagittalen Prozessen beidseits im Mantelkantenbereich, bei einer Polyradikulitis, bei Kaudaläsionen oder bei der Beckengürtelform der progressiven Muskeldystrophie.

Entsprechend der realen Situation in der Sprechstunde oder in der Notfallstation wird man von den *anamnestischen Angaben* und im besonderen von der Entstehungsweise der Paraparese als erstes Kriterium für eine Gruppeneinteilung ausgehen. Anschließend wird man dann aufgrund des Untersuchungsbefundes die ätiologische Präzisierung vornehmen. Nach diesem Vorgehen wird man die in Tab. **19** zusammengefaßten Kategorien von Paraparesen unterscheiden. Das praktische Vorgehen soll nachfolgend im einzelnen präzisiert werden.

## 10.1 Die Paraparese oder, häufiger noch, die Paraplegie ist schlagartig aufgetreten

Sie hat sich innerhalb Sekunden oder Minuten wie ein Blitz aus heiterem Himmel eingestellt.

### Exogene Einwirkung

Zu dieser ätiologischen Gruppe gehören folgende Kategorien:

– *Wirbelsäulentrauma.* Hierdurch kann es zu
  - einer *traumatischen Querschnittsläsion* mit einem sensiblen Niveau und einer vollständigen motorischen Plegie unterhalb der

Tab. **19** Einteilung der progredienten Beinschwäche und Gehbehinderung nach Anamnese und Ursache

| *Auftreten* | *Auslösung* | *Ursache* |
|---|---|---|
| *Schlagartig* aufgetreten | exogene Einwirkung | traumatische Querschnittsläsion, Commotio spinalis, durch intraspinale (eventuell intrathekale) Injektion, nach Elektrotrauma, Kaudasyndrom bei luxierter Diskushernie |
| | spontan | Rückenmarksischämie (arteriell/venös), Rückenmarksblutung, psychogen |
| *Sehr rasch* (Stunden) | nach Rückentrauma | epidurale Blutung, Hämatomyelie, Kaudaläsion bei luxierter Diskushernie |
| | bei Infektion oder Allgemeinerkrankung | Myelitis, Poliomyelitis, Vaskulitis |
| | spontan | epidurale Blutung, Rückenmarksischämie, spontane Rükkenmarksblutung, psychogen |
| *Stunden bis Tage* | nach Rückentrauma | epidurales Hämatom, Hämatomyelie |
| | nach Infekt oder Allgemeinerkrankung | Myelitis (z. B. nach Zoster), Poliomyelitis |
| | spontan | Strangerkrankung des Rückenmarkes, Polyradikulitis, Querschnittsmyelitis, multiple Sklerose, Rückenmarksischämie, Tumorkompression (maligne) |
| *Wochen bis Monate* | nach exogener Einwirkung | nach Röntgenbestrahlung, Syringomyelie nach Rückenmarkstrauma |
| | spontan | Tumor, Myelopathie bei Zervikalspondylose, Polymyositis, ALS, Polyneuropathie |
| *Jahre* | Teil der früher erwähnten | kongenitale Paraparese (Little) spastische Spinalparalyse (eventuell familiär), MS, progrediente Form |
| | rein motorische spastische Syndrome | Syringomyelie, Tumor (insbesondere Meningeom und Neurinom), Myelopathie bei Zervikalspondylose, chronische spinale Arachnitis, chronische Densluxation |

Tab. **19** (Fortsetzung)

| *Auftreten* | *Auslösung* | *Ursache* |
|---|---|---|
| *Jahre* | Querschnittssyndrome mit Sensibilitätsstörungen | parasagittaler Prozeß, Beckengürtelform der Dystrophia musculorum progressiva, Dystrophia myotonica Steinert |
| | mit Muskelatrophien einhergehend | Atrophia musculorum progressiva pseudomyopathica Kugelberg-Welander, Polyneuropathie |

Läsionshöhe kommen. Die Plegie kann initial durchaus schlaff sein, mit Areflexie und stummer Sohle (Rückenmarksschock, Diaschisis), um erst nach ein bis drei Wochen dann spastisch zu werden. Lagerung, Wirbelsäuleröntgen, Katheter. Suche nach begleitenden Verletzungen innerer Organe und möglichst rasche Einweisung in ein spezialisiertes Zentrum.

- Bei der *Commotio spinalis* besteht eine vorübergehende schlaffe Paraplegie, die sich nach Stunden vollständig erholen kann.
- Bei Trauma der Lendenwirbelsäule (zum Beispiel Sturz auf das Gesäß) kann eine luxierte Diskushernie, ein *lumbaler Massenprolaps,* zu einer *akuten Cauda-equina-Läsion* führen. Sie ist im Gegensatz zu dem (nicht mehr ganz frischen) Querschnittssyndrom bei Rückenmarksläsion dauernd schlaff, da ja periphere Nervenwurzeln lädiert sind. Charakteristisch und für die sofortige Diagnose entscheidend ist die Verteilung der Ausfälle: motorisch besteht eine Plegie für die Plantarflexion von Fuß und Zehen, für die kleinen Fußmuskeln, meist für die Mm. peronaei und auch eine hochgradige Parese für die Glutäalmuskulatur, weniger ausgeprägt für die Dorsalextension der Füße und Zehen sowie für die Knieflexoren. Vor allem aber sind die Kniestrecker sowie die Hüftbeuger intakt. Die Sensibilität ist im typischen Kaudabereich, d. h. beidseits über dem Gesäß und dann an der Rückseite der Oberschenkel und Unterschenkel („Reithose") bis zur (lateralen) Fußsohle für alle Qualitäten ausgefallen. Die Schweißsekretion ist auch im anästhetischen Gebiet erhalten! Es besteht eine vollständige Sphinkterlähmung.
- Traumatische *Hämatomyelie und traumatisches Epiduralhämatom* s. unten.

– *Elektrotrauma.* Hierdurch kann es besonders bei kraniokaudalem Stromdurchfluß auch einmal zu einer akuten Paraparese kommen.

- *Intraspinale Injektionen.* Es kann bei intrathekalem Eindringen einer ungeeigneten Substanz (Nadelspitze dringt bei paravertebraler Injektion in eine Wurzeltasche), aber auch bei korrekt gewählter Substanz und epiduraler Injektion (zum Beispiel Epiduralanästhesie) durch vaskuläre Mechanismen zu einem akuten und auch vollständigen Querschnittssyndrom kommen.
- *Aortographie.* Diese kann eine akute Rückenmarksischämie zum Beispiel durch Spasmus einer großen radikulären Arterie verursachen.
- *Blutdruckabfall im Schock* irgendwelcher Ursache (Herzinfarkt, Blutungsschock etc.) kann ebenfalls akut eine ischämische Rückenmarksschädigung verursachen.

**Ohne exogene Einwirkung**

Auch ohne faßbare auslösende Ursache können akute Querschnittssyndrome auftreten.

- *Rückenmarksischämie.* Diese kann sich als eigentliche vaskuläre Apoplexia spinalis schlagartig einstellen. Es sei aber betont, daß sich diese nicht selten progredient, eventuell in einzelnen Schüben, im Verlauf von Stunden oder Tagen etablieren kann. Sie tritt in den selteneren Fällen mit exogener Auslösung immer schlagartig auf, zum Beispiel bei Hypotonie im Schock, bei Kontrastmittelinjektion in eine zuführende Arterie im Rahmen einer Aortographie (s. oben) oder bei Läsion einer A. spinalis durch Injektion, Diskusprolaps oder operativen Eingriff.
  Neben der häufigeren arteriell-ischämischen Form gibt es auch venöse Thrombosen, zum Beispiel bei Thrombophlebitiden. Die Rükkenmarksischämien sind nicht selten von Schmerzen begleitet (nicht so regelmäßig und nicht so intensiv wie beim epiduralen Hämatom [s. unten]), und die Lähmungen sind kaum je reversibel. Die Anatomie der Rückenmarksdurchblutung ist aus der Abb. **8** ersichtlich. Man unterscheidet folgende Untergruppen der Durchblutungsstörungen:
  - die *globale Myelomalazie* mit einem vollständigen Querschnittssyndrom,
  - das *Syndrom der A. sulcocommissuralis,* bei welchem auf ischämischer Basis ein Brown-Séquard-Syndrom sich einstellt.
  - Das differentialdiagnostisch besonders anspruchsvolle *Arteria-spinalis-anterior-Syndrom* ist durch eine mehr oder weniger symmetrische Erweichung im Inneren des Rückenmarks auf einem bestimmten Niveau charakterisiert. Dies bewirkt einen Ausfall der Seitenstränge mit den Pyramidenbahnen (deshalb eine spastische Paraplegie) und der lateralen spinothalamischen Bahnen (deshalb Ausfall der Schmerz- und Temperaturempfindung) bei

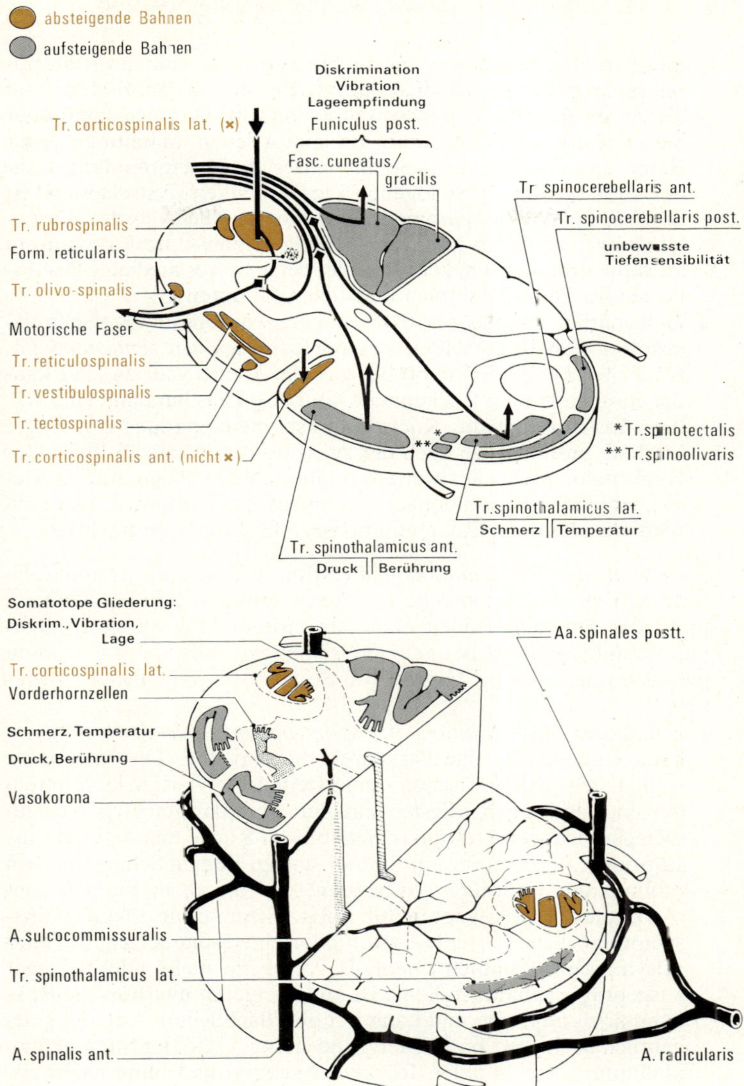


Abb. **8** Darstellung der auf- und absteigenden Rückenmarksbahnen sowie der Blutversorgung und der somatotopischen Gliederung innerhalb einzelner Bahnen (nach M. Mumenthaler: Neurologische Differentialdiagnostik, 3. Aufl. Thieme, Stuttgart 1988)

intakten Hintersträngen, welche durch die Aa. spinales posteriores versorgt werden (deshalb intakte Berührungsempfindung und Tiefensensibilität). In der Notfallstation wird man sich somit über den Befund einer vollständigen motorischen Lähmung beider Beine und einer dennoch intakten Berührungsempfindung wundern und an einen psychogenen Prozeß denken. Entscheidend ist die Prüfung des Temperatursinnes (und der Nachweis der Blasenlähmung). Übrigens kann ein Arteria-spinalis-anterior-Syndrom auch posttraumatisch, zum Beispiel bei luxierter medialer Diskushernie im Thorakalbereich, entstehen (s. unten).

- Gelegentlich kann es zusätzlich zu einer vaskulären Querschnittsläsion unterhalb derselben zu einer *ausgedehnten zentromedullären Erweichung* kommen (oder gar eine totale Malazie aller kaudal anschließenden Rückenmarksanteile). Dies hat dann eine völlige Ausschaltung des Rückenmarksbinnenapparates zur Folge. Deshalb besteht auch nach der zwei- bis dreiwöchigen Phase des Rückenmarksschockes weiterhin eine schlaffe Plegie mit Areflexie, fehlenden Pyramidenzeichen und Muskelatrophien. Dadurch wird vor allem der Rehabilitationserfolg stark beeinträchtigt.

– *Blutung in das Rückenmarksinnere.* Eine solche kann traumatisch (traumatische Hämatomyelie s. unten), spontan, bei Antikoagulation oder auf dem Boden einer a. v. Mißbildung auftreten. Das Querschnittssyndrom ist mehr oder weniger vollständig und kann plötzlich oder aber im Verlauf von Stunden bis Tagen sich entwikkeln.

- Einzig die *akute Blutung bei spinalem arteriovenösem Angiom* kann eine schlagartige Paraparese hervorrufen. Die Symptome stellen sich meist zwischen dem zweiten bis vierten Dezennium ein und sind am häufigsten auf dem thorakolumbalen Niveau. Gelegentlich werden frühere Schübe von Rückenmarksfunktionsstörungen zu eruieren sein. Immer sind zu Beginn Schmerzen von radikulärem Charakter vorhanden, auf die dann die Rückenmarksquerschnittssymptomatik folgt. Schubartige Querschnittssymptome, eine partielle Läsion oder eine Summierung der Einzelsymptome kommen ebenfalls vor. Eine mehr oder weniger ausgeprägte subarachnoidale Blutung begleitet meistens die Rükkenmarkssymptome und kann bei oberflächlichem Angiom gelegentlich auch ganz im Vordergrund stehen (Bild der Subarachnoidalblutung mit initialen Rückenschmerzen und ohne nachweisbare intrakranielle Gefäßmißbildung).

– Eine *beidseitige Ischämie im Gebiete der Arteriae cerebri anteriores* kann eine akute beinbetonte Tetraparese zur Folge haben, deren Abgrenzung von einer Basilarisischämie aufgrund des erhaltenen Bewußtseins möglich ist.

– *Psychogene Paraplegie.* Auch diese kann einmal akut auftreten. Allerdings werden nicht selten aktuelle auslösende Konflikte oder traumatisierende Erlebnisse eruierbar sein. Zum Nachweis der Psychogenie entscheidend ist das Fehlen von echten objektiven – d. h. von der Mitarbeit des Patienten unabhängigen – Befunden. So sind der Tonus normal oder jedenfalls nicht erhöht, die Muskeleigenreflexe nicht verändert, und Pyramidenzeichen fehlen. Die eventuell angegebene Aufhebung der Sensibilität hat unter Umständen bei wiederholter Prüfung mit geschlossenen Augen ein wechselndes Niveau. Es ist nutzlos und unwürdig, bei Verdacht auf psychogene Anästhesie und Analgesie den Patienten durch das Setzen intensiver Schmerzreize zu „überführen“, nicht zuletzt, weil auf diese Weise das für die nötige ärztliche Hilfe notwendige Vertrauen zerstört wird. Vielmehr wird man in der Regel mit anderen Techniken die Psychogenie der angeblichen Sensibilitätsstörungen nachweisen können (was übrigens auch für anders lokalisierte psychogene Gefühlsstörungen gilt). Beim Prüfen mit geschlossenen Augen und entsprechender Instruktion wird der eine oder andere Patient prompt Berührungen quittieren mit dem Hinweis, er spüre „nichts“. Bei Testung des Zahlenerkennens, des Vibrationssinnes, der Spitz-stumpf-Unterscheidung oder der Temperaturwahrnehmung bei geschlossenen Augen gibt der Patient an, er spüre nichts oder quittiert die Berührung mit einer Fehlantwort, womit aber das Erhaltensein der Berührungsempfindung bewiesen ist. Wird an den Händen eine Anästhesie angegeben, dann ist die Psychogenie dadurch bewiesen, daß der Patient zum Beispiel mit geschlossenen Augen einen Knopf zumachen oder einen Gegenstand betasten kann (selbst wenn er dabei angibt, nichts zu spüren). Letzteres muß gegenüber einer Astereognosie unterschieden werden, bei welcher zwar auch das Betastete nicht erkannt wird, jedoch die Berührung als solche empfunden wird. Objektivieren läßt sich das Fehlen einer organischen Sensibilitätsstörung an den Beinen übrigens auch durch die normal auslösbaren evozierten spinalen oder kortikalen, somatosensorischen Potentiale.

## 10.2 Die Paraplegie hat sich zwar nicht schlagartig, aber doch rasch im Verlauf von Stunden eingestellt

### Rückentrauma

Bei dieser Gruppe ging ein Trauma, direkt oder im Sinne eines Stauchungstraumas, dem Beginn der Symptome unmittelbar oder um Stunden voraus.

- *Traumatische partielle Querschnittsläsion.* Diese kann im Verlauf von Stunden durch eine Ödembildung (oder aber durch ein komprimierendes Hämatom) ausgeprägter werden.
- *Spinales epidurales Hämatom.* Ein solches kann durch ein Wirbelsäulentrauma – eventuell auch ein nicht sonderlich intensives – verursacht werden. Immer wird dies durch intensive, lokale und eventuell gürtelförmige Schmerzen angekündigt. Die Parese setzt meist nach Stunden, selten erst im Verlauf eines Tages ein und kann innerhalb von Stunden vollständig werden. Ein Hämatom entsteht gehäuft am Ort einer Wirbelmißbildung (zum Beispiel Klippel-Feil) und kann auch spontan oder unter Antikoagulation (s. unten) auftreten. Computertomographie oder Myelogramm ist notfallmäßig durchzuführen, da nur sofortiges neurochirurgisches Eingreifen eine persistierende Lähmung verhindern kann.
- *Hämatomyelie.* Diese kann sich besonders auch nach einem Stauchungstrauma der Wirbelsäule (Sturz auf das Gesäß, Kopfsprung in zu seichtes Wasser) sofort oder mit Latenz von Stunden entwickeln. Sie kann dann progredient über Stunden oder Tage zunehmen. Die Symptomatologie kann mehr oder weniger rasch die eines vollständigen Querschnittssyndromes werden oder die eines rein intramedullären Prozesses mit dissoziierter Sensibilitätsstörung sein (vgl. oben Arteria-spinalis-Syndrom und unten Syringomyelie). Das Myelogramm zeigt eine Auftreibung des Rückenmarkes, das CT oder das MRI beweist die Artdiagnose.
- *Arteria-spinalis-anterior-Syndrom.* Ein solches kann nach einem Wirbelsäulentrauma durch eine luxierte Diskushernie in der Medianlinie, zum Beispiel im Thorakalbereich, schlagartig oder innerhalb von Stunden sich einstellen. Dasselbe gilt für ein verzögert bzw. mit einer Zunahme der Symptome über Stunden sich einstellendes *Kaudasyndrom* bei luxierter lumbaler Diskushernie.

### Fieber, Infekt oder internistische Allgemeinaffektion

Diese Symptome können von einer sehr rasch innerhalb von Stunden oder Tagen zunehmenden Paraparese mit Querschnittssymptomatik begleitet sein. Ursächlich kommen zum Beispiel in Frage:

- ein *spinaler Epiduralabszeß* bei einer eitrigen Spondylitis,
- ein *epidurales Hämatom* (s. oben) bei Blutgerinnungsstörung oder bei Antikoagulation,
- eine *Myelitis,* zum Beispiel nach Zoster oder bei anderen Infektionskrankheiten (s. a. unten), Querschnittsmyelitis s. unten,
- eine *Poliomyelitis,* wie sie durch das Poliovirus, aber auch durch andere virale Infekte entstehen kann (Fieber, akute schlaffe Parese, oft asymmetrisch, immer pathologischer Liquor),

– eine *Vaskulitis des Rückenmarkes,* zum Beispiel bei Lupus erythematodes oder einer anderen Kollagenose.

### Sehr rasch auftretende Paraparesen ohne faßbare auslösende Ursache oder Begleiterkrankung

Solche Fälle stellen sich also gewissermaßen *spontan* ein.

– *Rückenmarksischämien und spontane Blutungen.* Bei diesen pathogenetischen Faktoren, letzterer unter Umständen bei arteriovenösem Angiom oder als spontanes Epiduralhämatom (s. oben), können die Querschnittssymptome nicht nur schlagartig auftreten, sondern sich auch über Stunden, ja Tage entwickeln. Bei einer Rückenmarksischämie kann sich darüber hinaus auch lediglich intermittierend bei Belastung eine vorübergehende Beinschwäche manifestieren, im Sinne einer *Claudicatio intermittens spinalis.*
– *Querschnittsmyelitis.* Dieser geht nur in einem Drittel ein Infekt voraus. Bei den anderen besteht keine faßbare Allgemeinaffektion, wohl aber nicht selten Fieber. Die Symptome nehmen während Stunden, eventuell während Tagen rasch zu, und bei der Hälfte hat sich innerhalb von 24 Stunden eine vollständige Paraplegie entwikkelt. Es sind einerseits besonders Menschen im zweiten Lebensjahrzehnt, andererseits solche von über 40 Jahren betroffen. Nicht selten begleiten Schmerzen die Erkrankung und nur ein Drittel der Patienten erholt sich ganz.

## 10.3 Die Paraparese erreicht erst im Verlauf von vielen Stunden bis Tagen ihr Maximum

– *Oben schon besprochene Affektionen.* Eine ganze Reihe derselben kann dann und wann sich langsamer entwickeln. Erwähnt seien die oben schon näher geschilderten traumatischen und spontanen Epiduralhämatome, die Hämatomyelie, die Myelitiden und die Rükkenmarksischämien.
– *Rückenmarkstumoren.* Unter diesen sind es vor allem die malignen Geschwülste, die von der Nachbarschaft her das Rückenmark komprimieren, welche innerhalb von Tagen zu einem Querschnittssyndrom führen können. Hier sind besonders die Knochenmetastasen der Bronchus- und Prostatakarzinome sowie der Mammakarzinome zu erwähnen. Meist gehen der Rückenmarkssymptomatik Schmerzen voraus, nicht selten mit gürtelförmiger Ausstrahlung. Die Motorik ist meist vor der Sensibilität betroffen.
Miktionsstörungen zeigen sich schon früh. Je nach Art und Lage des

Prozesses wird die Progredienz der Paraparese Tage bis Wochen dauern.

- *Multiple Sklerose.* Bei dieser kann im Verlauf von Tagen eine mehr oder weniger ausgeprägte Paraparese sich einstellen. Nicht selten ist die Motorik viel stärker beeinträchtigt als die Sensibilität, aber auch eigentliche Querschnittsläsionen mit entsprechendem sensiblem Niveau kommen vor. Es handelt sich praktisch immer um jüngere Individuen, und in der Regel sind anamnestisch oder objektiv Hinweise für frühere Krankheitsschübe bzw. andere Lokalisationen vorhanden (Retrobulbärneuritis, Doppelbilder, Nackenbeugezeichen, imperativer Harndrang, vorübergehende neurologische Ausfälle). Rasch lassen sich durch die visuellen oder akustischen evozierten Potentiale zusätzlich Hinweise für einen Befall intrakranieller Strukturen gewinnen, mit größerem Zeitaufwand durch die Suche nach intrathekaler Antikörperbildung mittels der isoelektrischen Fokussierung des Liquors.
- *Funikuläre Spinalerkrankungen.* Diese benötigen zwar in der Regel länger, können sich aber auch rasch innerhalb von Tagen manifestieren und bis zur „Paraparese" steigern. Diese kann sich dann wegen der hochgradigen Tiefensensibilitätsstörung als Gehunfähigkeit äußern und ist somit nicht eine Parese im üblichen Sinne des Wortes. Pyramidenzeichen sind aber oft ebenfalls vorhanden, manchmal auch Zeichen einer peripheren Polyneuropathie. Neben Vitamin-$B_{12}$-Mangel und eventuell Folsäuremangel kommen auch paraneoplastische Formen vor.
- Akute bzw. subakute *Affektionen der Cauda equina* führen zu einer Paraparese mit gemischt schlaff motorischen und sensiblen Ausfällen sowie meist auch mit Sphinkterstörungen. Hierzu gehören die mechanische Kompression durch eine Raumforderung (Tumor, Epiduralhämatom, luxierte Bandscheibe etc.), aber auch die Polyradikulitis der Cauda equina, z. B. im Rahmen einer Borreliose oder (in der Initialphase) einer Polyradikulitis Guillain-Barré. Bei der Spondylolisthesis kommt es gelegentlich zu einem plötzlichen Einknicken („giving way") als Ausdruck einer intermittierenden Parese der pelvofemoralen Muskeln.

## 10.4 Die Paraparese hat sich über Wochen und Monate progredient entwickelt

### Oben schon erwähnte Krankheitsbilder

Einige der schon erwähnten, üblicherweise schneller verlaufenden Affektionen können einmal während Monaten progredient sein. Dies sind zum Beispiel die multiple Sklerose und die Strangerkrankungen des Rückenmarkes.

### Spätfolge einer exogenen Einwirkung

In dieser Gruppe sind zu erwähnen:

- *Myelopathie nach Röntgenbestrahlung.* Die Strahlentherapie kann wegen eines Rückenmarkstumors, häufiger aber wegen paraspinaler Prozesse (zum Beispiel Pharynxtumor, Mediastinallymphome, Bronchuskarzinom) durchgeführt worden sein. Die Latenz bis zum Auftreten der medullären Symptome schwankt zwischen zwei Monaten und fünf Jahren und beträgt im Mittel etwa ein Jahr. Die Gesamtdosis hat immer mehr als 3500 rd innerhalb von 28 Tagen betragen, aber es kommt im übrigen auf die Einzeldosen und die gesamte Bestrahlungszeit an. Am häufigsten ist das Halsmark betroffen. Die klinischen Symptome beginnen nicht selten mit Parästhesien der Füße. Ein Nackenbeugezeichen kann vorkommen. Die Rückenmarkssymptomatik kann einem Brown-Séquard-Syndrom entsprechen, kann die Hinterstränge betont betreffen, aber auch ein mehr oder weniger vollständiges Querschnittssyndrom darstellen. Die Progredienz erstreckt sich meist über mehrere Monate.
- *Traumatische Rückenmarksläsionen,* nach welchen sich mit Latenz von Monaten bis Jahren
  - eine *posttraumatische Syringomyelie* im Verlauf von Monaten progredient entwickelt,
  - seltener eine Myelopathie bei *traumatischer Arachnitis.*

### Verspätete Folge einer vorausgegangenen oder vorbestehenden Affektion

Eine Reihe anderer Prozesse können durch eine über Monate progrediente Beinschwäche und Gehbehinderung sich manifestieren:

- *Tumoren.* Am wichtigsten, da dringend eine Therapie benötigend, sind die Rückenmarkskompressionen durch Tumoren. Während maligne Geschwülste meist innerhalb von Wochen zu schweren Paresen führen, entwickeln sich Lähmungen bei den *gutartigen spinalen Tumoren* schleichend über Monate, seltener über Jahre. Es sind dies besonders die Meningeome (am häufigsten thorakal) und die Neurofibrome (am häufigsten tief thorakal und lumbal). Man frage nach Rückenschmerzen, nach Gürtelsensationen und suche bewußt nach dem oft nur diskreten sensiblen Niveau. Auch Miktionsstörungen treten oft spät in Erscheinung. Eine lokale Klopfdolenz eines Dornfortsatzes weist unter Umständen auch auf die Lokalisation des Tumors hin, ebenso ein radikulärer Ausfall (sensibles

Dermatom, fehlender Reflex etc.). Röntgenleeraufnahmen können eine lokale, druckbedingte Knochenanomalie oder ein erweitertes Foramen intervertebrale zeigen. Entscheidend ist das Computertomogramm (eventuell Myelo-CT) oder das Kontrastmittelmyelogramm.

- *Myelopathie bei Zervikalspondylose.* Diese kann sich bei älteren Patienten, auch ohne überdurchschnittliche anamnestische Hinweise auf eine Pathologie der Halswirbelsäule, entwickeln. Hauptsymptom ist eine über Monate oder eventuell langsamer progrediente spastische Gehbehinderung. Immer sind aber auch Symptome von seiten der oberen Extremitäten zu fordern, vor allem fleckförmige oder handschuhförmige, schlecht abgrenzbare Sensibilitätsstörungen, eventuell eine Astereognose und (poly-)radikuläre sensible und motorische Ausfälle der oberen Extremitäten. Ohne sensible Ausfälle wird die Diagnose einer Myelopathie bei Zervikalspondylose wohl meist zu Unrecht gestellt. Klinisch besteht nicht selten eine ausgeprägte Reduktion der Halswirbelsäulenbeweglichkeit. Radiologisch liegt entweder ein kongenital enger zervikaler Spinalkanal oder/und ein durch spondylotische Randzacken auf degenerativer Basis stark eingeengtes sagittales Lumen vor (weniger als 13 mm). Entscheidend ist das Myelogramm, eventuell das MRI oder ein CT auf mehreren Höhen.
- *Lyme-Disease.* Es ist wahrscheinlich, daß nach einer vorausgegangenen Borrelieninfektion nach Zeckenbiß mit Latenz von Monaten oder gar Jahren eine Paraparese sich entwickeln kann.

## Myatrophische Lateralsklerose

Diese kann auf zwei Arten zu einer über Monate rasch fortschreitenden Beinschwäche führen.

- Einerseits kann sie selten über Monate als rein *spastisches motorisches Syndrom* sich entwickeln und verursacht dann eine spastische Tetraparese mit Betonung der unteren Extremitäten.
- Häufiger wird allerdings ein rasch fortschreitender Untergang von Vorderhornganglienzellen im Lumbalbereich zu einer innerhalb von Monaten fortschreitenden Beinschwäche führen. Sie ist von *schlaffen Paresen mit Muskelatrophien* und Faszikulationen und früher oder später immer auch von ähnlichen Erscheinungen an den oberen Extremitäten begleitet. Die Sensibilität ist naturgemäß intakt. Unerwartet lebhafte Reflexe und eventuell sogar Pyramidenzeichen sind die Regel.

### Subakute Polymyositis

Diese ist meist rumpfnahe lokalisiert und kann sich somit als mehr oder weniger rasch zunehmende Beinschwäche manifestieren. Eventuelle Schmerzen, proximale Muskelschwäche der oberen Extremitäten, eventuell Hautveränderungen, eine sehr stark erhöhte Kreatinkinase stärken den Verdacht. Die Elektromyographie und schließlich die Muskelbiopsie beweisen die Diagnose.

### Subakute Polyneuropathien

Hier sind es vor allem toxische Formen, eventuell bei Vitamin-$B_{12}$-Resorptionsstörung oder anderen Mangelkrankheiten, eventuell eine Porphyrie, die im Verlaufe von Wochen und Monaten zu einer zunehmenden Gehbehinderung führen. Dies ist immer von distalen Sensibilitätsstörungen, bald auch von Ausfällen von seiten der oberen Extremitäten begleitet.

## 10.5 Die Beinschwäche bzw. eine Gehbehinderung hat sich langsam über viele Monate oder Jahre entwickelt

### Schon früher besprochene Krankheiten

Bei vereinzelten derselben, die üblicherweise im Verlauf von Monaten sich entwickeln, kann die Progredienz auch langsamer sein und sich über Jahre erstrecken. Dies gilt vor allem auch für die gutartigen spinalen Tumoren und die Myelopathie bei Zervikalspondylose.

Eine *weitere Unterteilung* der sehr langsam über Monate und Jahre zunehmenden Beinschwächen bzw. Gehbehinderungen sollte am besten nach den erhobenen Untersuchungsbefunden geschehen, wobei

- rein motorisch-spastische Syndrome,
- Querschnittssyndrome mit mehr oder weniger deutlicher sensibler Beteiligung und
- Syndrome, die mit Muskelatrophie einhergehen,

unterschieden werden können.

### Rein motorisch-spastische Syndrome

Diese können sich über viele Monate oder Jahre entwickeln:

- *Perinatale zerebrale Schädigungen mit einem diskreten Morbus Little* können, ähnlich wie bei der chronischen Hemiparese (s. S. 119), auch einmal erst später „entdeckt" werden und somit als später aufgetretenes chronisches Syndrom fehlinterpretiert werden. Perinatale Probleme, Linkshändigkeit, verspätete psychomotorische Entwickung und vor allem unsicheres Gehen, ungeschicktes Turnen in der Schule, epileptische Anfälle können in diese Richtung weisen.

- *Parasagittale Prozesse.* Wenn sie mehr oder weniger symmetrisch sind, zum Beispiel ein Meningeom, können sie theoretisch zu einer langsam progredienten spastischen Paraparese mit entsprechender Gehbehinderung führen. Wenn dies sicher auch schon einmal vorgekommen ist, so bleibt es eine exquisite Rarität, so daß eine systematische Suche danach nicht vertretbar ist. Man tue dies lediglich dann, wenn zusätzliche Hinweise bestehen, zum Beispiel fokale epileptische Anfälle, zunehmendes Kopfweh, eine Exostose im Scheitelbereich oder eine beidseitige Fußparese.
- *Chronische multiple Sklerose.* Im mittleren und höheren Lebensalter sind rein motorische, langsam progrediente paraspastische Gehbehinderungen nicht selten Ausdruck eines *chronischen demyelinisierenden Prozesses.* Man fahnde nach früheren Schüben einer multiplen Sklerose, die aber keineswegs obligat sind. Fehlen solche, dann darf diese Diagnose erst per exclusionem und erst nach Anwendung von Hilfsuntersuchungen (LP mit IEF, evozierte Potentiale, eine Myelographie, eventuell ein MRI) gestellt werden.
- *Spastische Spinalparalyse.* Diese Etikette wird man beim Fehlen anamnestischer Hinweise auf eine multiple Sklerose, beim Vorliegen einer langsam progredienten Para- und Tetraspastik wählen. Dies darf lediglich in den *familiären Fällen* getrost gemacht werden. In den nichtfamiliären bleibt auch dies eine Diagnose per exclusionem bzw. ein Sammeltopf. Aus diesem können gewisse, meist seltene Affektionen manchmal noch durch Hilfsuntersuchungen und zum Teil durch Verlaufsbeobachtungen ausgesondert werden, zum Beispiel eine Hyperthyreose oder eine Adrenoleukodystrophie (Zeichen einer Nebennierenrindeninsuffizienz) beim Mann sowie auch bei heterozygoten Frauen.
- *Eine chronische Densluxation* kommt besonders bei PCP vor, kann aber auch traumatisch entstehen. Nebst einer zunehmenden beinbetonten Tetraspastik mit Gehbehinderung kommen gelegentlich auch ein Nackenbeugezeichen bzw. Episoden von vorübergehendem, schlagartigem Kraftverlust der Beine mit Drop seizures bei Kopfbewegungen vor.

### Progrediente Gehbehinderung mit anderen Zeichen einer Läsion des Rückenmarkes

Zu dieser Gruppe können folgende Affektionen zählen:

– *Chronisch progrediente Querschnittssyndrome:*
  - bei *gutartigen Rückenmarkstumoren* (s. oben),
  - aber auch bei *Syringomyelie.* Hier sind immer auch dissoziierte Sensibilitätsstörungen vorhanden und meist auch trophische Störungen (der Haut oder der Gelenke), gelegentlich auch Schmerzen.
  - Ausdruck eines *kurzen Filum terminale* oder einer *Diastematomyelie,* die durchaus auch erst im Erwachsenenalter Symptome an den unteren Extremitäten (und den Sphinkteren) verursachen können.
  - Eine *spinale Arachnitis* kann sich Jahre nach einer chronischen Meningitis (zum Beispiel Tuberkulose) entwickeln oder auch im Zusammenhang mit weniger dramatischen entzündlichen Spinalerkrankungen (zum Beispiel Lues cerebrospinalis). Das Myelogramm ist entscheidend.

– *Funikuläre Spinalerkrankungen* können nebst den Zeichen einer progredienten spastischen motorischen Parese auch Zeichen zum Beispiel eines Hinterstrangbefalles aufweisen. Man suche nach einem Vitamin-$B_{12}$-Mangel oder einer paraneoplastischen Symptomatik.

### Langsam progrediente Gehbehinderung, die vor allem mit Muskelatrophien einhergeht

Diese beweist eine Läsion des peripheren motorischen Neurons oder der Muskeln selber. Eine weitere Differenzierung ist nach folgenden Kriterien möglich:

– *Chronische spinale Muskelatrophie.* Ein langsam progredienter Befall der Vorderhornganglienzellen des Rückenmarkes hat besonders als *Atrophia musculorum progressiva pseudomyopathica* (Kugelberg-Welander) eine über Jahre zunehmende Gehbehinderung durch symmetrische Schwäche der proximalen Beinmuskeln zur Folge. Bei diesem autosomal dominanten Erbleiden finden sich immer Faszikulationen und früher oder später auch ein Befall der Muskeln an den oberen Extremitäten. Die Sensibilität ist naturgemäß intakt, die Muskeleigenreflexe vermindert oder fehlend. Das Elektromyogramm ist entscheidend. Andere chronisch spinale Muskelatrophien sind weniger exquisit an den unteren Extremitäten lokalisiert, bei der myatrophischen Lateralsklerose ist der Verlauf meist rascher und oft asymmetrisch.

– *Myopathien* können eine im Verlauf von Jahren progrediente Gehbehinderung als Leitsymptom haben. Immer fehlen Faszikulationen und Sensibilitätsstörungen. Beispiele sind:
  - die *Beckengürtelform der Dystrophia musculorum progressiva,* bei welcher der Gehakt durch eine progrediente Schwäche des Beckengürtels (mit Duchenne- oder Trendelenburg-Hinken) und der Kniestrecker (stelzender Gang) beeinträchtigt ist (s. auch S. 99),
  - die sog. *„Quadrizepsmyopathie“,* meist wohl eine besondere Form der Beckerschen Muskeldystrophie,
  - eine extrem *chronische Polymyositis* (zum Beispiel bei Morbus Boeck),
  - die *Dystrophia myotonica Steinert,* bei welcher eine distale Muskelatrophie und -parese vor allem zu einer Fußheberschwäche mit entsprechendem Steppergang führt (s. S. 99).

– *Chronische Polyneuropathien.* Hier ist die zunehmende Beinparese immer distal betont. Diese verursachen über Jahre eine zunehmende Gehbehinderung mit Parästhesien und Sensibilitätsstörungen distal an den unteren Extremitäten, später aber immer auch an den oberen Extremitäten. Besonders die Fußheber sind betroffen. Der ASR fehlt immer, andere Muskeleigenreflexe früher oder später auch. Die Sensibilität ist socken- bzw. handschuhförmig vermindert, besonders früh ist der Vibrationssinn beeinträchtigt.
  Ätiologisch-diagnostisch kommen vor allem die hereditäre motorische und sensorische Neuropathie vom Typ I und II (s. S. 107), aber auch chronisch toxische Polyneuropathien, wie bei Alkoholismus, in Frage (s. S. 106).

# 11. Paresen der Gesichtsmuskulatur

Eine Lähmung der Gesichtsmuskulatur wird dann Leitsymptom sein, wenn sie mehr oder weniger isoliert auftritt oder zumindest im Vordergrund steht. Es soll im folgenden also nicht die Rede von jenen Mitbeteiligungen des Gesichtes bei sonst eindrücklichen Lähmungen wie z. B. im Rahmen einer akuten Hemiplegie oder einer generalisierten Myasthenie sein. Ein- und beidseitige Gesichtslähmungen als Leitsymptom sind etwa die nachfolgenden.

## 11.1 Sehr rasch bis schlagartig aufgetretene einseitige Gesichtslähmung

Am häufigsten handelt es sich um eine *periphere N.-facialis-Läsion,* meist eine kryptogenetische Form (Bellsche Lähmung) oder nach Zoster oticus (als Ramsay-Hunt-Syndrom). Gleichartige Bilder kommen – eventuell mit einiger Latenz – nach Pyramidenfrakturen vor. Bei vollständiger Lähmung ist der Lidschluß nicht mehr ganz möglich.

Eine durch (vaskuläre) *Läsion des N.-facialis-Kernes* in der kaudalen Brückenhaube entstandene akute (periphere) Gesichtslähmung ist so gut wie ausnahmslos von einer kontralateralen motorischen Hemiparese begleitet (Millard-Gubler-Syndrom).

Eine *partielle periphere Fazialisläsion* (des Mundastes) kann z. B. durch Druck auf den Ramus marginalis mandibulae im Rahmen einer Maskennarkose entstehen.

Eine *akute zentrale halbseitige Lähmung des Gesichtes* kann relativ isoliert, z. B. bei kleinen kortikalen Kontusionsherden und vor allem bei Insulten im Bereiche der Capsula interna bzw. der Corona radiata vorkommen. Der Stirnast ist weniger betroffen, der Lidschluß immer noch vollständig möglich. In der Regel läßt sich durch Abweichen der herausgestreckten Zunge zur Lähmungsseite hin die zentrale Natur des Prozesses ebenfalls nachweisen.

*Kongenitale halbseitige Gesichtsmuskelparesen* kommen z. B. im Rahmen des (wohl nukleär bedingten) Möbius-Syndromes, aber auch als Agenesie des M. depressor anguli oris vor.

## 11.2 Langsam zunehmende einseitige Gesichtslähmungen

Bei *progredienter Läsion des N. facialis* entsteht eine zunehmend ausgeprägte Gesichtsmuskelparese mit den oben beschriebenen Charakteristika der peripheren Paresen. Ursächlich kommen ein Tumor in Nervenstammnähe oder z. B. ein Cholesteatom des Mittelohres in Frage.

Bei *zunehmender Schädigung der kortikalen Gesichtsrepräsentation* in der Zentralregion, z. B. durch einen Tumor, kann es zu einer progredienten zentralen Parese einer Gesichtshälfte kommen.

## 11.3 Akut bzw. subakut entstandene beidseitige Gesichtsmuskelparesen

Akute, beidseitige *Läsionen des Fazialiskerngebietes* in der Brückenhaube wurden z. B. bei Poliomyelitis beschrieben. Bei vaskulären Prozessen oder Raumforderungen hingegen sind sie stets nur Teilsymptom einer sehr ausgedehnten neurologischen Hirnstammsymptomatik.

*Kongenitale Fazialiskernanomalien* sind oft beidseitig, z. B. beim oben schon erwähnten Möbius-Syndrom.

Eine *beidseitige Läsion der N.-facialis-Wurzel bzw. des N.-facialis-Stammes* kommt akut bei einer beidseitigen Pyramidenfraktur vor. Subakut und zunächst mehr oder weniger isoliert tritt sie im Rahmen einer Polyradiculitis cranialis auf, bald allerdings von anderen Hirnnervenausfällen oder von Zeichen einer generalisierten Polyradikulitis begleitet. Man denke bei Beginn im Gesicht immer auch an eine Borreliose. Ursächlich kommt auch eine basale Meningitis (z. B. Tuberkulose) oder eine Infiltration der basalen Meningen durch eine Karzinose bzw. Lymphomatose in Frage. Schließlich sind auch Fälle bei Boeck und beim Sjögren-Syndrom beschrieben.

Die *Myasthenie* kann sehr rasch zu einer symmetrischen Schwäche der Gesichtsmuskulatur führen. Sie ist immer auch von Schluck-, Kau- und Phonationsstörungen begleitet, meist auch von okulären Symptomen. Die typische Zunahme bei Muskelbelastung erlaubt die Diagnose.

Eine schlagartige Beeinträchtigung der willkürlichen Mundbewegungen (verbunden mit Sprechstörungen und Schluckschwierigkeiten) bei erhaltener automatischer Spontanmotorik (z. B. beim Lachen) charakterisiert das *Foix-Chavany-Marie-Syndrom.* Es entsteht bei (vaskulärer) Läsion beider vorderer Operkularregionen.

Ebenfalls schlagartig tritt die *akute Pseudobulbärparalyse* bei beidseitiger vaskulärer Läsion der kortikobulbären Bahnen auf. Eine vorausgegangene Insultanamnese und Gefäßrisikofaktoren sind häufig. Die Steigerung der Eigenreflexe der Gesichtsmuskulatur bei fehlender Muskelatrophie und fehlenden Faszikulationen erlaubt die Diagnose und die Abgrenzung gegenüber der echten Bulbärparalyse.

## 11.4 Langsam bis sehr langsam zunehmende beidseitige Schwäche der Gesichtsmuskulatur

Die *progrediente Pseudobulbärparalyse* (s. auch oben) bei alten Menschen ist durch verminderte Gesichtsmotorik, vor allem durch Artikulations- und Schluckstörungen charakterisiert. Die Muskeleigenreflexe im Gesicht sind gesteigert, gelegentlich finden sich auch ein kleinschrittiger Gang und beidseitige Pyramidenzeichen.

*Die Hypomimie beim Parkinson-Syndrom* ist nie isoliertes Symptom der Krankheit, erlaubt aber oft die Prima-vista-Diagnose. Sie kommt auch bei anderen hypokinetischen extrapyramidalen Erkrankungen vor, z. B. bei Morbus Wilson.

Nicht immer tritt die *Myasthenie im Gesichtsbereich* akut auf. Sie kann auch eine allmählich zunehmende symmetrische Schwäche verursachen.

Unter den *Myopathien* ist die faszioskapulohumerale Muskeldystrophie u. a. – trotz wulstiger Lippen – durch eine zunehmende Schwäche der Mundmuskulatur (Pfeifen unmöglich) gekennzeichnet. Bei der Dystrophia myotonica Steinert sind schlaffe Gesichtszüge, ein oft halboffener Mund und eingefallene Schläfen (M.-temporalis-Atrophie) typisch. Die myotonen Symptome sichern die Diagnose.

Auch der *Depressive* hat ein wenig bewegtes Gesicht.

# 12. Paresen des Armes und/oder der Hand

Einzelne der Krankheitsbilder mit Arm- bzw. Handparese werden in den Abschnitten über Sensibilitätsstörungen (Kapitel 13) und über Armschmerzen (Kapitel 22) dargelegt werden. Im vorliegenden Kapitel sollen nur jene Erkrankungen näher abgehandelt werden, bei welchen die Schwäche, die motorische Funktionsstörung also, im Vordergrund steht.

Eine Analyse kann unter Berücksichtigung der folgenden Aspekte durchgeführt werden:

- einseitig oder beidseitig,
- akut/allmählich zunehmend/intermittierend,
- mit bzw. ohne auslösende Ursache,
- mit bzw. ohne Schmerzen,
- mit bzw. ohne Muskelatrophien,
- mit bzw. ohne Sensibilitätsstörungen,
- mit anderen besonderen sichtbaren Veränderungen.

Nicht alle damit konstruierbaren Kombinationen haben tatsächlich ein konkretes klinisches Krankheitsbild als Korrelat. Dennoch sollen die aus den oben genannten Analyseschritten sich ergebenden Möglichkeiten als Orientierungshilfe in Abb. **9** dargestellt werden. Nachfolgend sollen die tatsächlich vorkommenden Krankheitsbilder gestützt auf das in der Abbildung vorgelegte Schema im einzelnen beschrieben werden.

Bei den meisten Krankheitsbildern, bei denen eine Arm- oder Handlähmung Leitsymptom ist, wird es sich um eine *einseitige Parese* handeln. Die seltenen beidseitigen sollen lediglich am Schluß dieses Kapitels kurz besprochen werden.

## 12.1 Akute einseitige Arm- bzw. Handlähmungen

Gemeint sind jene Fälle, die *schlagartig* oder zumindest innerhalb von *einigen Stunden* sich eingestellt haben.

### Faßbare auslösende Ursachen

Das Vorhandensein einer auslösenden Ursache erleichtert meist die ätiologische Diagnose.

– *Trauma der Schulter oder des Armes.* Hat ein solches stattgefunden, dann denke man
  - an eine *Fraktur,* einen *Sehnenriß* oder eine *Luxation.* Nicht so selten ist eine Humeruskopffraktur oder eine gelenknahe (verkeilte) Humerusschaftfraktur nicht primär als solche evident und imponiert als schmerzhafte Lähmung der Schulter. Dies gilt auch für eine (hintere) Luxation des Humeroskapulargelenkes und ebenso für einen Abriß der Rotatorenmanschette. Beim Kleinkind kann ein heftiges Reißen am Ärmchen, um das stürzende Kind zu halten, eine Subluxation des Radiusköpfchens aus dem Lig. anulare radii bewirken (schmerzhafte Pronation). Das schlaff herunterhängende Ärmchen wird im Ellenbogen leicht gebeugt gehalten, der Vorderarm in mittlerer Rotationsstellung. Schmerzhemmung täuscht eine akute Parese vor. Die Sensibilität ist intakt. Ein Sehnenabriß (Rotatorenmanschette, s. oben) kann eine akute motorische Lähmung ohne Sensibilitätsstörungen verursachen, zum Beispiel ein (eventuell auch spontaner) Riß der langen Streckersehne des Daumens (Trommler-Lähmung).
  - Eine *traumatische Armplexusparese* (mit Schultertrauma, eventuell Stich- oder Schußverletzung) ist immer schlaff, immer von Reflexverlust und von Sensibilitätsstörungen begleitet (mit Ausnahme mancher rein motorischer Fälle von isolierter oberer Armplexusparese), nach drei Wochen oder länger auch von Muskelatrophien und trophischen Störungen der Haut. Schmerzen treten in vielen Fällen sofort oder später in Erscheinung. Die typischen Lähmungsbilder sind in Abb. **10** und **11a** u. **b** festgehalten.
  - Eine *isolierte Läsion eines peripheren Nerven* im Schulter-Arm-Bereich, sei es infolge einer Fraktur, Zerrung oder Quetschung, wird sich immer in einem charakteristischen motorischen und/oder sensiblen Ausfall äußern. Die typischen Lähmungsbilder sind in Abb. **10** und **11c** u. **d** festgehalten.
  - Nicht immer ganz leicht von einer peripheren Nervenläsion zu unterscheiden ist eine posttraumatische oder durch äußeren Druck ausgelöste *akute ischämische Muskelnekrose* am Vorderarm, vor allem in der Beugerloge als Volkmannsche Kontraktur (auf Verkürzung des Muskel-Sehnen-Apparates achten!).
  - Eine *schmerzhafte Pseudoparese einer Schulter* kann durch eine traumatisch ausgelöste Periarthropathia humeroscapularis vorgetäuscht werden.

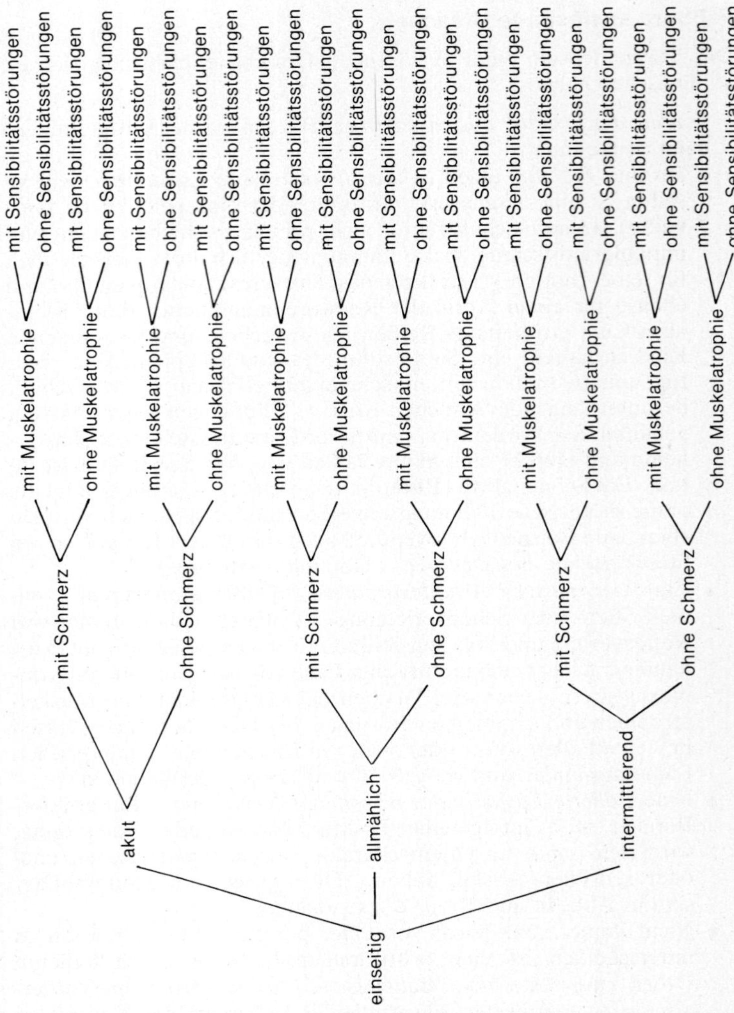


Abb. **9** Denkbare Charakteristika von Paresen des Armes und/oder der Hand (keineswegs alle realisiert)

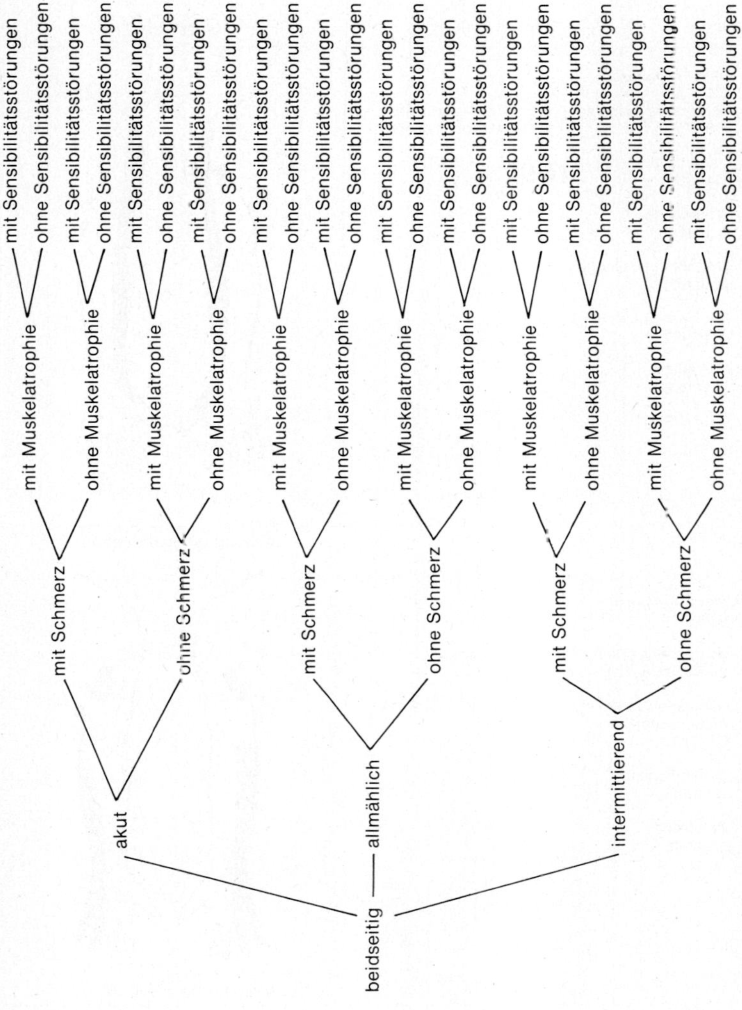
beidseitig
akut
allmählich
intermittierend
mit Schmerz
ohne Schmerz
mit Schmerz
ohne Schmerz
mit Schmerz
ohne Schmerz
mit Muskelatrophie
ohne Muskelatrophie
mit Muskelatrophie
ohne Muskelatrophie
mit Muskelatrophie
ohne Muskelatrophie
mit Muskelatrophie
ohne Muskelatrophie
mit Muskelatrophie
ohne Muskelatrophie
mit Muskelatrophie
ohne Muskelatrophie
mit Sensibilitätsstörungen
ohne Sensibilitätsstörungen
mit Sensibilitätsstörungen
ohne Sensibilitätsstörungen
mit Sensibilitätsstörungen
ohne Sensibilitätsstörungen
mit Sensibilitätsstörungen
ohne Sensibilitätsstörungen
mit Sensibilitätsstörungen
ohne Sensibilitätsstörungen
mit Sensibilitätsstörungen
ohne Sensibilitätsstörungen
mit Sensibilitätsstörungen
ohne Sensibilitätsstörungen
mit Sensibilitätsstörungen
ohne Sensibilitätsstörungen
mit Sensibilitätsstörungen
ohne Sensibilitätsstörungen
mit Sensibilitätsstörungen
ohne Sensibilitätsstörungen
mit Sensibilitätsstörungen
ohne Sensibilitätsstörungen
mit Sensibilitätsstörungen
ohne Sensibilitätsstörungen

| Nerv | Betroffene Muskeln | Sensibilitätsausfall |
|---|---|---|
| *Oberer Armplexus*<br>C5–C6 | | 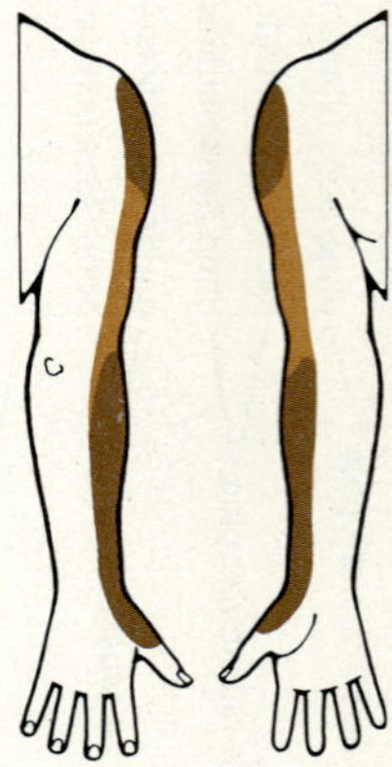 |
| N. dorsalis scapulae<br>C3–C5 | M. rhomboideus major<br>M. rhomboideus minor | |
| N. suprascapularis<br>C4–C6 | M. supraspinatus<br>M. infraspinatus | |
| (N. axillaris,<br>s. unten) | | |
| (N. thoracicus longus,<br>s. unten) | | |
| (N. musculocutaneus,<br>s. unten) | | |
| (N. radialis,<br>s. unten) | | |
| *Unterer Armplexus*<br>(C8) Th1 | | N.cutaneus brachii medialis<br>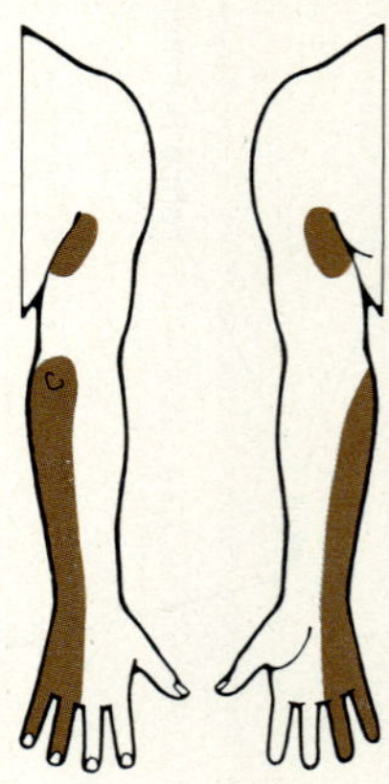<br>N.cutaneus antebrachii lat. |
| N. cutaneus brachii<br>medialis C8–Th1 | ∅ | |
| N. cutaneus ante-<br>brachii medialis<br>C8–Th1 | ∅ | |
| (N. medianus,<br>s. unten) | | |
| (N. ulnaris,<br>s. unten) | | |

Abb. **10** Charakteristika der Läsionen des Armplexus und der einzelnen peripheren Nerven an den oberen Extremitäten (aus M. Mumenthaler: Dtsch. med. Wschr. 87 [1962] 1887, 1967)

| Funktion | Besondere Teste | Ätiologie | Bemerkungen | Differentialdiagnose |
|---|---|---|---|---|
| Skapula an die Wirbelsäule adduzieren<br><br>Abduktion und Außenrotation im Schultergelenk<br><br>am häufigsten gestört bei oberer Plexusparese sind:<br><br>Abduktion in Schultergelenk, Beugung in Ellenbogengelenk, Supination des Vorderarmes (evtl. Außenrotation der Schulter) | stehend, Hand in Hüfte, Ellenbogen rückwärts<br><br>erste 15 Grad der Schulterabduktion | Trauma (mit oder ohne Schulterluxation)<br><br>Rucksacklähmungen, Druck auf Schulter beim Tragen von Lasten<br><br>neuralgische Schulteramyotrophie, serogenetische Neuritis<br><br>Infiltration durch Tumor | Motorradfahrer gefährdet<br><br>N. thoracicus longus häufig betroffen<br><br>in einem Viertel der Fälle beidseitig | Abriß der Rotatorenhaube Wurzelläsionen (Spondylose, Diskushernie), familiäre proximale neurogene Muskelatrophie<br><br>Armvenenthrombose<br><br>myatrophische Lateralsklerose |
| Ad- und Abduktion der Finger, Beugung der Fingergelenke (Beugung des Handgelenkes) | | Trauma, Geburtstrauma Skalenussyndrom (mit und ohne Halsrippe), kostoklavikuläres Syndrom, „Pancoast-Tumor" der Lungenspitze, Infiltration durch Lymphome | u. U. mit Horner-Syndrom<br><br>manchmal Symptome von seiten der A. subclavia<br><br>frühzeitig Schmerzen und Horner-Syndrom | Wurzelläsionen, periphere Ulnarisparese, myatrophische Lateralsklerose, Myopathien mit distaler Muskelatrophie (z. B. Dystrophia myotonica) Syringomyelie |

Fortsetzung umseitig

| Nerv | Betroffene Muskeln | Sensibilitätsausfall |
|---|---|---|
| *N. thoracicus longus* C5–C7 | M. serratus anterior | |
| *N. axillaris* C5–C6 | M. deltoideus | |
| | M. teres minor | |
| *N. musculocutaneus* C5–C7 | M. coracobrachialis | |
| | M. biceps brachii | |
| | M. brachialis (teilweise vom N. radialis versorgt) | |
| *N. radialis* C5–Th1 | Mm. triceps brachii und anconaeus | |
| | M. brachioradialis | |
| | M. brachialis (mit N. musculocutaneus) | |
| | Mm. extensores carpi radialis brevis et longus | |
| | M. supinator | |
| | M. extensor digitorum | |
| | M. extensor carpi ulnaris | |
| | M. extensor digiti minimi | |
| | M. abductor pollicis longus | |
| | M. extensor pollicis longus | |
| | M. extensor pollicis brevis | |
| | M. extensor indicis | |

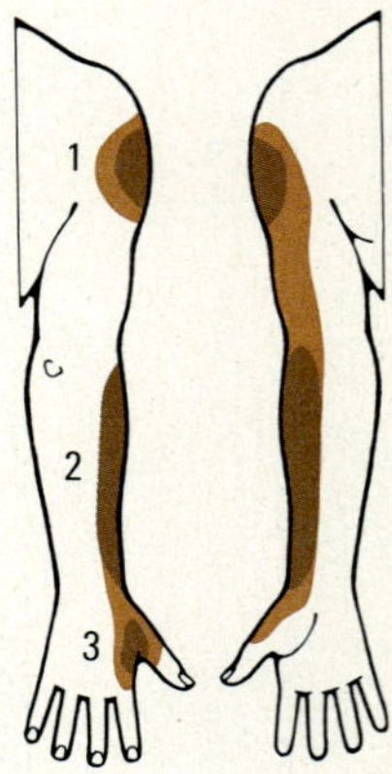


1 N. axillaris
2 N. cutaneus antebrachii lateralis (aus dem N. musculocutaneus)
3 R. superficialis n. radialis

Abb. **10** (Fortsetzung)

| Funktion | Besondere Teste | Ätiologie | Bemerkungen | Differentialdiagnose |
|---|---|---|---|---|
| Skapula nach lateral und ventral ziehend, Spitze rotierend | Anstemmen des ausgestreckten Armes gegen Wand (Scapula alata wird manifest) | operative Eingriffe in Axilla, Heben schwerer Lasten, Drucklähmungen (Rucksack), „entzündlich-allergisch“ | Teil einer neuralgischen Schulteramyotrophie | Scapula alata bei (Schultergürtelform) der progressiven Muskeldystrophie |
| Abduktion im Schultergelenk | Seitwärtshochheben des Armes über 15 Grad | Trauma (oft mit Schulterluxation) | | Muskeldystrophie |
| Außenrotation im Schultergelenk | | | | Abriß der Rotatorenhaube |
| vor allem Haltemuskel des Schultergelenkes (Flexion und Adduktion des Oberarmes) | | | | |
| Flexion Ober- und Vorderarm, Supination des Vorderarmes | | traumatisch | | Abriß der langen Bizepssehne |
| Flexion Oberarm | Beugen des Ellenbogens bei supiniertem Vorderarm | selten isoliert ohne Trauma | | |
| Strecken im Ellenbogen | | | | |
| Flexion des Ellenbogens | in Mittelstellung zwischen Pro- und Supination | | | |
| Flexion des Ellenbogens | | | | |
| Strecken (und Radialabduktion) im Handgelenk | mit gebeugten Fingergelenken | Oberarmfraktur | M. triceps ausgespart | |
| Supination des Vorderarmes und der Hand | bei gestrecktem Ellenbogen | Druckparese am Oberarm | spontane Erholung | |
| Extension der Fingergrundgelenke | Finger in Interphalangealgelenken gebeugt | „Bleineuritis“ | oft rein motorisch | |
| Strecken (und Ulnarabduktion) des Handgelenkes | Finger gebeugt | isolierte Parese des R. profundus auf Höhe des M. supinator | | |
| Kleinfingerstrecker | | | | |
| Abduktion Grundphalanx I | | Druckläsion des sensiblen Endastes am Daumen (Cheiralgia paraesthetica) | | |
| Extension der distalen Daumenphalanx | | | | |
| Extension der proximalen Daumenphalanx | distale Phalanx gebeugt | | | |
| Extension des Zeigefingers | andere Finger gebeugt | | | |

Fortsetzung umseitig

| Nerv | Betroffene Muskeln | Sensibilitätsausfall |
|---|---|---|
| *N. medianus*<br>C5–Th1 | Mm. pronator teres et quadratus<br>M. flexor carpi radialis<br>M. palmaris longus<br>M. flexor digitorum superficialis<br>M. flexor digitorum profundus (II–III)<br>M. flexor pollicis longus<br>M. flexor pollicis brevis (Caput superficiale)<br>M. abductor pollicis brevis<br>M. opponens pollicis<br>Mm. lumbricales I–II | 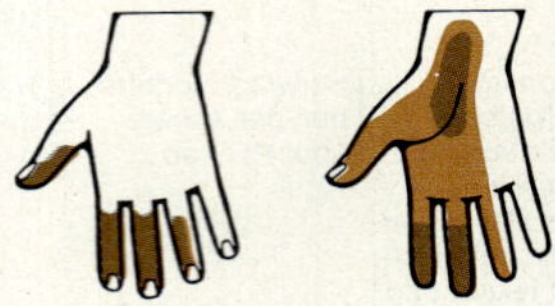 |
| *N. ulnaris*<br>C8–Th1 | M. flexor carpi ulnaris<br>M. flexor digitorum profundus (IV–V)<br>M. palmaris brevis<br>M. abductor digiti minimi<br>M. opponens digiti minimi<br>M. flexor digiti minimi brevis<br>Mm. lumbricales III–IV<br>Mm. interossei<br>M. adductor pollicis<br>M. flexor pollicis brevis (Caput profundum) | 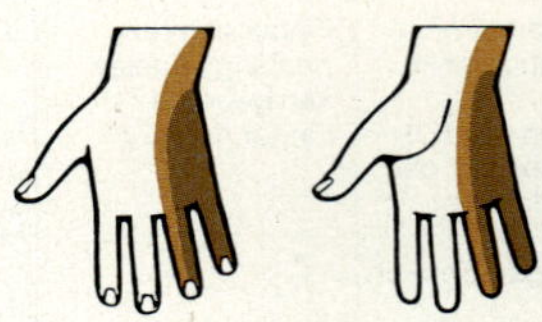 |

Abb. **10** (Fortsetzung)

| Funktion | Besondere Teste | Ätiologie | Bemerkungen | Differentialdiagnose |
|---|---|---|---|---|
| Pronation des Vorderarmes | | | | |
| Volarflexion des Handgelenkes und Radialabduktion | | traumatisch, z. B. suprakondyläre Humerusfraktur | Schwurhand bei proximaler Parese | |
| reine Volarflexion des Handgelenkes | | | | |
| Beugung der Mittelphalanx der Finger | Abspreizen des Daumens beim Ergreifen eines Gegenstandes („Flaschenzeichen") | Druckparese am Oberarm | gute Prognose | |
| Beugung des Endgliedes von II und III | | bei Processus supracondylaris humeri | | Volkmann-Kontraktur |
| Beugung der distalen Daumenphalanx | | | | |
| Beugung der Grundphalanx des Daumens | | Schnittverletzung am Handgelenk | Beschwerdebild einer Brachialgia paraesthetica nocturna | (untere) Plexusläsionen |
| Abduktion des Metakarpale I | | Karpaltunnelsyndrom | | myatrophische Lateralsklerose |
| Rotation des Daumens | Berühren der Basis des Digitus V mit volarer Daumenkuppe | (professionelle) Druckparesen an der Handwurzel | oft rein motorisch | |
| Flexion im Grundgelenk, Extension der Interphalangealgelenke II und III | | | | |
| Volarflexion und Ulnarabduktion Handgelenk | Abspreizen des Kleinfingers (Sehne tritt hervor) | | | |
| Flexion der Fingerendglieder IV und V | grübchenförmiges Einziehen der Haut am Hypothenar beim Abspreizen des Digitus V | Druckläsionen am Ellenbogen | professionell, Bettlägerigkeit | |
| „Hautmuskel" am Kleinfingerballen | | Luxation des Nerven am Ellenbogen | mit oder ohne zusätzliches Trauma, Beidseitigkeit! | Wurzelläsionen C8 |
| Abduktion des Kleinfingers | | | | untere Plexusparese |
| Opposition des Kleinfingers | | traumatisch bei Ellenbogenfrakturen | bes. Epicondylus medialis | Epicondylitis medialis |
| Flexion des Kleinfingers im Grundgelenk | | Spätparesen nach alter Ellenbogenfraktur | bes. lateraler Teil Condylus radialis | Muskeldystrophie mit distalen Atrophien |
| Flexion im Grundgelenk und Extension der Interphalangealgelenke der Finger IV und V | | Paresen bei Arthrosen und Chondromatosen des Ellenbogengelenkes | manchmal beidseits | (Dupuytren-Kontraktur)<br>myatrophische Lateralsklerose |
| Ad- und Abduktion derselben | Lateralbewegung des Mittelfingers | Drucklähmungen an der Handwurzel | meist rein motorisch | |
| Adduktion des Daumens | Froment-Zeichen | abnorm häufiges Beugen und Strecken des Ellenbogens | z. B. bei Stanzern und bei Arbeit an Bohrmaschinen | |
| Flexion des Daumengrundgelenkes | | | | |

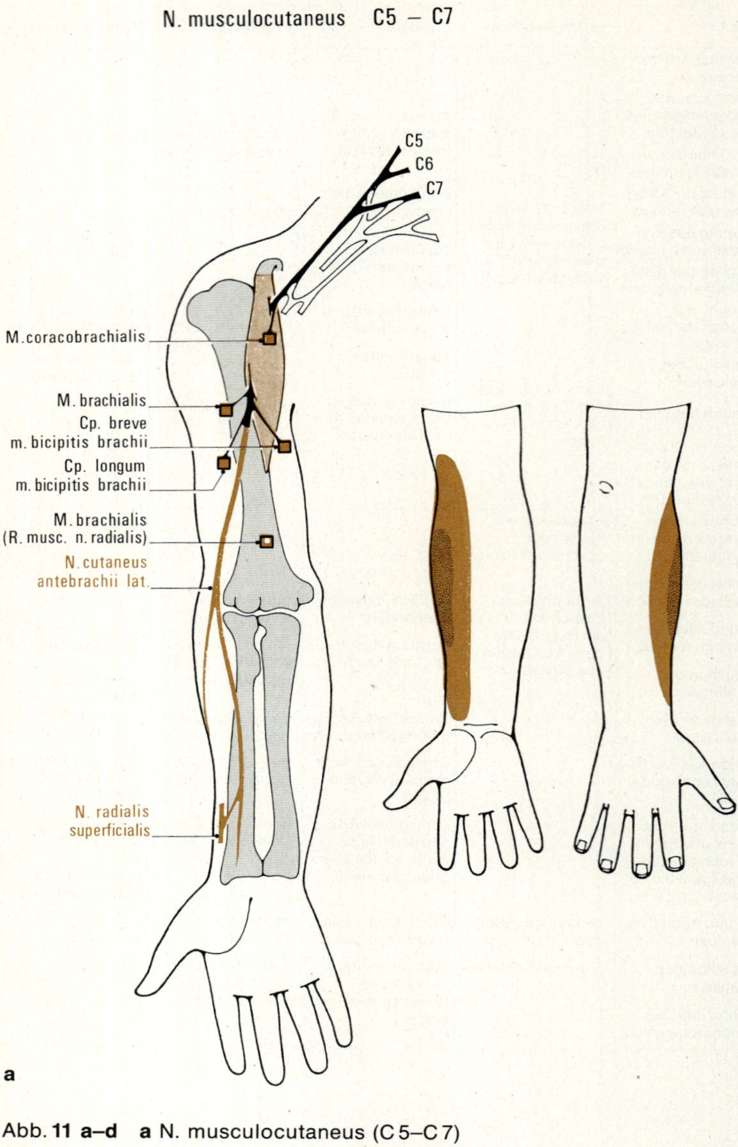


Abb. **11 a–d** **a** N. musculocutaneus (C5–C7)

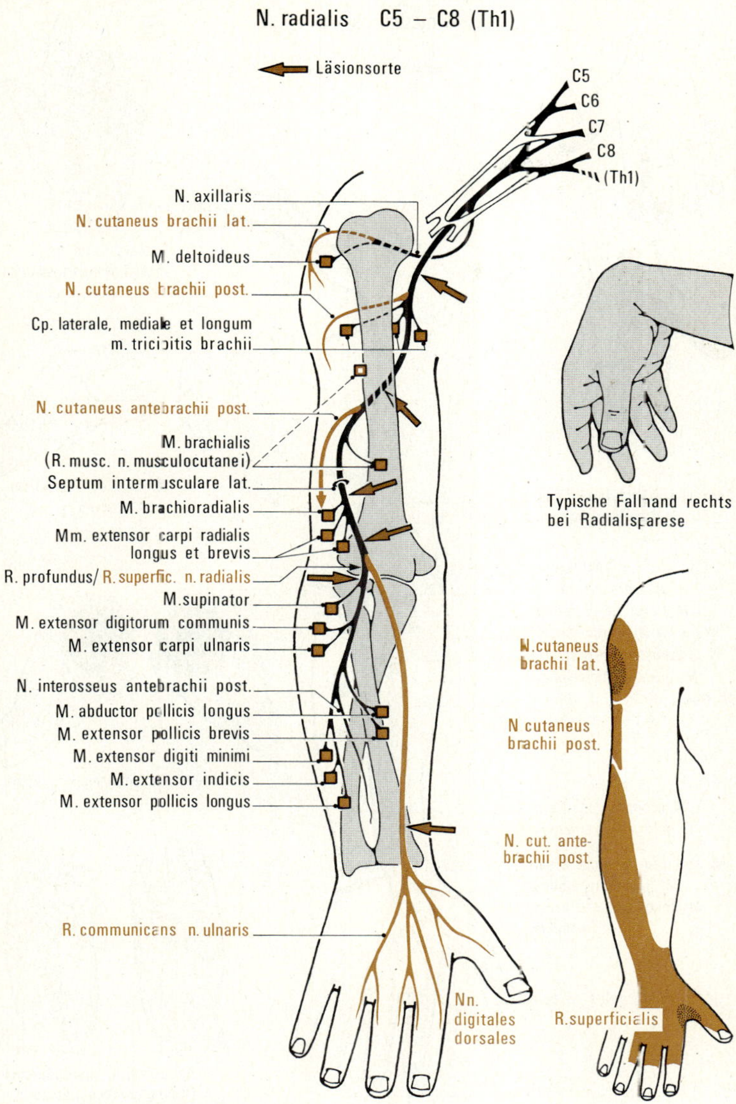


Abb. **11 b** N. radialis (C 5–C 8)

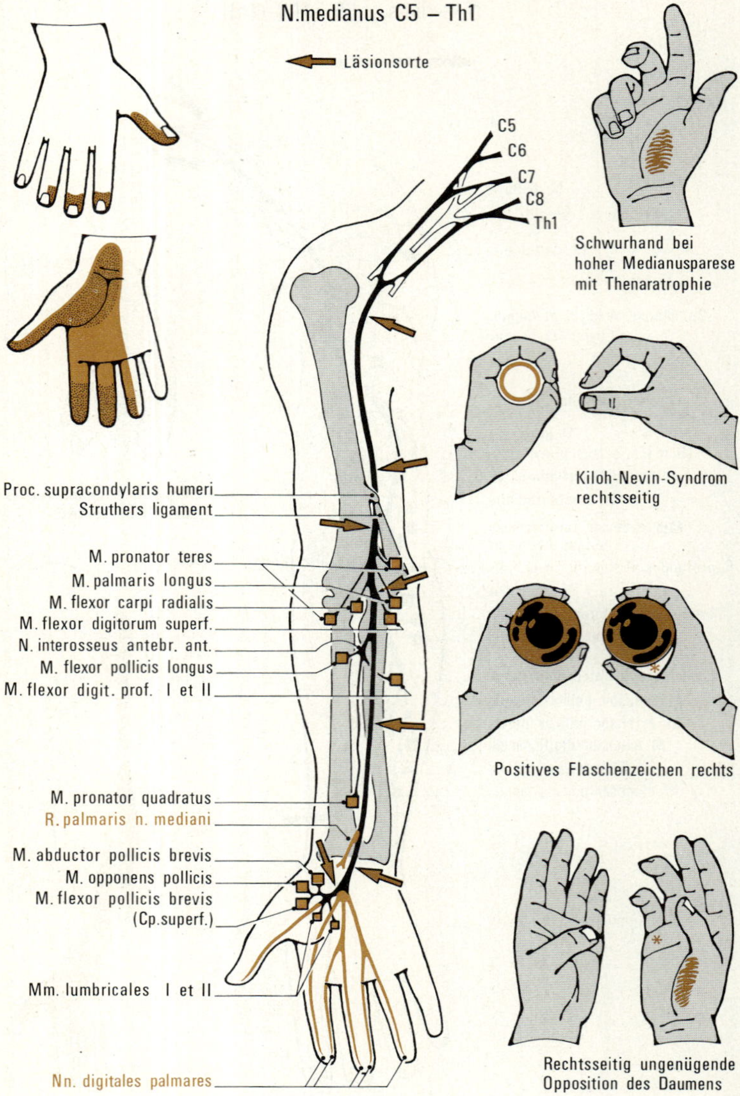


Abb. **11 c** N. medianus (C 5–Th 1)

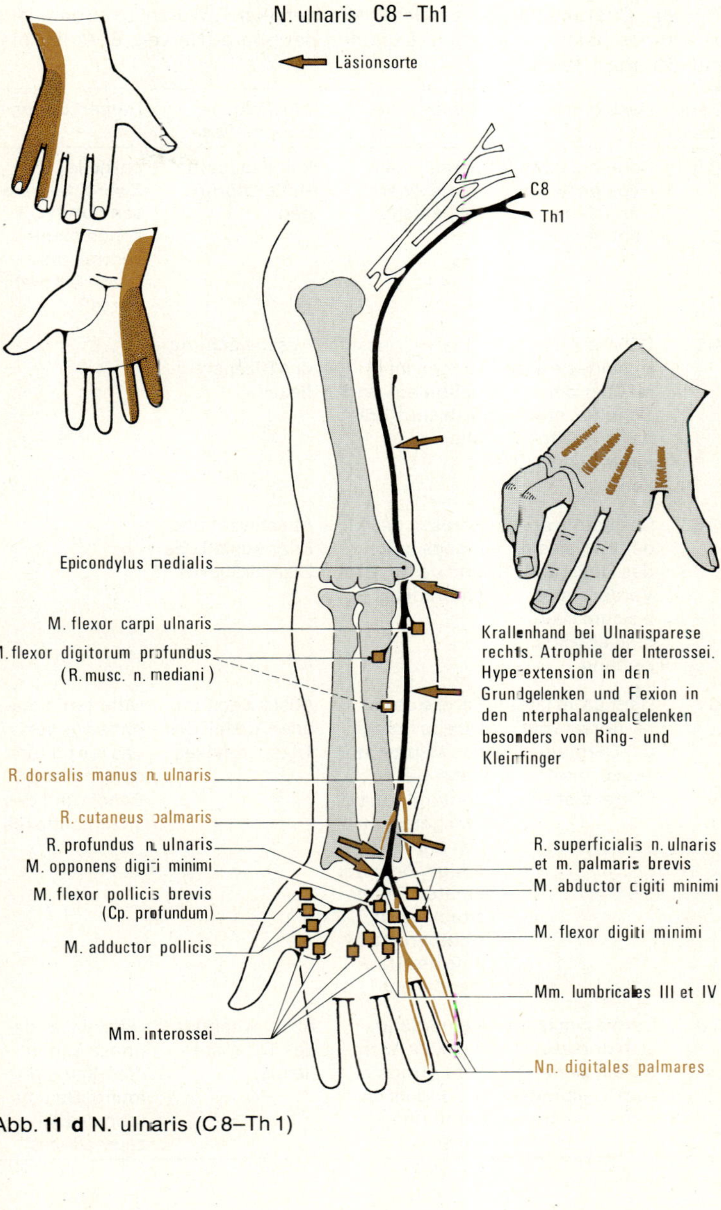


Abb. **11 d** N. ulnaris (C8–Th 1)

Tab. **20** Charakteristika der wichtigsten zervikalen Wurzelsyndrome (aus M. Mumenthaler, H. Schliack: Läsionen peripherer Nerven, 6. Aufl. Thieme, Stuttgart 1993)

| *Segment* | *Sensibilität* | *Kennmuskel* | *Muskeldehnungsreflexe* | *Bemerkungen* |
|---|---|---|---|---|
| C 3/4 | Schmerz bzw. Hypalgesie im Bereich der Schulter | partielle oder totale Zwerchfellparese | keine faßbaren Reflexstörungen | partielle Zwerchfellparesen durch C 3 liegen mehr ventral, die durch C 4 mehr dorsal |
| C 5 | Schmerz bzw. Hypalgesie lateral über der Schulter, etwa den M. deltoideus bedeckend | Innervationsstörungen im M. deltoideus und M. biceps brachii | Abschwächung des Bizepsreflexes | |
| C 6 | Dermatom an der Radialseite des Ober- und Vorderarmes bis zum Daumen abwärts ziehend | Paresen des M. biceps brachii und des M. Brachioradialis | Abschwächung oder Ausfall des Bizepsreflexes | |
| C 7 | Dermatom lateral-dorsal vom C 6-Dermatom, zum 2. bis 4. Finger ziehend | Parese des M. triceps brachii, des M. pronator teres, des M. pectoralis major und gelegentlich der Fingerbeuger oder der ulnaren Fingerstrecker; oft sichtbare Atrophie des Daumenballens | Abschwächung oder Ausfall des Trizepsreflexes | Differentialdiagnose gegen das Karpaltunnelsyndrom: Beachtung des Trizepsreflexes |
| C 8 | Dermatom lehnt sich dorsal an C 7 an, zieht zum Kleinfinger | kleine Handmuskeln, sichtbare Atrophie, besonders im Kleinfingerballen | Abschwächung des Trizepsreflexes | Differentialdiagnose gegen die Ulnarislähmung: Beachtung des Trizepsreflexes |

– *Trauma der Halswirbelsäule.* In diesem Fall wird eine unmittelbar daran anschließende Armlähmung meistens
  - Ausdruck einer *Wurzelläsion* mit folgenden Charakteristika sein: radikulär verteilte motorische Parese, entsprechender Ausfall eines Muskeleigenreflexes und immer auch ein sensibler Ausfall. Letzterer ist bei monoradikulären Läsionen am besten durch Prüfen des Schmerzsinnes nachweisbar. Die Charakteristika der einzelnen Wurzelsyndrome sind aus Tab. **20** ersichtlich.
  - Lähmungen bei *intramedullärer traumatischer Blutung* s. unten.

– *Lokalisierte traumatische Hirnläsion in der mittleren Zentralwindung.* Hat zum Beispiel eine Schußverletzung oder Kontusion an eng umschriebener Stelle stattgefunden, dann kann eine kontralaterale Armlähmung auftreten (mit Spastik und gesteigerten Reflexen).

– *Operativer Eingriff.* Hier kann eine Armlähmung auf folgenden Mechanismen beruhen:
  - Bei der *Trapeziusparese im Anschluß an eine Verletzung des N. accessorius,* die sich (nicht selten allerdings zugleich mit dumpfen Schulterschmerzen) manifestiert, ist die verursachende, Wochen zurückliegende chirurgische Drüsenexstirpation seitlich am Hals oft schon fast vergessen. Typisch ist die Schaukelstellung der Skapula in Ruhe und die Unfähigkeit, den Arm seitwärts hochzuheben (wegen mangelnder Skapulafixation).
  - *Druckparesen des Armplexus* kommen besonders häufig an dem zu Narkosezwecken abduzierten Arm vor. Sie können aber auch dann auftreten, wenn im Rahmen des Eingriffes eine Tieflagerung des Kopfteiles stattfand und die Schultern auf Schulterstützen ruhten.
  - Eine *direkte Schädigung des Armplexus* durch einen operativen Eingriff, zum Beispiel bei der Resektion einer ersten Rippe oder bei Drüsenausräumung in der Axilla, kann ebenfalls vorkommen.
  - Druckläsionen, aber auch direkte *Verletzungen einzelner peripherer Nerven.* Erstere kommen durch Lagerung oder Esmarch-Binde, letztere durch den chirurgischen Eingriff selber vor.

### Akute Armlähmung ohne faßbare auslösende Ursache

Eine solche kann sich innerhalb von meist wenigen Stunden einstellen und ist nicht so selten.

– Eine Reihe davon *geht mit Schmerzen einher:*
  - Eine nicht traumatisch ausgelöste, *akute zervikale Diskushernie* wird immer zuerst durch einen Tortikollis eingeleitet. Mit Latenz von Stunden oder Tagen tritt dann rasch innerhalb von Stunden eine radikuläre, schmerzhafte Parese auf (s. Tab. **20**). Der Hu-

stenschmerz ist oft positiv. Eine radikuläre Schmerzausstrahlung kann auch durch den Neck-compression-Test ausgelöst werden: Der leicht zur Schmerzseite geneigte Kopf wird kurz und energisch (aber nicht allzu heftig) in Achsenrichtung gestaucht.

- Im Anschluß an intensivste Schulterschmerzen während ein bis drei Tagen, die bei einem Drittel der Fälle nach einem fieberhaften Infekt, häufiger rechts als links und häufiger bei Männern, auftreten, wird im Verlauf von wenigen Stunden oder über Nacht eine Schwäche von Schultermuskeln manifest. Bei dieser *neuralgischen Schulteramyotrophie* („akute Armplexusneuritis", Parsonage-Turner-Syndrom) ist besonders oft auch der M. serratus lateralis (Scapula alata) paretisch, es kann aber jeder andere betroffen sein. Die Sensibilität ist nicht selten normal. Die Rückbildung während Monaten ist die Regel.
- Auch spontan kann eine *Periarthropathia humeroscapularis* auftreten und eine schmerzhafte Pseudoparese verursachen.
- Akzessorius- und Trapeziusparese s. oben.

– *Akute Armlähmung ohne begleitende Schmerzen.* Eine derart spontan auftretende Form ist seltener.
  - Im Rahmen eines *akuten vaskulären zerebralen Insultes* kann die Parese des kontralateralen Armes ganz im Vordergrund stehen. Sie ist nie ganz isoliert, und man wird im besonderen bei exaktem Suchen auch eine Mitbeteiligung des Fazialismundastes finden. Der Tonus und die Reflexe werden früher oder später gesteigert sein, der Mayersche Fingergrundgelenksreflex zum Beispiel fehlt von Anfang an.
  - Eine *akute Ischämie des Armplexus* kann nach Röntgenbestrahlung der Schulter, aber auch bei anderen Gefäßpathologien auftreten.
  - Bei entsprechender Prädisposition, z. B. im Rahmen einer (familiären) *tomakulösen Neuropathie,* können über Nacht und ohne besondere Auslösung auch rezidivierend Armplexusparesen auftreten.
  - Aber auch ohne Prädisposition können besonders tiefer Schlaf (Alkohol, Drogen) und ungünstige Lagerung des Oberarmes zu einer *Druckparese* des N. radialis oder des N. medianus führen.

## 12.2 Allmählich im Verlauf von Wochen, Monaten oder Jahren sich einstellende Armlähmung

Auch bei dieser allmählichen Einstellungsweise findet man eine Reihe weiterer Untergruppen:

## Der Lähmung ist eine äußere auslösende Ursache vorausgegangen

**Mit Schmerzen.** Eine erste Gruppe derselben ist immer von Schmerzen begleitet:

- Nach einem schmerzhaften *Zoster* im Schulter-Arm-Bereich kann sich eine mono- oder pluriradikuläre Armparese einstellen, nicht selten begleitet von einer Zellzahlerhöhung im Liquor und mit guter Prognose.
- Nach einem *Zeckenbiß* (oder Insektenstich) im Armbereich ist die erste Manifestation einer Meningoradikulitis bei Infektion mit Borrelia Burgdorferi eine immer sehr schmerzhafte Armparese. Diese verläuft progredient über Tage. Auch hier ist die Liquorzellzahl immer erhöht. Eine lokale Hautaffektion im Sinne des Erythema chronicum migrans hat nur etwa die Hälfte der Patienten gesehen, und übrigens hat auch nur die Hälfte überhaupt einen Zeckenbiß bemerkt. Entscheidend ist nebst der Klinik die obligate Zellzahlerhöhung im Liquor und der positive IgG-Antikörpertiter in Blut und Liquor mit Nachweis einer intrathekalen Antikörperproduktion.

**Schmerzen fehlen** oder sind zumindest nicht obligat.

- *Nach Röntgenbestrahlung der Armplexusregion* (meist im Anschluß an die Operation eines Mammakarzinoms) kann mit einer Latenz von ein bis zwei Jahren eine strahlenbedingte Armplexusläsion über viele Monate progredient sich entwickeln. Schmerzen finden sich bei etwa der Hälfte der Patienten und stehen bei 15% ganz im Vordergrund. Alle weisen erwartungsgemäß nebst der progredienten motorischen Parese, die sowohl die proximalen wie die distalen Muskeln betreffen kann, auch entsprechende Sensibilitätsstörungen auf. Die Gesamtstrahlendosis hat in der Regel über 4500 rd betragen, wobei es aber auch auf die Einzeldosen und die Bestrahlungszeiten ankommt. Eine Unterscheidung gegenüber einer Armplexusparese bei Tumor ist nötig (s. unten).

## Allmählich progrediente Armlähmung ohne faßbare äußere Ursache

**Mit Schmerzen** einhergehend.

- Lokale Metastasen bei Mammakarzinom oder ein anderer *Tumor in Plexusnähe* können zu einer sehr schmerzhaften, über Monate progredienten Armplexusparese führen. Beim Pancoast-Tumor sind die Zeichen eines Mitbefalles des sympathischen Grenzstranges charakteristisch (Horner-Syndrom, Ausfall der Schweißsekretion im oberen Körperviertel). Bei Plexusläsion durch Mammakarzinom sind Schmerzen häufiger als bei strahlenbedingter Armplexusparese.

Progrediente Armlähmung zunächst nicht nur ohne äußere faßbare Ursache, sondern auch **ohne Schmerzen** sich entwickelnd.

- Sind *sowohl Muskelatrophien wie auch Sensibilitätsstörungen vorhanden,* dann kommen folgende Affektionen in Frage:
  - eine homolateral im Halsmark lokalisierte intramedulläre Läsion, wie zum Beispiel eine Syringomyelie oder ein Gliom (meist doch beidseitige Symptome, dissoziierte Sensibilitätsstörung, Zeichen von seiten der langen Bahnen);
  - eine zervikale Wurzelläsion (s. Tab. **20**) durch einen langsam progredienten Prozeß, zum Beispiel durch eine zervikale Spondylose (meist irgendwann auch Schmerzen), oder durch ein Wurzelneurinom (bei diesem radiologisch eventuell ausgeweitetes Zwischenwirbelloch in den halbschrägen Aufnahmen, also eine sogenannte Sanduhrgeschwulst);
  - ein langsam den Armplexus komprimierender Prozeß, insbesondere eine Halsrippe (Skalenussyndrom bei Halsrippe). Dies kann sich einzig durch eine progrediente Handmuskelatrophie und -parese auch ohne Sensibilitätsstörung manifestieren.
  - Eine chronische Kompression eines gemischten peripheren Nerven wird ein diagnostisch hochcharakteristisches Lähmungsbild verursachen (s. Abb. **10** und **11**). Läsionen rein motorischer peripherer Nerven s. unten.
- Sind *ausschließlich Muskelatrophien ohne jegliche Sensibilitätsstörung* vorhanden, dann kommen folgende Ätiologien in Frage:
  - Eine spinale Muskelatrophie, besonders bei der myatrophischen Lateralsklerose, kann durchaus einmal während Monaten sich als einseitige progrediente Armlähmung manifestieren (auf Faszikulationen achten, auf diskrete Atrophien anderer Muskelgruppen, auf gesteigerte Reflexe). Elektromyogramm entscheidend.
  - Kompressionssyndrom eines rein motorischen peripheren Nerven, zum Beispiel R. profundus nervi ulnaris an der Handwurzel, R. profundus nervi radialis im Supinatorkanal, N. interosseus volaris des N. medianus (Kiloh-Nevin-Syndrom) am volaren Vorderarm (s. auch Abb. **10**).
- Eine *allmählich progrediente Armschwäche ohne Muskelatrophien und ohne Sensibilitätsstörung* kann bedingt sein
  - durch eine zunehmende fokale Läsion der motorischen Armrepräsentation in der kontralateralen Zentralwindung (Monoplegia brachialis), zum Beispiel durch einen Tumor (intra- oder extrazerebral, zum Beispiel Konvexitätsmeningeom). Man suche nach Tonuserhöhung, Reflexsteigerung und Pyramidenzeichen.
  - Bei einem beginnenden akinetischen Hemi-Parkinson kann die Armlähmung vordergründig erlebt werden (Rigor, Hypokinesie, Hypomimie, Zahnradphänomen bei normalen Muskeleigenreflexen).

- Schließlich kann auch einmal eine psychogene Pseudoparese unter diesem Bilde sich entwickeln. Allerdings wird in der Regel bei psychogenen Armlähmungen auch die Sensibilität als gestört bezeichnet werden.

## 12.3 Intermittierende Schwäche des Armes oder der Hand

Man vergesse nicht, daß solche definitionsgemäß wiederholte Ereignisse beim ersten Schub eben erstmalig, also nicht intermittierend sind (Differentialdiagnose s. oben). Wenn aber eine Armschwäche sich schon wiederholt manifestiert hat, dann kann man sie wie folgt analysieren:

### Die Schwäche wird jedesmal durch ein auslösendes Moment provoziert

– *Mechanische Belastung oder intensive Betätigung des Armes* wirkt auslösend. Man denke dann
  - an ein *Kompressionssyndrom des Armplexus,* wenn zum Beispiel das Tragen eines Koffers, eines Rucksackes (Rucksacklähmung der Rekruten) oder eines Gewichtes auf der Schulter auslösend wirkt (nach Halsrippe suchen!),
  - an eine *Durchblutungsinsuffizienz der oberen Extremität* mit Claudicatio intermittens, wenn durch wiederholte Betätigung, besonders bei erhobenem Arm, ein ziehender Schmerz zum Sistieren der Tätigkeit zwingt. Tritt zugleich Schwindel auf, dann liegt ein Subclavian-steal-Syndrom vor (vaskuläre Risikofaktoren, Pulse tasten, auskultieren, Faustschlußtest, Pletysmographie, Doppler-Sonographie).
  - Wenn die „Schwäche" eigentlich eine *Schmerzhemmung* ist, so kommen durch Belastung provozierte artikuläre oder spondylogene (radikuläre) Syndrome ebenfalls in Frage.

### Episodisch sich wiederholende Schwäche eines Armes ohne faßbares auslösendes Moment

– *Rezidivierende vaskuläre zerebrale Insulte* mit Ischämie der entsprechenden zerebralen Repräsentationszone können ursächlich verantwortlich sein. Im besonderen kommen in Frage
  - transitorische ischämische Attacken bei Stenose eines proximalen Gefäßabschnittes oder, seltener, bei rezidivierenden monolokulären Embolien (man achte insbesondere auf Risikofaktoren und auf andere diskrete Zeichen einer zentralen Hemiparese),

- als besondere Form eine rezidivierende zerebrale Ischämie, die *Migraine accompagnée* (Kopfweh, andere Formen der Migraine accompagnée, s. S. 115).

– *Rezidivierende psychogene Pseudoparesen* sind viel seltener als konstante Lähmungen.

Wesentlich seltener als eine einseitige ist eine *beidseitige Parese der Arme bzw. der Hände als Leitsymptom.* Dies ist auf die neuroanatomischen Gegebenheiten zurückzuführen. Wenn eine Läsion von Hirn oder Halsmark eine beidseitige Armparese verursacht, so sind auch die unteren Extremitäten in der Regel mit betroffen. Eine mono- oder pluriradikuläre Läsion andererseits ist extrem selten beidseitig. Immerhin kann man sich doch einige seltene Fälle vorstellen, bei welchen eine beidseitige Armparese Leitsymptom sein kann.

## 12.4 Akut aufgetretene, mehr oder weniger isolierte, beidseitige Armschwäche

Dies kann nur Ausdruck eines akuten Geschehens im Inneren des kaudalen Halsmarkes oder peridural sein.

### Intramedulläre Blutung

Eine solche führt zu einer akuten Hämatomyelie. Diese kann traumatisch oder spontan sein. Es ist allerdings unwahrscheinlich, daß nicht auch die langen Bahnen mit betroffen werden und dadurch also Pyramidenzeichen an den unteren Extremitäten und eine Beinschwäche verursacht werden. Sind mehr oder weniger isoliert beide Vorderhornregionen betroffen, dann liegt eine schlaffe Parese der oberen Extremitäten vor, sicher aber auch eine dissoziierte Störung des Temperatur- und des Schmerzsinnes (s. Abb. **9**).

### Akute und nur segmentale Ischämie

Eine solche im Ausbreitungsgebiete einiger Aa. sulcocommissurales *im mittleren und kaudalen Halsmarkbereich* ist theoretisch denkbar.

### Poliomyelitis

Diese kann auch einmal isoliert beidseits die Vorderhornganglienzellen der Intumescentia cervicalis befallen und führt dann zu einer akuten schlaffen Lähmung der oberen Extremitäten ohne Sensibilitätsausfall.

### Akutes peridurales Geschehen

Ein solches, zum Beispiel ein periduraler Abszeß, kann theoretisch manschettenförmig *in der unteren Zervikalregion* den Duralsack einschneiden und zu einer beidseitigen pluriradikulären gemischten Lähmung der Arme führen. Immer wären Schmerzen vorhanden.

## 12.5 Allmählich progrediente, mehr oder weniger isolierte, beidseitige Paresen von Armen und/oder Händen

Dies ist wesentlich realistischer als die oben genannten Möglichkeiten. Als Kriterium für die weitere Unterteilung dieser Gruppe dient zunächst das Vorhandensein oder Fehlen einer Sensibilitätsstörung.

### Allmählich progrediente beidseitige Armparese ohne jegliche Sensibilitätsstörung

- *Chronische spinale Muskelatrophie.* Im besonderen kommen in Frage:
  - die symmetrische, vor allem an den Händen beginnende Aran-Duchenne-Erkrankung des Erwachsenen,
  - die mehr an proximalen Armmuskeln lokalisierte Form von Vulpian-Bernhardt,
  - die oft asymmetrisch beginnende myatrophische Lateralsklerose (nur bei Vorhandensein von bulbären Symptomen, von Reflexsteigerung oder Pyramidenzeichen zu diagnostizieren).

  Alle drei Erkrankungen weisen Muskelatrophien und Faszikulationen auf. Meist werden auch andere Muskeln als die Armmuskeln bei genauer Suche schon mit betroffen sein, unter Umständen zumindest im Elektromyogramm.
- *Progressive Muskeldystrophien.* Einzelne davon weisen initial einen mehr oder weniger isolierten Befall der oberen Extremitäten auf
  - die faziokapulohumerale Form (s. Tab. **17** und S. 105),
  - die Rumpfgürtelform mit Beginn am Schultergürtel (s. Tab. **17** und S. 105).
  - Bei der Dystrophia myotonica Steinert sind beidseits Vorderarmmuskeln und Hände zwar oft befallen, nie jedoch, ohne daß an den unteren Extremitäten und zum Beispiel an der Schläfenmuskulatur auch Symptome schon nachweisbar wären.
- *Andere Myopathien* werden seltener mehr oder weniger isoliert die oberen Extremitäten befallen. Dies kann höchstens einmal zufällig bei einer Polymyositis, eventuell bei einem Morbus Boeck, der Fall sein.
- *Ein beidseitiges Supinatorkanalsyndrom* mit Kompression des R. profundus nervi radialis sahen wir als Rarität mit einer beidseitigen Fallhand und ohne Sensibilitätsstörung.

**Progrediente beidseitige Paresen an Arm und Hand, zugleich mit Sensibilitätsstörungen**

Ursächlich kommen folgende Prozesse in Frage:

- *ein progredienter intramedullärer Prozeß,* sofern dieser im Halsmark nur die Gegend beider Vorderhörner bzw. die diese verbindende Commissura anterior betrifft. Dies kann bei einer Syringomyelie oder einem intramedullären Halsmarktumor der Fall sein. Immer wird man Atrophien der kleinen Handmuskeln und einen segmental gestörten Temperatur- und Schmerzsinn finden.
- *Ein beidseitiger pluriradikulärer Befall zervikaler Wurzeln* ist zum Beispiel bei periduraler Tumorinfiltration denkbar. Klinisch sind immer Schmerzen vorhanden, immer Sensibilitätsstörungen, Reflexverlust und bald auch Atrophien. Meist wird Knochen zerstört (Röntgen) und immer werden Weichteile infiltriert sein (CT).
- *Ein beidseitiges Kompressionssyndrom peripherer Nerven* ist theoretisch einmal denkbar, unter Umständen nicht synchron, nicht zuletzt, wenn eine Anlageanomalie dies begünstigt:
  - Letzteres ist der Fall bei *Halsrippen,* die nicht so selten beidseitig sind. Dennoch ist aber die klinische Symptomatologie erfahrungsgemäß in der Regel einseitig (Arbeitshand).
  - Bei der seltenen *hereditären Neuropathie mit Neigung zu Druckparesen* (Tomaculous neuropathy) können zum Beispiel beidseitige Rucksacklähmungen oder beidseitige Radialisparesen vorkommen. Wir sahen eine beidseitige Druckparese des N. ulnaris am Ellenbogen bei einem Asthmakranken, der beide Ellenbogen bei Betätigung der Hilfsatemmuskeln auf einen Tisch aufstützte. Beidseitige Handmuskelparesen sind als beidseitige Radfahrerlähmung nach längeren Radfahrten beschrieben worden.
- *Eine Polyneuropathie* fängt nur ganz ausnahmsweise einmal an den oberen Extremitäten und nicht, wie in der Regel, an den unteren an. Sie macht dann aber distale Handmuskelparesen, Sensibilitätsstörungen an den Fingerkuppen und Reflexabschwächung. Man suche nach polyneuropathischen Symptomen auch an den unteren Extremitäten. Eventuell ist eine Elektroneurographie nötig.

## 12.6 Intermittierende Schwäche beider Arme als mehr oder weniger isoliertes Symptom

Dies ist theoretisch denkbar bei einem Aortenbogensyndrom mit beidseitiger Einengung der Abgänge der A. anonyma bzw. der linken A. subclavia und eine *beidseitige Claudicatio intermittens der Arme* (Pulslosigkeit, beidseitig positiver Faustschlußtest, Auskultation der oberen Thoraxapertur beidseits, eventuell sehr hohe Senkung).

# 13. Einseitige Parese des Beines und/oder des Fußes

Ebenso wie beim vorausgehenden Kapitel muß auch für das Vorliegende darauf hingewiesen werden, daß einzelne Krankheitsbilder mit Beinlähmung in den Abschnitten über Sensibilitätsstörungen (Kapitel 14) und über Beinschmerzen (Kapitel 23) noch dargelegt werden und daß Krankheitsbilder mit beidseitiger Beinschwäche und mit Gehbehinderung schon im Kapitel 10 abgehandelt worden sind. Im vorliegenden Abschnitt soll also lediglich das praktische Vorgehen in jenen Fällen geschildert werden, in welchen der Patient *(vorwiegend) motorische einseitige Lähmungen eines Beines bzw. Fußes* aufweist.

Ähnlich wie im vorausgegangenen Kapitel (s. Abb. **9**) wird man auch hier akute, allmählich progrediente und intermittierende Formen gesondert analysieren müssen. Ein weiteres Kriterium für die Beurteilung solcher Fälle wird

- die Auslösung durch äußere Faktoren,
- das Vorhandensein von Schmerzen und dann
- der neurologische Untersuchungsbefund als solcher

sein.

## 13.1 Schlagartig oder höchstens innerhalb von Stunden aufgetretene Parese von Bein und/oder Fuß

Eine solche kann mit oder ohne faßbare äußere Ursache in Erscheinung treten.

### Durch ein faßbares Ereignis ausgelöst

- *Ein Schädel-Hirn-Trauma* kann durch lokale Kontusion die Beinrepräsentation im Mantelkantenbereich treffen. Dies führt zu einer spastischen Monoparese mit Pyramidenzeichen, die unter Umständen mehr oder weniger rein motorisch sein kann
- *Ein Trauma der Wirbelsäule* kann auf zwei Weisen zu einer Monoparese eines Beines führen:

- Einmal kann ein Trauma der Hals- oder Brustwirbelsäule eine Rückenmarkskontusion zur Folge haben, die im Sinne eines *Brown-Séquard-Syndromes* eine spastische Monoparese eines Beines und eine dissoziierte Sensibilitätsstörung des anderen Beines verursacht.
- Dann aber kann ein Trauma der Lendenwirbelsäule eine *Fraktur eines Lendenwirbels* verursachen oder eine *traumatische lumbale Diskushernie* auslösen und damit eine radikuläre Beinparese (s. unten).

– *Beckenfrakturen und Frakturen der unteren Extremitäten* können einerseits zu Läsionen des Plexus lumbosacralis und des N. ischiadicus, dann aber auch zu Läsionen einzelner anderer peripherer Nerven im Bereiche der unteren Extremitäten führen.
– *Kontusionen oder langanhaltender Druck* (z. B. im Koma) oder auch
– *iatrogene Einwirkungen* (z. B. Spritzenlähmungen!) können auch einmal zu Paresen führen. Die Charakteristika der dadurch verursachten peripheren Nervenläsionen der unteren Extremitäten sind in Abb. **12** und **13** zusammengefaßt. Es wird weiter unten noch näher darauf eingegangen werden.
– *Ein Zoster der unteren Extremitäten* kann von einer radikulären Beinlähmung gefolgt sein, die sich innerhalb von Stunden entwickeln kann.
– *Eine muskuläre Überlastung eines Beines* (z. B. forcierter Marsch oder sportliche Hochleistung) oder eine exogene oder embolische *Gefäßverletzung* kann zu einer *akuten ischämischen Muskelnekrose in der Tibialisloge* (Arteria-tibialis-anterior-Syndrom) führen. Diese ist durch eine schmerzhafte Schwellung der Muskeln in der Loge, eine Rötung daselbst, eine Unfähigkeit, den Fuß aktiv dorsal zu extendieren (aber kein Fallfuß wegen der Verkürzung der ischämischen Muskeln) und durch ein zumindest initiales Verschwinden des Dorsalis-pedis-Pulses gekennzeichnet. Nicht selten bewirkt die ischämische Läsion des in der Loge verlaufenden N. peronaeus profundus auch eine Parese der kurzen Muskeln am Fußrücken (Mm. extensores hallucis und digitorum breves) und eine Sensibilitätsstörung über dem ersten Spatium interosseum. Dies fördert noch die häufige Verwechslung mit einer Peronäuslähmung (von welcher sich das Tibialis-anterior-Syndrom unter anderem auch durch die Intaktheit der Mm. peronaei unterscheidet).
– Auch eine banale aktive Plantarflexion des Fußes beim Springen oder bloßen Gehen kann zum Riß einer Achillessehne – selten auch beidseitig, besonders nach Steroidtherapie – führen und damit zu einer akuten Plantarflexionsschwäche des Fußes mit fehlendem Achillessehnenreflex.
– *Vaskulärer Pathogenese* sind auch einige weitere Läsionen, so zum Beispiel eine Parese des Plexus lumbosacralis nach Ligatur der A.

iliaca interna, oder die reflektorische Plexusischämie nach intraglutäaler Injektion mit Applikation der Substanz in die A. glutaealis mit retrograden Spasmen oder Thrombosen von Beckenarterien. Hier sei auch das Nicolau-Syndrom, die Ischämie eines Muskelteiles und der darüberliegenden Haut der Glutäalregion nach intraarterieller Injektion erwähnt.

### Akute Beinlähmung ohne äußere Einwirkung

Die weitere Differenzierung wird aufgrund des Untersuchungsbefundes geschehen.

- *Zentrale Beinlähmung bei zerebraler Läsion* (Zentralwindung im Mantelkantenbereich). Diese ist durch eine globale motorische Schwäche, eventuell fußbetont, gekennzeichnet (Monoplegia cruralis). Die Reflexe sind gesteigert, und es sind Pyramidenzeichen vorhanden. Die Sensibilität kann, muß aber nicht unbedingt mit betroffen sein. Man suche zur Bestätigung auch zentrale Symptome am homolateralen Arm oder eine Abschwächung der Bauchhautreflexe. Ursächlich kommen in Frage:
  - vor allem ein *Insult im Gebiete der A. cerebri anterior* (Alter, Risikofaktoren, Emboliequelle, CT, eventuell Arteriographie),
  - eine entsprechend lokalisierte intrazerebrale Blutung, spontan oder in einen Tumor (Metastase) (Hypertonie, Primärtumor, CT).
- *Ischämie des Rückenmarkes.* Diese kann ebenfalls zu einer akuten zentralen Beinlähmung führen, was allerdings zugleich eine dissoziierte Sensibilitätsstörung auf der Gegenseite, also ein Brown-Séquard-Syndrom bedingt (immer danach suchen).
- *Eine Poliomyelitis* kann eine akute, rein motorische Parese eines Beines verursachen (Fieber, Schmerzen, Liquorbefund).
- *Bei lumbaler Diskushernie* kann akut oder im Verlauf von Stunden eine einseitige Beinlähmung sich entwickeln. Ausnahmslos ist ein vorausgehendes oder begleitendes vertebrales Syndrom zu fordern (praktisch immer frühere Hexenschüsse, seit Stunden oder Tagen neuer Lumbalgieschub, objektive hochgradige Bewegungseinschränkung der LWS). Immer finden sich auch radikuläre Reizerscheinungen (positiver Lasègue, eventuell umgekehrter oder gekreuzter Lasègue, Druckdolenz eines Nervenstammes im Sinne von Valleixschen Druckpunkten) und vor allem die motorischen und sensiblen radikulären oder polyradikulären Ausfälle. Diese letzteren stellen jeweils für eine bestimmte Wurzel charakteristische Syndrome dar. Diese sind in Tab. **21** zusammengefaßt (s. auch Abb. **13**).
- *Bei verschiedenen Beinplexusläsionen* finden sich subakute Beinlähmungen. Diese müssen zunächst einmal gegenüber Wurzelläsionen

| Nerv | Betroffene Muskeln | Sensibilitätsausfall |
|---|---|---|
| *Plexus lumbalis* L1–L4 | vor allem Hüftbeuger (Rotatoren des Hüftgelenkes), Adduktoren des Oberschenkels, Kniestrecker | 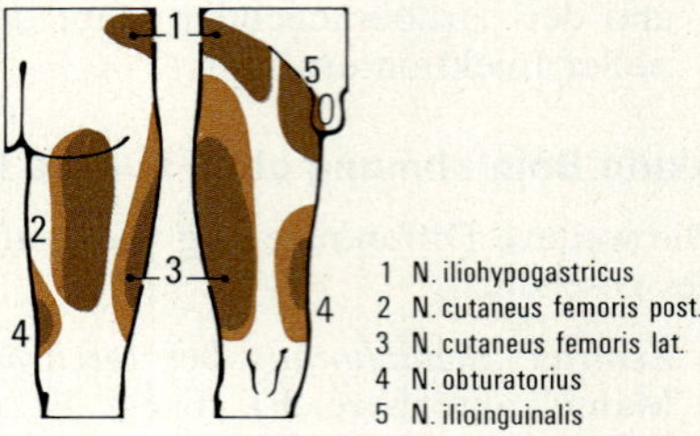  |
| *Plexus sacralis* L5–S3 | vor allem Gesäßmuskeln, ischiokrurale Gruppe, Dorsalextensoren und Plantarflexoren von Fuß und Zehen | |
| *N. femoralis* L1–L4 | M. iliacus, M. pectineus<br>M. sartorius<br>M. quadriceps femoris | 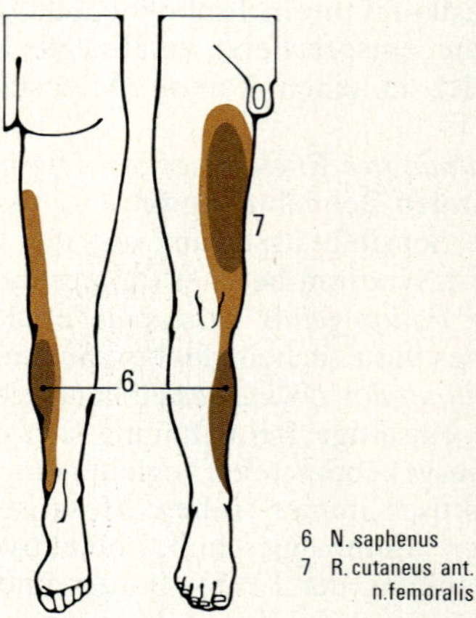  |
| *N. cutaneus femoris lateralis* L2–L3 | ∅ | |
| *N. ilioinguinalis* L1(–L2) | ∅ | |
| *N. glutaeus superior* L4–S1 | M. glutaeus medius<br>M. glutaeus minimus<br>M. tensor fasciae latae | |

Abb. **12** Charakteristika der Läsionen des Beinplexus und der einzelnen peripheren Nerven an den unteren Extremitäten (aus M. Mumenthaler: Dtsch. med. Wschr. 87 [1962] 1887, 1967)

| Funktion | Besondere Teste | Ätiologie | Bemerkungen | Differentialdiagnose |
|---|---|---|---|---|
| s. Muskeln | | traumatisch, retroperitoneale Prozesse (Tumoren), Hockstellung, Diabetes mellitus | | |
| s. Muskeln | | Tumoren im kleinen Becken, Schwangerschaft und Geburt, operative Eingriffe | | multiple Wurzelläsionen, Cauda-equina-Syndrome, Verschlüsse der Beckenarterien |
| Beugen und Innenrotation der Hüfte<br>Flexion, Adduktion und Außenrotation der Hüfte<br>Kniestreckung (und Hüftbeugung) | Prüfung am sitzenden Patienten mit herabhängendem Bein | operative Eingriffe, Verletzungen, Überstreckung des Hüftgelenkes, Blutungen | | hohe lumbale Diskushernie, progressive Muskeldystrophie (isolierter Befall des Oberschenkels), arthrogene Muskelatrophie bei Kniegelenksläsionen, Femoralisform der diabetischen Neuropathie |
| rein sensibel | Druckdolenz knapp medial der Spina iliaca anterior superior, Beschwerden beim Überstrecken des Hüftgelenkes | mechanische chronische Schädigung an der Durchtrittsstelle durch das Leistenband | „Meralgia paraesthetica" | hohe lumbale Diskushernie |
| vor allem sensibel | Überstrecken des Hüftgelenkes | chronische mechanische Schädigung beim Durchtritt durch die Bauchwandmuskeln | | Hüftgelenksaffektionen |
| Innenrotation der Hüfte bei leichter Beugestellung<br>Abduktion im Hüftgelenk | Abduzieren des Beines bei Seitenlage, Absinken des Beckens auf Gegenseite beim Gehen (positiver Trendelenburg) | traumatisch, vor allem Spritzenlähmung | | Beckengürtelform der progressiven Muskeldystrophie |

Fortsetzung umseitig

| Nerv | Betroffene Muskeln | Sensibilitätsausfall |
|---|---|---|
| *N. glutaeus inferior*<br>L5–S2 | M. glutaeus maximus | |
| *N. tibialis*<br>L4–S3 | M. gastrocnemius<br>M. plantaris<br>M. soleus<br>M. popliteus<br>M. tibialis posterior<br>M. flexor digitorum longus<br>M. flexor hallucis longus<br>M. flexor digitorum brevis<br>M. flexor hallucis brevis<br>M. abductor hallucis<br>M. abductor digiti minimi<br>M. adductor hallucis<br>M. quadratus plantae<br>Mm. lumbricales<br>Mm. interossei | 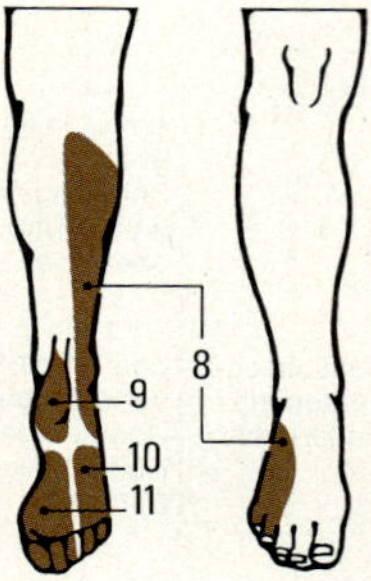<br><br>8 N. suralis<br>9 N. tibialis<br>10 N. plantaris lat.<br>11 N. plantaris med. |
| *N. peronaeus communis*<br>L4–S2<br><br>N. peronaeus profundus<br><br>N. peronaeus superficialis | M. tibialis anterior<br>M. extensor digitorum longus<br>M. extensor hallucis longus<br>M. peronaeus tertius<br>M. extensor digitorum brevis<br>M. extensor hallucis brevis<br>M. peronaeus longus<br>M. peronaeus brevis | 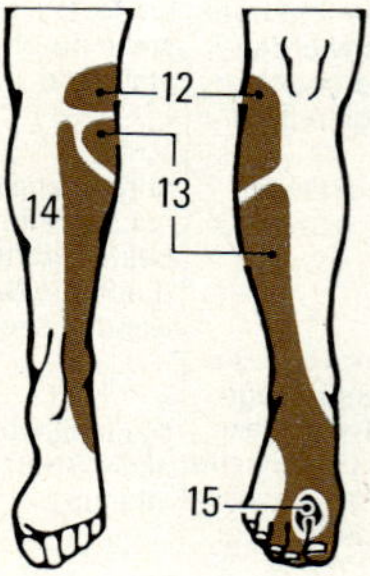<br><br>12 N. peronaeus comm.<br>13 N. peronaeus superf.<br>14 N. suralis<br>15 N. peronaeus prof. |

Abb. **12** (Fortsetzung)

| Funktion | Besondere Teste | Ätiologie | Bemerkungen | Differentialdiagnose |
|---|---|---|---|---|
| Strecken der Hüfte | Bauchlage, Kniebeugen 90 Grad, Abheben des Oberschenkels von der Unterlage | | | Muskeldystrophie |
| Plantarflexion des Fußes (und Kniebeugung) | Flexion des Knies, erste 15 Grad | traumatisch in Kniekehle u. U. isoliert bei Ischiadikusverletzungen | | Diskushernie L5/S1 |
| Beugung im Kniegelenk | Knie in Beugestellung 90 Grad | | | |
| Supination und Plantarflexion des Fußes | Zehenbeuger nicht betätigen | | | |
| Flexion der Endphalangen | | | | |
| Flexion der Mittelphalangen | | | | |
| Dorsalextension des Fußes<br>Extension der Endphalangen und des Fußes<br>Extension der Grundphalangen | Hackengang<br>Steppergang | direktes Trauma,<br>Frakturen der Fibula,<br>Druckparese,<br>serogenetische Lähmung | <br><br>gute Prognose<br>selten | Diskushernie L4/L5, andere Wurzelläsionen, Polyneuropathien, peronaeale Muskelatrophie, distale Muskelatrophie bei Myopathien (Steinert), (Arteria)-Tibialis-anterior-Syndrom |
| Eversion und Plantarflexion des Fußes | | | | |

Tab. **21** Charakteristika der wichtigsten lumbosakralen Wurzelsyndrome (aus: M. Mumenthaler, H. Schliack: Läsionen peripherer Nerven, 6. Aufl. Thieme, Stuttgart 1993)

| *Segment* | *Sensibilität* | *Kennmuskel* | *Muskeldehnungsreflexe* | *Bemerkungen* |
|---|---|---|---|---|
| L 3 | Dermatom vom Trochanter major über die Streckseite zur Innenseite des Oberschenkels über das Knie ziehend | Parese des M. quadriceps femoris | Ausfall des Quadrizepsreflexes (Patellarsehnenreflex) | Differentialdiagnose gegen die Femoralislähmung: Das Innervationsareal des N. saphenus bleibt intakt, die Adduktoren können mit befallen sein |
| L 4 | Dermatom von der Außenseite des Oberschenkels über die Patella zum vorderen inneren Quadranten des Unterschenkels bis zum inneren Fußrand reichend | Parese des M. quadriceps femoris und des M. tibialis anterior | Abschwächung des Quadrizepsreflexes (Patellarsehnenreflex) | Differentialdiagnose gegen die Femoralislähmung: Beteiligung des M. tibialis anterior |
| L 5 | Dermatom oberhalb des Knies am lateralen Kondylus beginnend, abwärts ziehend über den vorderen äußeren Quadranten des Unterschenkels bis zur Großzehe | Parese und Atrophie des M. extensor hallucis longus, oft auch des M. extensor digitorum brevis | Ausfall des Tibialis-posterior-Reflexes – nur verwertbar, wenn dieser Reflex auf der Gegenseite eindeutig auslösbar ist | |
| S 1 | Dermatom zieht von der Beugeseite des Oberschenkels im hinteren äußeren Quadranten des Unterschenkels über den äußeren Malleolus zur Kleinzehe | Parese der Mm. peronaei, nicht selten auch Innervationsstörungen im M. triceps surae und den Glutäalmuskeln | Ausfall des Triceps-surae-Reflexes (Achillessehnenreflex) | |

Tab. **21** (Fortsetzung)

| *Segment* | *Sensibilität* | *Kennmuskel* | *Muskeldehnungsreflexe* | *Bemerkungen* |
|---|---|---|---|---|
| Komb. L 4/5 | Dermatom L 4 und L 5 | alle Streckmuskeln am Unterschenkel; Innervationsstörungen auch im M. quadriceps femoris | Abschwächung des Quadrizepsreflexes, Ausfall des Tibialis-posterior-Reflexes | Differentialdiagnose gegen die Peronäuslähmung: Freibleiben der Mm. peronae , Beachtung des Patellarsehnen- und Tibialis-posterior-Reflexes |
| Komb. L 5/S 1 | Dermatom L 5 und S 1 | Zehenstrecker Mm. peronaei, gelegentlich auch Innervationsstörungen im M. triceps surae und den Glutäalmuskeln | Ausfall des Tibialis-posterior-Reflexes und des Triceps-surae-Reflexes (ASR) | Differentialdiagnose gegen die Peronäuslähmung: Freibleiben des M. tibialis anterior, Beachtung des Reflexbefundes |

abgegrenzt werden. Die Merkmale der Beinplexusläsion lassen sich zum Teil aus der Anatomie des Beinplexus, wie sie in der Abb. **14** dargestellt ist, ableiten. Die Unterscheidungsmerkmale gegenüber Wurzelsyndromen und Läsionen peripherer Nerven sind folgende: Ein vertebrales Syndrom fehlt; Beinplexusläsionen betreffen Muskeln, die von verschiedenen Wurzeln versorgt werden. Besonders eindrücklich ist letzteres, wenn Muskeln betroffen sind, die einerseits vom N. femoralis, andererseits vom N. ischiadicus und seinen Ästen versorgt werden. Es ist nicht selten mehr als ein Reflex ausgefallen. Auch die Sensibilitätsstörung dehnt sich über mehr als ein Segment aus. Schließlich fehlen bei Plexusläsionen (und bei Läsionen peripherer Nerven) die Schweißsekretion und der Piloarrektorenreflex im Bereich sensibler Ausfälle, während sie beim radikulären lumbosakralen Ausfall intakt sind (Begründung s. S. 297).

Hat man grundsätzlich eine Plexusläsion als Lähmungsursache festgestellt, dann kommen *für eine akute und subakute Beinlähmung durch Plexusbefall folgende ätiologische Ursachen* in Frage:

- Ein *retroperitoneales Hämatom in der Psoasscheide,* wie es besonders bei Blutgerinnungsstörungen bzw. bei Antikoagulation vorkommt. Es geht initial mit intensiven Schmerzen einher, betrifft vor allem die Hüftbeuger und die Kniestrecker, ist von einem

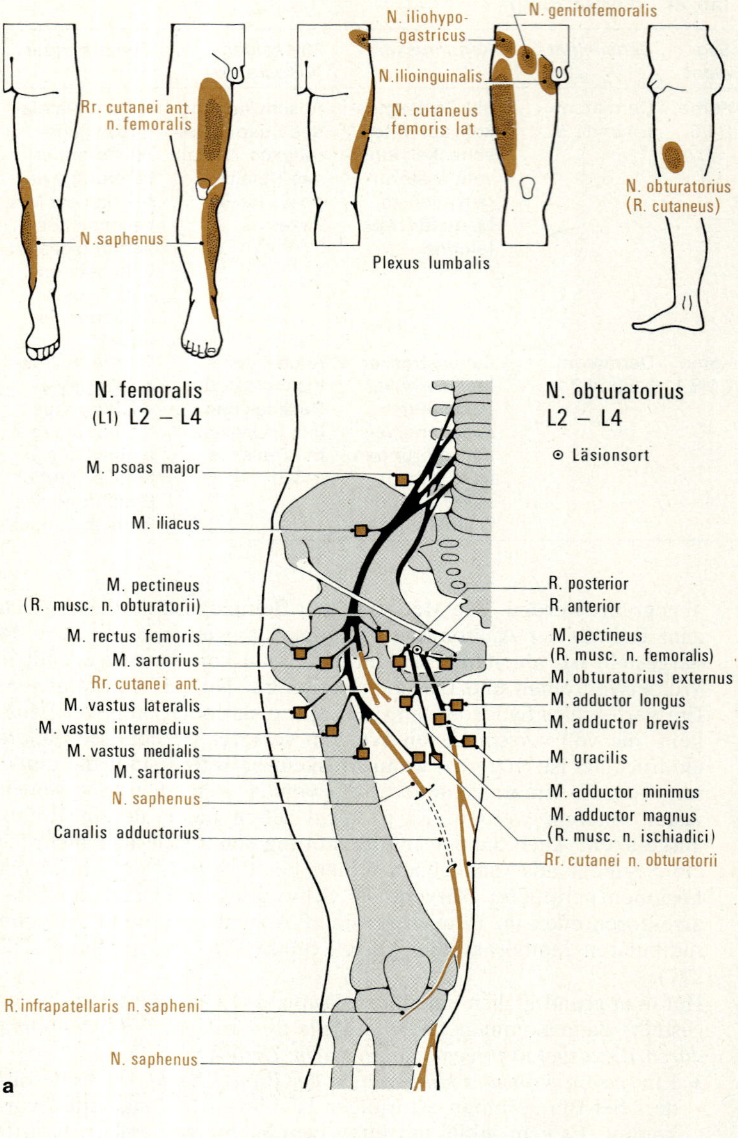


a

Abb. **13a–c** Periphere Nerven der unteren Extremitäten

N. ischiadicus / N. tibialis L4 – S3 ← Läsionsorte

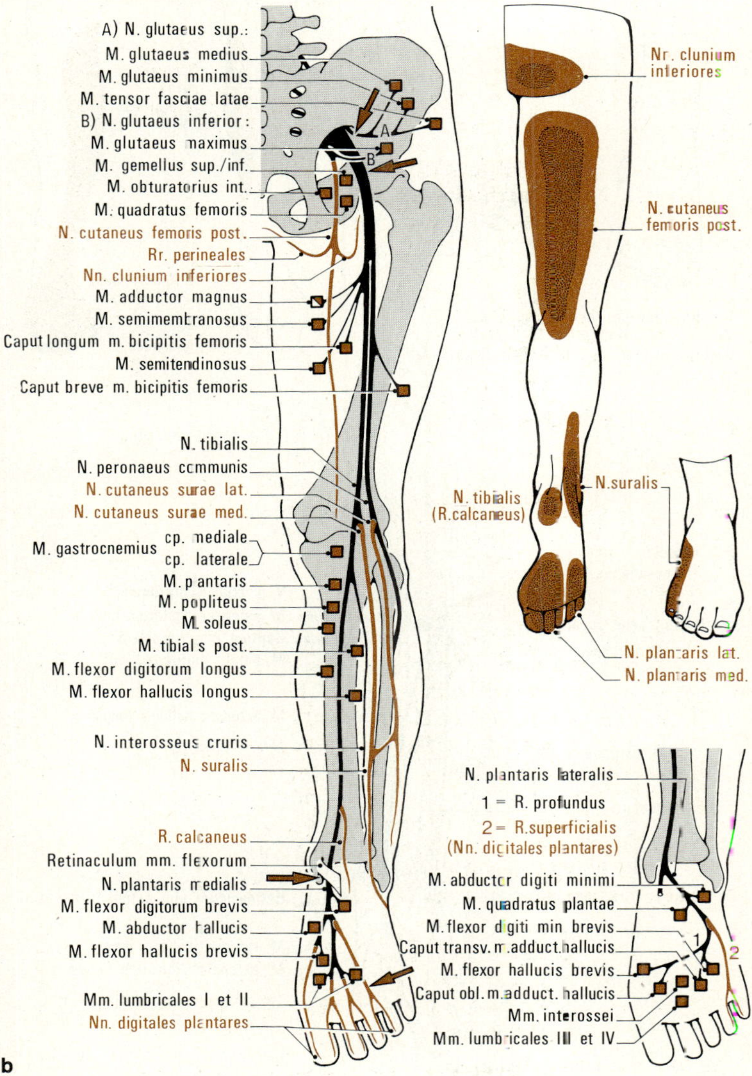


**b**

N. peronaeus L4 – S2

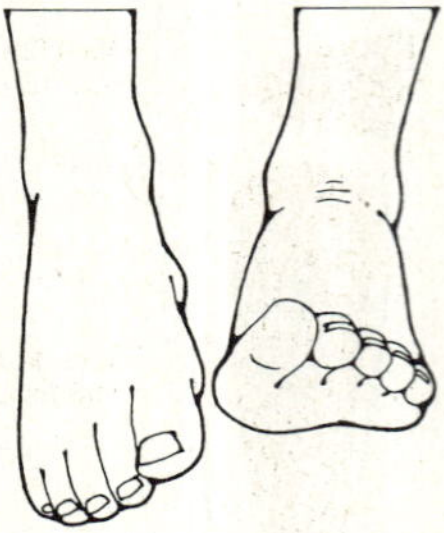

Peronäusparese rechts: Fallfuss.
Zehen in Flexionsstellung schlaff,
Herunterhängen des lateralen Fussrandes

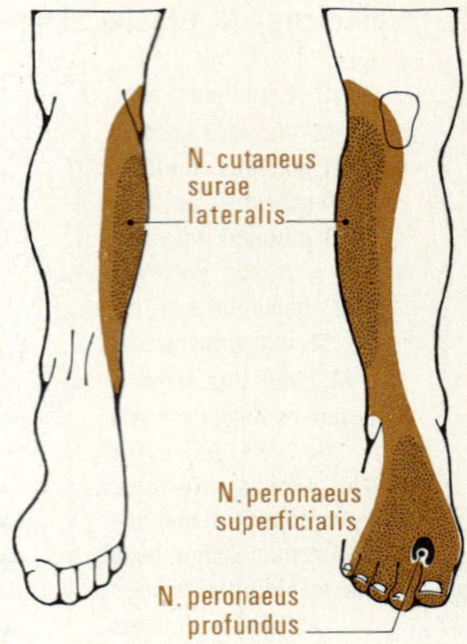


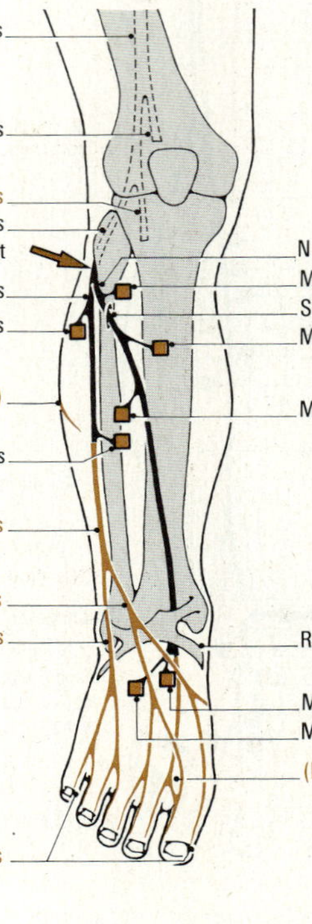


Abb. **13c**

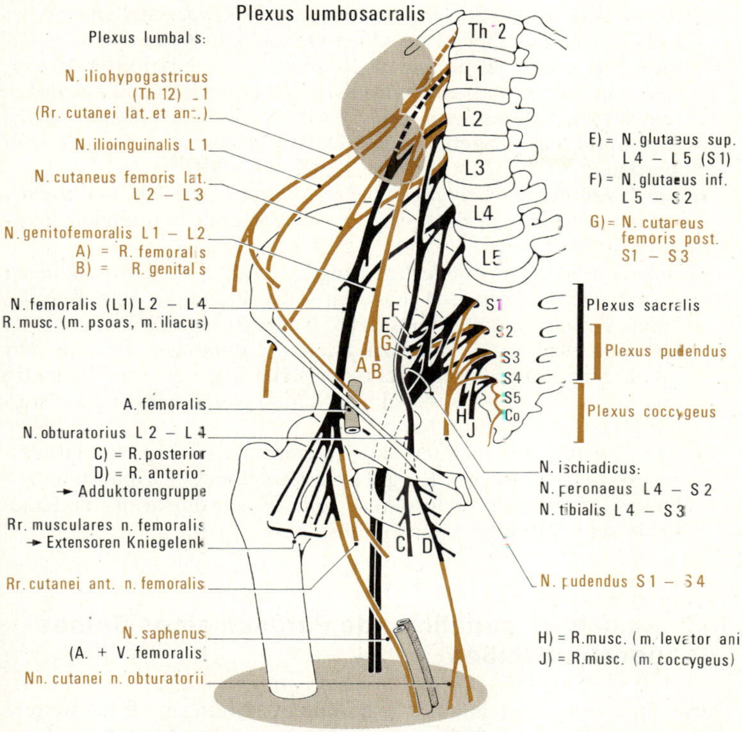


Abb. **14** Der Plexus lumbosacralis (in Anlehnung an M. Mumenthaler, H. Schliack: Läsionen peripherer Nerven, 6. Aufl. Thieme, Stuttgart 1993)

sensiblen Ausfall an der Oberschenkelvorderseite und der Unterschenkelinnenseite begleitet und der PSR fehlt. Ein Hämoglobinabfall weist darauf hin. Nach einigen Tagen tritt nicht selten auch ein Hämatom in der Leiste auf. Von Anfang an ist die Blutung im CT sichtbar, eventuell auch ein verbreiterter Psoasschatten auf den Leeraufnahmen.

- Wahrscheinlich als Ausdruck einer Durchblutungsstörung von Plexusteilen kann selten spontan, wesentlich häufiger *bei Diabetes mellitus,* eine *ischämische Neuropathie des Plexus lumbalis* durch eine subakute und sehr schmerzhafte Parese vor allem im Nervus-femoralis-Gebiet sich manifestieren.
- Eine akute bis subakute Parese, vor allem, aber nicht ganz ausschließlich, des Plexus sacralis, findet sich als „Rübenzieherneuri-

tis" *nach längerem Sitzen oder Arbeit in hockender Stellung.* Sie ist wohl Ausdruck einer chronischen Dehnung der Plexusäste, eventuell mit einer ischämischen Komponente. Differentialdiagnostisch allerdings muß eine chronische Kompression eines peripheren Nervenstammes, zum Beispiel des N. peronaeus beim Durchtritt unter der langen Sehne des M. biceps femoris, erwogen werden.

- *Akute Lähmungserscheinungen bei nicht offensichtlich traumatischen Läsionen einzelner peripherer Nerven.* Folgende Ätiologien kommen in Frage:
  - Banale und nicht sonderlich langdauernde *Druckeinwirkungen* können bei pathologisch mageren Individuen oder zum Beispiel beim Vorliegen einer familiären Neuropathie mit Neigung zu Druckparesen (s. S. 162) zu akuten Lähmungen führen. Wir sahen zum Beispiel eine Ischiadikuslähmung bei einer Patientin mit Anorexia mentalis, die einige Stunden auf einem ungepolsterten Holzstuhl gesessen hatte.
  - Ein *Gelenksganglion* kann akut zu einer peripheren Nerven(ast)parese führen, so zum Beispiel ein Ganglion des Tibiofibulargelenkes zu einer Peronäusparese, eine Zyste dorsal in der Kniekehle sehr selten zu einer Tibialisparese.

## 13.2 Allmählich zunehmende Paresen eines Beines oder/und Fußes

Diese sind wesentlich häufiger als akute Lähmungen. Eine weitere Differenzierung dieser Kategorie geschieht am besten aufgrund der objektiv erhobenen neurologischen Symptome.

### Mit Zeichen einer zentralen Monoparese eines Beines

Finden sich Tonuserhöhung, Reflexsteigerung und Pyramidenzeichen, eventuell Sensibilitätsstörungen, aber keine Muskelatrophien, dann suche man nach folgenden ätiologischen Gruppen:

- eine progrediente *zerebrale fokale Läsion* mantelkantennahe in der Zentralregion. Im besonderen kommt ein Tumor, selten eine fokale Atrophie in Frage. Diese Parese kann zugleich von einer Sensibilitätsstörung des Beines begleitet sein (s. S. 179).
- Immer suche man nach einer dissoziierten Sensibilitätsstörung am anderen Bein, um eine *Rückenmarksläsion* zum Beispiel im Brustmark mit einem Brown-Séquard-Syndrom nicht zu übersehen, wie sie zum Beispiel bei einer Kompression durch einen Tumor vorkommt.

– Bei einer *multiplen Sklerose* kommen nicht selten scheinbare und vom Patienten als solche erlebte Monoparesen eines Beines vor. Bei genauer Befragung und Untersuchung wird man in der Vorgeschichte abgelaufene Episoden von neurologischen Ausfällen bzw. bei der Untersuchung Zeichen einer zentralen Parese auch des anderen Beines finden.

**Progrediente Monoparese eines Beines durch Läsionen des peripheren motorischen Neurons**

Diese zweite Gruppe ist durch eine progrediente Schädigung der Vorderhörner, der Wurzeln, des Beinplexus oder peripherer Nerven der unteren Extremitäten verursacht. Immer werden sich hier Muskelatrophien finden, die Reflexe sind abgeschwächt oder fehlen, und es werden (je nach Erkrankung) meistens auch Störungen der Sensibilität vorliegen.

Eine weitere Differenzierung innerhalb dieser Gruppe wird sich stützen auf

– Vorhandensein oder Fehlen von Sensibilitätsstörungen,
– Verteilung der motorischen
– und der sensiblen Ausfälle.

***Progrediente Parese am Bein ohne jeglichen sensiblen Ausfall***

In diesen Fällen können vorliegen:

– ein fokaler isolierter progredienter *Ausfall von Vorderhornganglienzellen.* Es wird sich um eine spinale Muskelatrophie und in einer solch asymmetrischen Form wohl immer um eine beginnende myatrophische Lateralsklerose handeln. Man suche insbesondere nach Faszikulationen und nach vorerst noch subklinischem Befall anderer Muskeln.
– Ein theoretisch denkbarer, auf die Vorderhornregion begrenzter *raumfordernder Prozeß einer Rückenmarkshälfte* (Syrinx, Tumor) macht in praxi immer auch andere Rückenmarkssymptome, namentlich dissoziierte Sensibilitätsausfälle, die allerdings ausdrücklich und sorgfältig gesucht werden müssen.
– Die progrediente *Läsion eines rein motorischen peripheren Nervenastes* an der unteren Extremität führt ebenfalls zu einer motorischen Lähmung ohne sensiblen Ausfall. An den unteren Extremitäten kommen nur Endäste zu einzelnen Muskeln in Frage, zum Beispiel zu den Wadenmuskeln distal von der Kniekehle. Wir sahen dies zum Beispiel durch ein Neurofibrom verursacht.
– Eine *Myopathie*, also eine primäre Erkrankung der Muskelfasern, wird sich nie isoliert nur an einem Bein äußern. Höchstens kann

ganz initial und nur für kurze Zeit eine Polymyositis als einseitiger Muskelbefall imponieren.

***Progrediente Beinparese, zugleich mit peripheren sensiblen Ausfällen an der unteren Extremität***

Diese kann durch eine Rückenmarksläsion, durch Wurzelläsionen, durch Läsion des Beinplexus oder eines (gemischten) peripheren Nerven verursacht werden.

- Eine *chronische Läsion einer ventrolateralen Rückenmarkshälfte* (Syrinx, Tumor) wurde oben schon erwähnt.
- Eine allmählich *progrediente Läsion lumbosakraler Wurzeln* wird am häufigsten durch eine intraspinale Raumforderung verursacht. Es kommen vor allem Neurinome, dann aber auch Ependymome des Filum terminale und andere Tumoren sowie Metastasen in Frage. Schmerzen sind häufig, aber nicht obligat. Im Gegensatz zu den Diskushernien ist der Beginn nicht akut, und das vertebrale Syndrom fehlt oder ist diskret. Je nach Sitz des Tumors wird früher oder später die Gegenseite betroffen und Miktionsstörungen stellen sich ein. Eine progrediente Parese zugleich mit dem progressiven Auslöschen von mehr als einem Muskeleigenreflex an der unteren Extremität ist besonders verdächtig. Entscheidend sind Röntgenbefund, der Liquor und vor allem das CT.
- Eine *progrediente Beinlähmung mit den Charakteristika der Beinplexusläsion* ist durch einen ausgedehnten Befall verschiedener Segmente mit gemischt motorisch-sensiblen Ausfällen gekennzeichnet. Die Schweißsekretion und die Piloarrektion sind in den anästhetischen Hautbezirken aufgehoben. Die häufigste Ursache sind Tumoren (weibliches Genitale, maligne Lymphome, Nieren, Rektum) (Palpation, Rektaluntersuchung, CT entscheidend). Selten sind Aneurysmen. Retroperitoneale Fibrose mit Beinplexusparese und Ureterstenose wurde unter anderem nach langdauernder Behandlung mit einem Serotoninhemmer, Methysergid, beschrieben. Nach Röntgenbestrahlung kommen ähnlich wie am Armplexus mit Latenz von ein bis mehreren Jahren auch progrediente aktinische Beinplexuslähmungen vor.
- *Progrediente, gemischt motorisch-sensible Teillähmungen der unteren Extremitäten* sind *besonders oft Folge einer Läsion eines peripheren Nerven.* Die Charakteristika sind bereits in Abb. **12** und **13** dargelegt worden.

  Es sei daran erinnert, daß man zur Sicherung der ätiologischen Diagnose immer nach

  - der Übereinstimmung der motorischen und sensiblen Ausfälle mit dem neuroanatomisch zu erwartenden Bild suchen muß

- und bewußt die Differenzierung gegenüber den ähnlich aussehenden Lähmungsbildern nicht peripher-neurogenen Ursprungs vornehmen muß.

Letzteres macht erfahrungsgemäß *bei zwei klinischen Bildern besondere differentialdiagnostische Schwierigkeiten*. Aus diesem Grunde sollen zu diesen zweien hier speziell noch praktische Ratschläge erteilt werden:

- Die *Läsion des N. femoralis* hat eine Parese des M. quadriceps femoris, ein Erlöschen des PSR und einen Sensibilitätsausfall an der Ventralseite des Oberschenkels und an der Innenseite des Unterschenkels (N. saphenus) zur Folge. Sie muß unterschieden werden von der Quadrizepsschwäche bei einer hohen *lumbalen Wurzelläsion L2/L4*. Bei dieser ist ein Vetrebralsyndrom zu erwarten. Bei L2-Läsion ist ein Mitbefall des Iliopsoas und der Adduktoren nachweisbar, bei L3 sind letztere unter Umständen leicht mit betroffen, vor allem aber ist die Sensibilität am medialen Unterschenkel intakt. Der Befall der Wurzel L4 ist auch von einer Schwäche des M. tibialis anterior begleitet, und die Sensibilität ist bandförmig bis zum inneren Fußrand betroffen. Bei einer *Beinplexusläsion* wird die motorische Parese immer über den M. quadriceps hinausgehen und vor allem den Iliopsoas mit betreffen, eventuell auch die Adduktoren.
- Die *Läsion des N. peronaeus* muß einerseits gegenüber einer sogenannten „vertebralen Peronäusparese" abgegrenzt werden. Tatsächlich verursacht eine *kombinierte Läsion der Wurzeln L4 und L5* (zum Beispiel durch eine mediolaterale Diskushernie der Bandscheibe L3/4) ein der Peronäusparese sehr ähnliches klinisches Bild. Allerdings findet sich ein vertebrales Syndrom, bleiben die Mm. peronaei klinisch frei, der PSR ist oft abgeschwächt und der Tibialis-posterior-Reflex fehlt. Eventuell findet sich zumindest elektromyographisch ein Befall des M. quadriceps femoris, des M. glutaeus medius und der paravertebralen Muskeln. Andererseits wird erfahrungsgemäß ein vaskuläres *Tibialis-anterior-Syndrom* allzu oft zunächst als Peronäusparese verkannt. Die richtige Deutung sollte allerdings aufgrund der auf S. 164 geschilderten Symptome nicht schwierig sein. Beim *Mantelkantenprozeß* schließlich geht die Fußheberparese ohne periphere Sensibilitätsstörung einher, ist von einer Plantarflexionsschwäche (Hüpfen auf einer Fußspitze!) begleitet und eventuell auch von einer Steigerung des ASR und einem positiven Babinski.

– Eine progrediente Beinlähmung (unter Umständen auch eine mehr oder weniger plötzlich aufgetretene) *mit einer globalen Störung der Sensibilität der unteren Extremität* kann zwei Hauptursachen haben.

- Einerseits kann eine Läsion der Zentralregion zugleich mit der Postzentralregion oder der entsprechenden subkortikalen Bereiche in der gegenüberliegenden Großhirnhemisphäre zu einer solchen gemischten *zentralen Monoparese* des Beines führen. Zu fordern sind Tonuserhöhung, Reflexsteigerung, Pyramidenzeichen und andere Hinweise für ein zerebrales Geschehen.

- Beim Fehlen von objektiven zentralen oder peripheren Ausfällen wird man auch an eine *psychogene Pseudoparese* denken müssen. Nachweis der psychogenen Natur der motorischen und sensiblen Ausfälle s. S. 126.

## 13.3 Intermittierend auftretende Paresen eines Beines oder Fußes

Diese können unterteilt werden in solche mit und solche ohne faßbare auslösende bzw. begleitende Momente für die paretische Episode.

### Mit faßbarer auslösender Ursache

Eine solche bzw. ein begleitendes Moment kann zum Beispiel sein:

- ein *epileptischer Anfall* mit einer postiktalen Schwäche im Sinne einer Todd-Lähmung (s. S. 110). Man wird allerdings auch immer eine homolaterale Armschwäche finden.
- Eine Kopfwehepisode im Sinne einer *Migraine accompagnée,* wobei auch hier meist ein Hemisyndrom und nicht eine isolierte Beinlähmung vorliegen wird (s. S. 115).
- Eine *Auslösung durch das Gehen* finden wir entweder
  - als Schmerzhemmung bei der *vaskulären Claudicatio intermittens* (s. S. 287) oder
  - als Kombination von Schmerzhemmung und motorischer Parese bei der *Claudicatio intermittens der Cauda equina.* Die Beidseitigkeit ist die Regel, kennt aber auch Ausnahmen (Näheres s. S. 286).

### Ohne faßbare auslösende Ursache

In diesem Fall kann eine intermittierende einseitige Beinschwäche

- Ausdruck einer *intermittierenden Durchblutungsstörung im Versorgungsgebiete der A. cerebri anterior* sein (transitorische ischämische Attacke). Für diese Annahme sind allerdings irgendwann objektive Symptome (Reflexsteigerung, Pyramidenzeichen, Nachweis einer fokalen Veränderung im EEG, pathologischer intrakranieller Doppler) zu fordern.
- Schließlich kann eine *psychogene Störung* sich einmal als intermittierende Beinschwäche manifestieren.

# 14. Störungen der Sensibilität

Manche Patienten kommen zum Neurologen, weil bei ihnen entweder *subjektive sensible Mißempfindungen* – zum Beispiel Einschlafgefühl, Parästhesien, brennende Sensationen – aufgetreten sind oder ein *Ausfall der Sensibilität* vorhanden ist. Diese zwei Gruppen von Phänomenen können auch zugleich bestehen, und sie können von anderen neurologischen Ausfällen begleitet sein. All dies dient der ätiologischen Differenzierung. Im vorliegenden Abschnitt wollen wir die vorwiegend als Schmerzen sich manifestierenden Affektionen nicht berücksichtigen, da in den Kapiteln 20 bis 23 darauf eingegangen wird.

Die nachfolgende topisch-diagnostische Analyse, vor allem der sensiblen Ausfälle, setzt die Kenntnis der *sensiblen Bahnen* und ihrer kutanen Verteilung voraus. Die peripheren Anteile sind aus den Abb. **10–13** ersichtlich. Die zentralen sensiblen Bahnen sind in Abb. **15** dargestellt. Die segmentale und die periphere sensible Innervation der Haut sind in Abb. **16** festgehalten.

## 14.1 Subjektive sensible Mißempfindungen

Diese Patienten klagen über abnorme sensible Sensationen. Dazu gehören ein taubes oder Einschlafgefühl einer Zone oder eines mehr oder weniger ausgedehnten Körperteiles, Parästhesien oder Ameisenlaufen, ein Kältegefühl oder Sensationen von ungewöhnlicher Qualität, wie zum Beispiel brennendem Charakter. Eigentliche Schmerzen sollen hier nicht berücksichtigt werden, wobei zugegebenermaßen die Abgrenzung von den Schmerzsyndromen der Kapitel 20 bis 23 nicht immer eindeutig ist.

Für die *Analyse solcher sensibler Mißempfindungen* wird man am besten *von deren Lokalisation ausgehen.*

### Die sensiblen Mißempfindungen betreffen den ganzen Körper

Diese sind in der Regel *Ausdruck einer Allgemeinaffektion,* so zum Beispiel die diffuse Schmerzhaftigkeit und Hyperpathie der ganzen Körperoberfläche bei grippalen Infekten. Mit den Zeichen einer Dys-

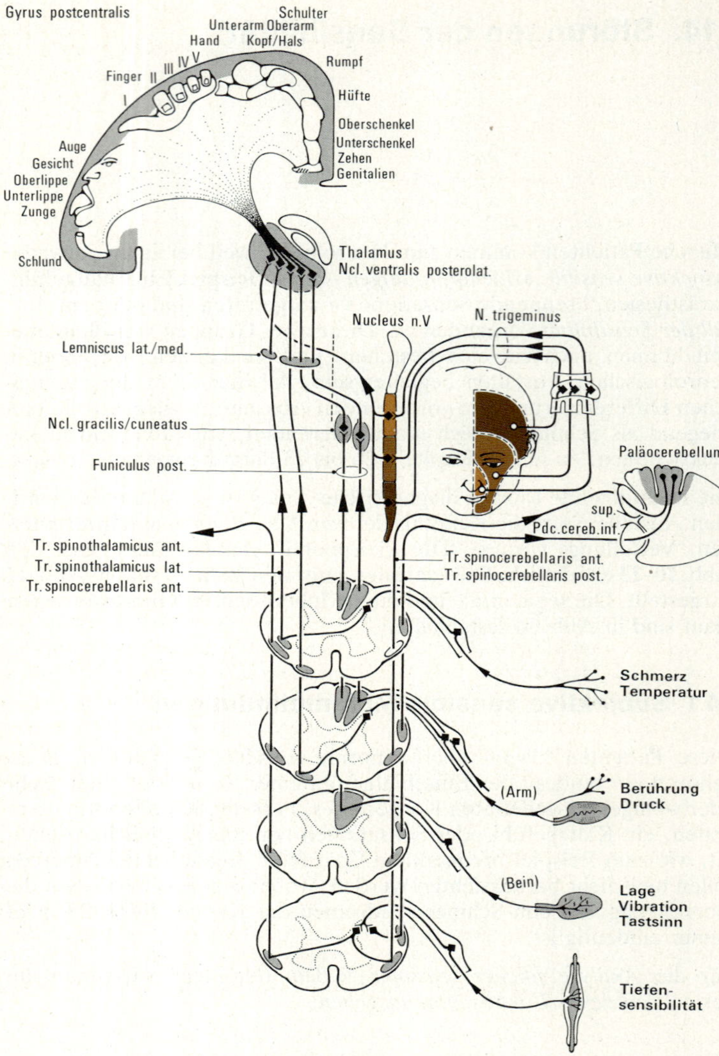


Abb. **15** Aufsteigende sensible Bahnen in Rückenmark und Gehirn (modifiziert nach M. Mumenthaler: Neurologische Differentialdiagnostik, 3. Aufl. Thieme, Stuttgart 1988)

autonomie geht eine von den Füßen aufsteigende, spontan heilende, das autonome Nervensystem erfassende Polyneuropathie einher. Bei der Hyperventilationstetanie (s. unten) kann ähnliches auftreten. Bei Hypothyreose kann ein allgemeines Kältegefühl auftreten. Angiokeratoma corporis diffusum Fabry s. unten.

### Mißempfindungen einer Körperhälfte

Diese können in bezug auf Präsentationsweise, Charakter und Dauer sehr unterschiedlich sein.

– *Anfallsartige sensible Phänomene einer ganzen Körperseite* können verursacht sein durch
  - eine *fokale sensible Epilepsie* bei Fokus in der hinteren Zentralwindung der Gegenseite. Sie können als sensible Jackson-Epilepsie sich von einem Ort rasch über die ganze Kōrperhälfte ausbreiten. Für diese Ursache sprechen wiederholtes gleichartiges Auftreten, rasches Abklingen innerhalb von wenigen Minuten, eventuell das begleitende Auftreten motorischer klonischer Zuckungen oder gar eine sekundäre Generalisierung zu einem Grand-mal-Anfall. Schließlich kann auch das Vorhandensein einer der klassischen ätiologischen Ursachen einer fokalen Epilepsie verwertet werden. Ein CT ist immer angezeigt.
  - Eine *Migraine accompagnée*. Sie betrifft meist jüngere Individuen, vielfach Migräne in der Vorgeschichte. (Aber es kann sich auch einmal eine Migräne erstmals als Migraine accompagnée manifestieren.) Die sensiblen Phänomene bestehen in einer meist über Stunden sich zunächst akzentuierenden und dann wieder abklingenden Hypästhesie, meist begleitet von einer motorischen Behinderung der gleichen Seite. Begleitendes Kopfweh ist häufig, aber nicht obligat (Migraine sans migraine). Beim ersten Anfall bleibt dies jedenfalls eine Diagnose per exclusionem.
  - Eine *transiente ischämische Attacke,* also eine Durchblutungsstörung auf organischer Basis im Bereiche eines Media-Astes mit vorübergehender Ischämie in der Postzentralregion.
  - Neben tonischen *Hirnstammanfällen* (s. S. 64) kommen sehr selten auch Hirnstammanfälle *mit rein sensiblen, schmerzhaften Halbseitensymptomen* vor. Diese dauern Bruchteile von Minuten und sind in ätiologischer Hinsicht den tonischen Anfällen gleichzustellen.

– *Längerdauernde oder gar permanente sensible Sensationen einer Körperhälfte* sind Ausdruck einer Läsion zentraler sensibler Bahnen.
  - In Frage kommen *brennende Mißempfindungen* einer Körperseite, entweder spontan oder auf banale taktile Reize hin, die auf eine kontralaterale Thalamusläsion hinweisen. Meist ist damit auch eine verzögerte bzw. den Reiz überdauernde und qualitativ

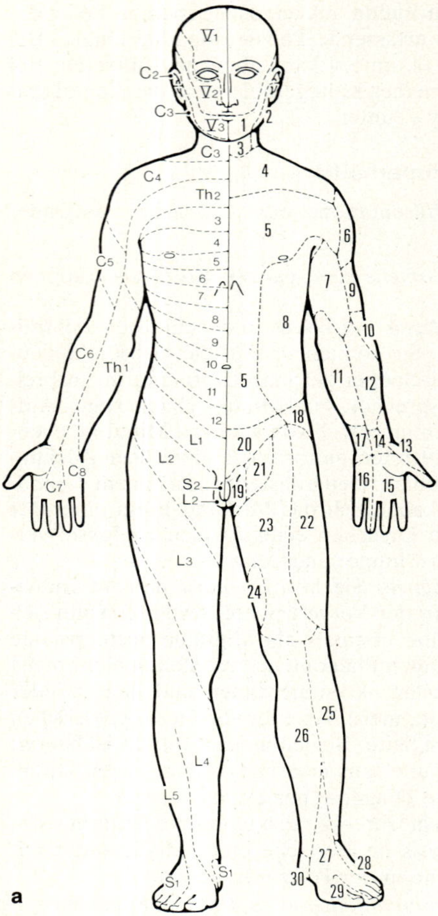


1 N. trigeminus
2 N. auricularis magnus
3 N. transversus colli
4 Nn. supraclaviculares
5 Rr. cutanei anteriores nn. intercostalium
6 N. cutaneus brachii lateralis superior (N. axillaris)
7 N. cutaneus brachii medialis
8 Rr. mammarii laterales nn. intercostalium
9 N. cutaneus brachii posterior (N. radialis)
10 N. cutaneus antebrachii posterior
11 N. cutaneus antebrachii medialis
12 N. cutaneus antebrachii lateralis
13 R. superficialis n. radialis
14 R. palmaris n. mediani
15 N. medianus
16 Nn. digitales palmares communes
17 R. palmaris n. ulnaris
18 N. iliohypogastricus (R. cut. lat.)
19 N. ilioinguinalis (Nn. scrotales anteriores)
20 N. iliohypogastricus (R. cutaneus anterior)
21 N. genitofemoralis (R. femoralis)
22 N. cutaneus femoris lateralis
23 N. femoralis (Rr. cutanei anteriores)
24 N. obturatorius (R. cut.)
25 N. cutaneus surae lateralis
26 N. saphenus
27 N. peronaeus superficialis
28 N. suralis
29 N. peronaeus profundus
30 N. tibialis (Rr. calcanei)

Abb. **16a–g** Radikuläre und periphere sensible Innervation der Haut (aus M. Mumenthaler, H. Schliack: Läsionen peripherer Nerven, 6. Aufl. Thieme, Stuttgart 1993)

veränderte Wahrnehmung von Berührungsreizen verbunden. Aber auch bei einer Läsion der spinothalamischen Rückenmarksbahnen im Rahmen eines Brown-Séquard-Syndromes (s. unten) werden Berührungen „anders“ empfunden.

- Bei *sensiblem Hemineglekt* werden Berührungen einer Körper-

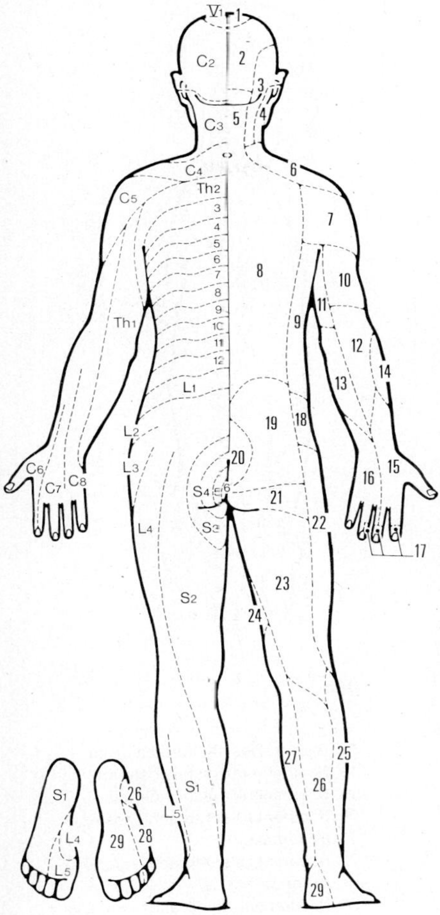


1 N. frontalis (V₁)
2 N. occipitalis major
3 N. occipitalis minor
4 N. auricularis magnus
5 Rr. dorsales nn. cervicales
6 Nn. supraclaviculares
7 N. cutaneus brachii lateralis superior (N. axillaris)
8 Rr. dors. nn. spin. cervic., thorac., lumb.
9 Rr. cutanei laterales nn. intercostalium
10 N. cutaneus brachii posterior
11 N. cutaneus brachii medialis
12 N. cutaneus antebrachii posterior
13 N. cutaneus antebrachii medialis
14 N. cutaneus antebrachii lateralis
15 R. superficialis n. radialis
16 R. dorsalis n. ulnaris
17 N. medianus
18 N. iliohypogastricus (R. cut. lat.)
19 Nn. clunium superiores
20 Nn. clunium medii
21 Nn. clunium inferiores
22 N. cutaneus femoris lateralis
23 N. cutaneus femoris posterior
24 N. obturatorius (R. cut.)
25 N. cutaneus surae lateralis
26 N. suralis
27 N. saphenus
28 N. plantaris lateralis
29 N. plantaris medialis

**b**

hälfte jeweils vernachlässigt. Bei isolierter Berührung der betreffenden Seite wird dies zwar wahrgenommen, bei simultaner Berührung beider Körperhälften an analogen Orten jedoch wird dies auf der betroffenen Seite nicht empfunden. Dies ist Ausdruck einer Parietallappenläsion und ist in der Regel von anderen Zeichen eines Hemineglektes begleitet (zum Beispiel visueller Hemineglekt, s. S. 204).

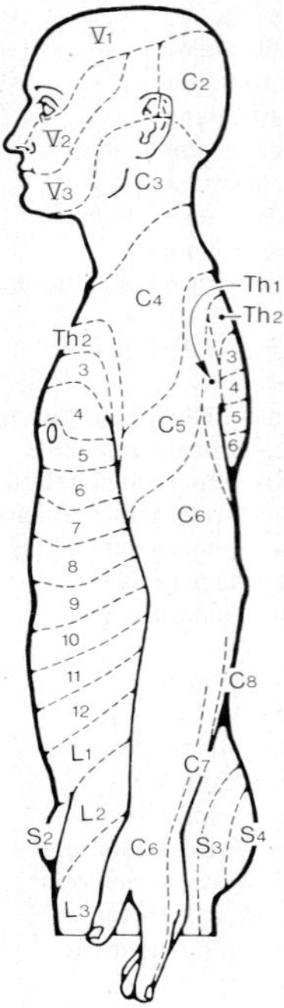


Abb. **16c**

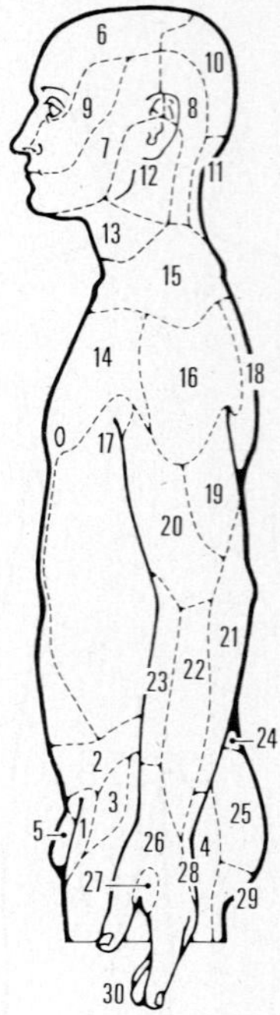


**16d**

1 N. ilioinguinalis
2 N. iliohypogastricus
3 N. genitofemoralis (R. femoralis)
4 N. cutaneus femoris lateralis
5 N. dorsalis penis (N. pudendus)
6 N. trigeminus/1
7 N. trigeminus/3
8 N. occipitalis minor
9 N. trigeminus/2
10 N. occipitalis major
11 Rr. dorsales nn. cervicalium
12 N. auricularis magnus
13 N. transversus colli
14 Rr. cutanei ant. nn. intercostalium
15 Nn. supraclaviculares
16 N. cutaneus brachii lateralis superior (N. axillaris)
17 Nn. intercostobrachiales (Nn. intercostalium)
18 Rr. dorsales nn. thoracicorum
19 N. cutaneus brachii posterior
20 N. cutaneus brachii lateralis
21 N. cutaneus antebrachii posterior (N. radialis)
22 N. cutaneus antebrachii lateralis superior
23 N. cutaneus antebrachii medialis
24 R. cutaneus lateralis n. iliohypogastrici
25 Nn. clunium superiores
26 R. superficialis n. radialis
27 Autonomes Gebiet des R. superficialis n. radialis
28 R. dorsalis n. ulnaris
29 N. clunium inferiores
30 N. digitalis palmaris communis mediani

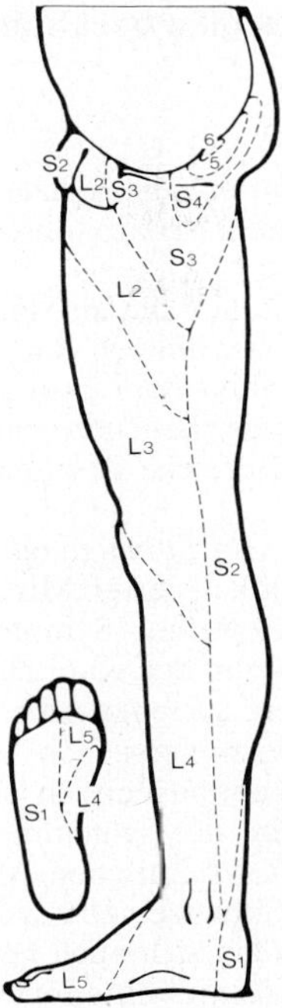


**16e**

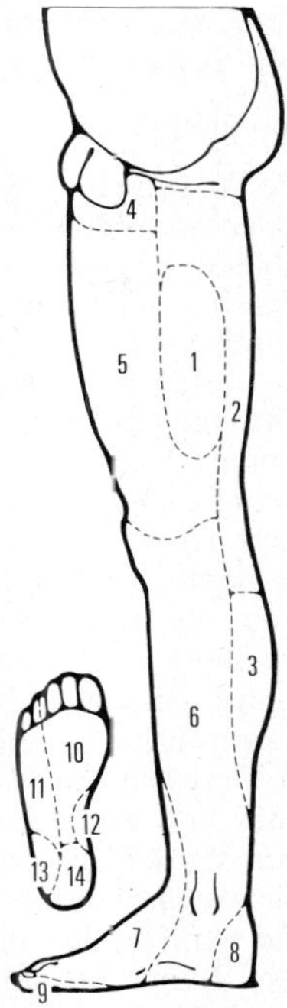


**16f**

1 R. cutaneus n. obturatorii
2 N. cutaneus femoris posterior
3 N. cutaneus surae lateralis
4 N. ilioinguinalis und R. genitalis n. genitofemoralis
5 Rr. cutanei anteriores n. femoralis
6 Rr. cutanei cruris mediales n. sapheni
7 N. cutaneus dorsalis medialis (N. peronaeus superficialis)
8 Rr. calcanei medialis
9 N. plantaris medialis
10 N. plantaris medialis
11 N. plantaris lateralis
12 Rr. cutanei curis mediales n. sapheni
13 N. suralis
14 Rr. calcanei mediales

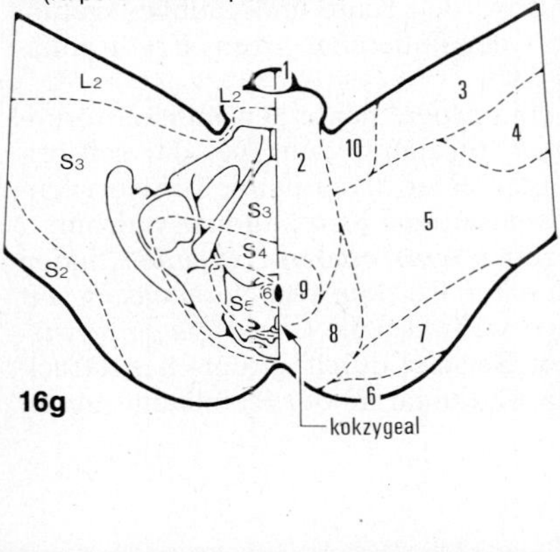


**16g**

1 N. dorsalis penis (clitoridis) (N. pudendus)
2 Nn. scrotales (labiales) posteriores (Nn. perineales des N. pudendus)
3 Rr. cutanei anteriores n. femoralis
4 N. obturatorius
5 N. cutaneus femoris posterior
6 Nn. clunium superiores
7 Nn. clunium inferiores
8 Nn. clunium medii
9 Nn. anococcygei
10 N. ilioinguinalis R. genitalis n. genitofemoralis

### Abnorme, auf eine umschriebene Körperregion beschränkte sensible Sensationen

Diese können durch

- *fokale Prozesse im Thalamus bzw. in den spinothalamischen Bahnen* verursacht werden. Sie sind dann nicht mehr scharf umschrieben und haben meist brennenden Charakter.
  - Eine besonders charakteristische Form stellen die an Hand- und Mundwinkel lokalisierten *cheirooralen Parästhesien* dar, wie sie bei Läsion des Parietallappens, des Thalamus oder akut z. B. bei Blutungen im dorsolateralen Tegmentum der Brücke vorkommen können. Sie sind bei einer Blutung im Bereiche des Lemniskus medialis auch beidseits möglich.
- *Läsionen peripherer sensibler Axone bzw. von Spinalganglien* sind die wesentlich häufigere Ursache solcher lokalisierter Mißempfindungen. Es ist ein wenig Ermessenssache, welche Symptome an dieser Stelle und welche als Schmerzsyndrom in den Kapiteln 20 bis 23 figurieren sollen. Man kann eine weitere systematische Einteilung aufgrund der betroffenen Körperregionen versuchen.
  - Im *Gesicht* treten Neuropathien im Trigeminusbereich als Ausdruck von lokalen Prozessen im Bereiche der Trigeminuskerne oder der Trigeminuswurzel auf, dann bei systemischen Affektionen wie Sarkoidose bzw. systemischer Sklerose. Oft symmetrische Parästhesien im Gesichtsbereich finden sich auch bei zervikalen Bandscheibenerkrankungen, bei Lösungsmittelintoxikationen und bei basilärer Migräne.
  - Vor allem *an den Extremitätenenden* – also Füßen und Händen – lokalisierte, oft brennende Mißempfindungen finden sich zum Beispiel bei vielen *Polyneuropathien.* Dann aber kommen sie auch vor beim oben schon erwähnten *Angiokeratoma corporis diffusum Fabry,* einer Glukozeramidose (Ausfall der Schweißsekretion, bläuliche erhabene Hautveränderungen). In beiden Gruppen ist eine Zunahme in der Wärme typisch, aber auch bei der *Tabes dorsalis* (s. S. 192) werden Kälte und Taubheitsgefühl sowie Parästhesien besonders der Füße angegeben. Erythromelalgie und Restless legs s. S. 290.
  - An den *Händen* lokalisiert sind progrediente Sensibilitätsstörungen mit zunehmend gestörter Tastempfindung bei der sensorischen Neuropathie, im Rahmen einer Myelopathie bei Zervikalspondylose oder bei einem beidseitigen Karpaltunnelsyndrom.
  - In scharf *umgrenzten Hautzonen einer oberen Extremität* finden sich Dysästhesien bei chronischer Reizung von Nervenästen mit sensiblen Fasern. Besonders erwähnt sei die *Cheiralgia paraesthetica* radial am Daumen, zum Beispiel durch chronischen Druck einer Schere. An Kleinfinger und ulnar an der Handkante treten

Mißempfindungen bei chronischer Ulnarisreizung auf, zum Beispiel bei langem Aufstützen des Ellenbogens, bei Luxation des Nerven aus dem Sulkus oder pathologischen perineuralen Prozessen daselbst.

- Am *Rumpf* kann durch chronische Kompression sensibler Hautäste bei ihrem Durchtritt durch die Faszien eine schmerzhafte Mißempfindung ausgelöst werden. Im Bereich der Abdominalwand können *Rr. ventrales* des kaudalen thorakalen Spinalnerven komprimiert werden.
- Ein eigenständiges Krankheitsbild ist die *Notalgia paraesthetica,* bei welcher die chronische Kompression sensibler Rr. dorsales zu schmerzhaften Mißempfindungen in einem handtellergroßen Bezirk zwischen Mittellinie und Schulterblatt mit nachweisbarem Sensibilitätsausfall führt.
- Auch in *Hautzonen der unteren Extremität* können solche Mißempfindungen Krankheitswert erhalten. Dies gilt zum Beispiel für die *Meralgia paraesthetica,* einem Kompressionssyndrom des N. cutaneus femoris lateralis bei seinem Durchtritt durch das Leistenband (brennende Sensationen und sensibler Ausfall an der Vorderaußenseite des Oberschenkels, die durch Beugen der Hüfte gemildert werden). Ilioinguinalissyndrom und Tarsaltunnelsyndrom s. S. 272 und 292.

– *Schmerzhafte Mißempfindungen der Headschen Zonen* kommen bei Affektionen innerer Organe vor. Sie stellen ein wichtiges diagnostisches Kriterium in der allgemeinen inneren Medizin dar. Der Charakter dieses Referred pain ist oft dumpf, wenig präzis lokalisiert.

## 14.2 Eigentliche Sensibilitätsausfälle

Es sollen nachfolgend jene Erkrankungen analysiert werden, die sich vor allem durch einen *Verlust der Sensibilität* auszeichnen, *sei es einzelner, sei es aller Qualitäten.*

Eine weitere Unterteilung zu differentialdiagnostischen Zwecken kann

– einerseits nach der beeinträchtigten sensiblen Qualität,
– andererseits nach der Topik des Sensibilitätsverlustes
– und eventuell nach dem Zeitpunkt des Auftretens der Störung

vorgenommen werden.

### Isolierter Verlust der Schmerzempfindung

Eine solche sogenannte dissoziierte Sensibilitätsstörung – also bei erhaltener Berührungsempfindung – ist immer Ausdruck einer Läsion zentraler Strukturen, da erst nach Eintritt der sensiblen Afferenzen durch das Hinterhorn die Bahnen für die verschiedenen sensiblen Qualitäten getrennte Wege nehmen (s. Abb. **8** und **15**). Mit dem Verlust des Schmerzsinnes geht in der Regel auch ein gleichartig lokalisierter *Verlust des Temperatursinnes* einher, dessen Prüfung technisch wesentlich einfacher ist.

## Kongenitales generalisiertes Fehlen der Schmerzempfindung

Bei dieser Gruppe fehlt der Schmerzsinn am ganzen Körper seit jeher. Dies geht immer mit meist schweren anderen Störungen einher und ist eine Domäne des Pädiaters. Einige Formen seien hier erwähnt:

– *Kongenitale Schmerzunempfindlichkeit* ist oft familiär und wird auch als Schmerzasymbolie bezeichnet. Fehlende Schweißsekretion und Fieber können das Krankheitsbild begleiten. Schon sehr früh fallen die Kinder durch Selbstmutilation auf. Letzteres liegt übrigens auch bei dem mit sehr hohen Harnsäurewerten einhergehenden Lesch-Nyhan-Syndrom ohne Schmerzunempfindlichkeit vor.
– *Familiäre Dysautonomie Riley-Day.* Bei dieser autosomal dominant erblichen Erkrankung begleiten seit dem Säuglingsalter abnormes Schwitzen, Fieberschübe, orthostatische Hypotonie, fehlende Tränensekretion, Schluckstörungen und psychische Labilität die gestörte Schmerzempfindung.

## Erworbene Störungen der Schmerzempfindung

Diese können unterschiedliche Ursachen haben und dementsprechend auch unterschiedliches Manifestationsalter und unterschiedliche Lokalisation aufweisen. Letztere ist wohl das beste Differenzierungsmerkmal im Hinblick auf eine weitere Analyse des Syndromes.

– Eine *erworbene generalisierte Schmerzasymbolie* wird nach Läsionen im Bereiche der Inselrinde beobachtet und mit einem Unterbruch der Verbindungen zwischen sensorischer Rinde und limbischem System erklärt.
– *Dissoziierte Sensibilitätsstörungen einer Körperhälfte* finden sich bei Läsionen des Thalamus bzw. der spinothalamischen Bahnen. Die Differenzierung wird auf Grund der Entwicklung bzw. der sonstigen Symptome zu geschehen haben.
  - Ein Herd im posterolateralen Ventralkern des *Thalamus* kann eine Störung der Schmerzempfindung auf der ganzen gegenüberliegenden Körperhälfte, insbesondere auch des Gesichtes, zur Folge haben. Im Hinblick auf die somatotope Gliederung im Kerngebiet der Thalamus können allerdings auch hier mehr lokalisierte Ausfälle entstehen. Meist wird es sich um vaskuläre In-

sulte oder aber um Tumoren handeln, eventuell auch um einen Herd in der kranialen lateralen Brücke mit Ausschaltung der hier auch die Fasern aus dem Gesicht schon mitführenden spinothalamischen Bahn. Da allerdings der die anderen sensiblen Qualitäten führende Lemniscus medialis in nächster Nachbarschaft verläuft, wird es praktisch kaum je zu einer wirklich dissoziierten, also völlig isolierten Störung des Schmerz- und Temperatursinnes ohne gleichzeitigen Befall auch der anderen sensiblen Qualitäten kommen.

- Bei Läsion eines *Tractus spinothalamicus lateralis* in der Oblongata oder im Zervikalmark wird im Gesicht keine dissoziierte Sensibilitätsstörung vorhanden sein. Ursächlich kommen eine Syringomyelie (s. S. 162) in Frage, dann aber auch eine Rückenmarkskompression durch einen Tumor mit einem Brown-Séquard-Syndrom (s. S. 120) oder bei schlagartigem Auftreten ein vaskulärer Insult, insbesondere ein Wallenberg-Syndrom im dorsolateralen Oblongatabereich.

– *Eine dissoziierte Sensibilitätsstörung nur im Gesicht* kommt bei einer zentralen Läsion in den kranialsten Halsmarksegmenten bzw. in der Medulla oblongata vor. Dies geschieht durch die Unterbrechung der aus dem Kerngebiet des Tractus descendens des Trigeminus auf die Gegenseite zum aufsteigenden Tractus quintothalamicus hinüberführenden Fasern. Der Ausfall kann ein- oder beidseitig sein und wird aus anatomischen Gründen immer von anderen neurologischen Symptomen begleitet sein.

– *Eine dissoziierte Sensibilitätsstörung von segmentalem bzw. radikulärem Charakter,* welche die darunterliegenden Segmente intakt läßt, kommt dadurch zustande, daß die nach dem gemeinsamen Eintritt durch die Hinterwurzel nunmehr von den anderen sensiblen Afferenzen unabhängigen Schmerzfasern beim Hinüberkreuzen auf die Gegenseite (s. Abb. **8** und **15**) lädiert werden. Geschieht dies im Bereiche der Commissura anterior, so werden beidseitige Ausfälle resultieren. Geschieht dies vorher, kann einmal auch bloß eine einseitige segmentale dissoziierte Sensibilitätsstörung auftreten (s. auch partielle Läsion des Tractus spinothalamicus lateralis weiter unten). Derartige Läsionen können folgende Ursachen haben:

- Bei der autosomal dominant erblichen *Sensory radicular neuropathy* oder *Hereditary sensory neuropathy* (Acropathie ulcéro-mutilante von Thévenard) treten die Symptome erst in der Kindheit oder im jüngeren Erwachsenenalter in Erscheinung. Nebst der (zumindest anfänglich) dissoziierten Sensibilitätsstörung bestehen auch Schmerzen, segmentaler Reflexverlust, kaum je Muskelatrophien und vor allem oft Ulzera an den unteren Extremitäten (Differentialdiagnose der Ulzera S. 302). Wenn der Befall (was nicht so selten ist) mehr oder weniger symmetrisch erfolgt, ent-

steht ein Bild, das schwer von einer Syringomyelie zu unterscheiden ist. Die Störung scheint durch einen selektiven Verlust der kleinen Neurone in den Spinalganglien verursacht zu sein.
- Ein *intramedullärer Prozeß,* der die kreuzenden Schmerzfasern ausschaltet. In Frage kommt eine Syringomyelie (über viele Jahre, oft Skoliose, Arthropathien) oder eine Raumforderung. Meist werden auch die Vorderhörner oder/und die langen Rükkenmarksbahnen mit lädiert sein. Akut kann eine solche segmentale dissoziierte Sensibilitätsstörung auch einmal bei Hämatomyelie (Trauma, Blutung in ein arteriovenöses Rückenmarksangiom) oder bei einer zentralen Rückenmarksischämie auftreten.

– *Eine dissoziierte Sensibilitätsstörung, welche alle kaudal von einem bestimmten Niveau gelegenen Segmente betrifft,* geht immer auf eine Läsion des Tractus spinothalamicus lateralis zurück. Bei nur partieller Ausschaltung desselben kann wegen der somatotopen Anordnung der aufsteigenden Schmerzleitung auch einmal ein scheinbar plurisegmentaler Ausfall auftreten (kaudale Segmente außen, kraniale innen, s. Abb. **8** und **15**). Wegen der engen Nachbarschaft mit anderen Strukturen werden immer auch weitere neurologische Symptome vorhanden sein. Eine dissoziierte Sensibilitätsstörung von einem gewissen Niveau abwärts, ein- oder beidseitig, findet sich z. B. sehr oft bei der Syringomyelie, bei intramedullären Tumoren oder Blutungen, dann aber auch beim Arteria-spinalis-anterior-Syndrom.

– *Andere Störungen des Schmerzsinnes.* Hierzu sei noch erwähnt:
- Eine eher *regellos oder aber peripher-neurologisch verteilte Störung des Schmerzsinnes* findet sich bei der *Lepra.* (Zunächst weißlich verfärbte analgetische Herde der Haut, hier auch Anhidrose. Anschließend erst periphere Nervenausfälle.)
- Bei der *Tabes dorsalis* als einer Form der Neurolues kann nebst anderen sensiblen Qualitäten (besonders der Tiefensensibilität) auch der Schmerzsinn deutlich beeinträchtigt sein (gestörte Tiefensensibilität und deshalb Ataxie, fehlende Reflexe, insbesondere fehlender PSR, in 90% der Fälle Argyll-Robertson-Pupille).

## Mehr oder weniger isolierter Ausfall der Tiefensensibilität

Dies ist in der Regel Ausdruck einer Strangerkrankung des Rückenmarkes mit besonderem Befall der Hinterstränge. Er kommt vor

– unter Umständen recht akut bei *Vitamin-$B_{12}$-Mangel* (nicht immer von hämatologischen Zeichen begleitet, gelegentlich mit den Symptomen einer Polyneuropathie kombiniert),
– chronisch-progredient bei der *Tabes dorsalis* (s. oben)
– und etwas rascher progredient bei der Strangerkrankung im Rah-

men eines *paraneoplastischen Syndroms* (hier meist zugleich mit Pyramidenzeichen, aber gelegentlich auch mit anderen paraneoplastischen Symptomen des Nervensystems).
- Eminent chronisch verlaufen Störungen der Tiefensensibilität bei gewissen *erblichen spinozerebellären Degenerationen,* zum Beispiel die Friedreichsche Ataxie (mit Areflexie, Hohlfuß, eventuell Nystagmus, eventuell Optikusatrophie).

## Langsam progredienter symmetrischer Verlust des Tastsinnes aller Finger

Dies ist eines der Charakteristika einer Polyneuropathie. Es gibt (hereditäre) sensible Polyneuropathien, bei denen dieses Symptom ganz und gar im Vordergrund steht und zu einer hochgradigen Behinderung („blinde Hand") führt.

## Verlust aller sensibler Qualitäten

Dieser soll hier nur insofern besprochen werden, als er *Leitsymptom* ist. Es beschäftigt uns deshalb hier nicht das Querschnittssyndrom mit einem Verlust jeglicher Sensibilität unterhalb eines bestimmten Niveaus, weil hier die Paraplegie im Vordergrund steht. Zur weiteren Differenzierung können folgende Kategorien gebildet werden:

### Verlust jeglicher Sensibilität ohne motorische Ausfälle

In dieser Situation liegt entweder eine Läsion eines rein sensiblen peripheren Nervenastes oder eine psychogene Störung vor. Eine Differenzierung ergibt sich aus der topischen Begrenzung des geltend gemachten sensiblen Ausfalles.

- *Die Sensibilitätsstörung entspricht dem klassischen Ausbreitungsgebiet eines sensiblen peripheren Nervenastes.* Die Begrenzung des sensiblen Ausfalles ist recht scharf. Die Schweißsekretion ist hier ausgefallen, ebenso die Piloarrektion. Ätiologisch handelt es sich praktisch immer um eine mechanische Läsion, zum Beispiel durch äußeres Trauma oder Druck, bzw. ein Kompressionssyndrom in einem anatomischen Engpaß (zum Beispiel Faszienlücke). In letzteren Fällen begleiten nicht selten auch Parästhesien und Schmerzen den Sensibilitätsausfall (s. zum Beispiel oben Meralgia paraesthetica). Ein weiteres Beispiel sind Druckschädigungen sensibler Endäste am Fuß, wie sie beispielsweise durch enges Schuhwerk gelegentlich vorkommen. Für die einzelnen klinischen Bilder bzw. peripheren sensiblen Nervenäste s. Abb. **16**.

– *Die Sensibilitätsstörung hält sich nicht an die typischen Grenzen eines sensiblen peripheren Nervenastes* (und ist, wie vorausgesetzt, nicht von einem motorischen Ausfall begleitet). Dann liegt eine *psychogene Sensibilitätsstörung* in der Regel als hysterisches Konversionssymptom vor. Derartige Störungen betreffen gerne eine ganze Extremität mit zirkulärer Abgrenzung nach proximal, seltener eine Körperhälfte oder die untere Körperpartie. Die Technik, mit welcher die nichtorganische Natur des angegebenen sensiblen Ausfalles nachgewiesen werden kann, ist auf S. 126 beschrieben worden.

### Der Sensibilitätsausfall ist von evidenten anderen neurologischen Symptomen begleitet

– *Die distale symmetrische Hypästhesie der Extremitätenenden* als Teil einer Polyneuropathie wurde unter den sensiblen Mißempfindungen oben schon erwähnt.
– *Die globale Sensibilitätsverminderung einer Körperhälfte* findet sich immer gemeinsam mit anderen, wenn auch diskreten Halbseitensymptomen, eventuell mit neuropsychologischen Ausfällen. Sie kommt vor bei Läsion der kontralateralen Parietalregion bzw. von deren Afferenzen im hinteren Schenkel der Capsula interna. Ätiologisch meist vaskulärer Insult in einem Media-Ast, eventuell Raumforderung. Hemineglekt s. S. 184.
– *Bei Wurzelläsionen* stehen entweder Schmerzen oder/und motorische Ausfälle im Vordergrund, kaum je aber der sensible Ausfall.
– *Die Läsion gemischter peripherer Nerven* beeindruckt Patient und Arzt fast immer durch den motorischen Ausfall. Es gibt aber Ausnahmen: So verursacht eine *distale Medianusläsion am Handgelenk* (zum Beispiel beim Karpaltunnelsyndrom) eine funktionell bedeutungslose motorische Parese einzelner Thenarmuskeln, jedoch einen sehr störenden sensiblen Ausfall der drei radialen Tastfinger. Differenzierung gegenüber einem Ausfall der Wurzel C6 ist notwendig (s. Abb. **10** und Abb. **19**). Ähnliches gilt für eine *Läsion des N. tibialis hinter dem Malleolus internus,* zum Beispiel im Rahmen eines Tarsaltunnelsyndromes. Wenn nicht das Schmerzsyndrom im Vordergrund steht, dann ist es der sehr störende Sensibilitätsausfall der Fußsohle (Nn. plantares medialis und lateralis), während der begleitende motorische Ausfall der kleinen Fußmuskeln bedeutungslos ist und bewußt gesucht werden muß (Unfähigkeit, die Zehen zu spreizen und die Großzehe zu abduzieren).

# 15. Sehstörungen

Der Patient kommt mit der Angabe über eine *„Sehstörung“*. Grundsätzlich lautet die *Fragestellung,* ob

- eine Beeinträchtigung der Sehschärfe (Visusstörung),
- eine Störung des Gesichtsfeldes (monokuläre oder homonyme Gesichtsfelddefekte),
- eine Störung der Augenmotilität (s. Kapitel 16) oder
- eine andere Anomalie im Bereich der optischen Wahrnehmung besteht.

In Tab. **22** sollen die nachfolgend zu besprechenden und zu analysierenden Sehstörungen aufgezählt werden. Die Störungen der Augenmotilität werden in einem eigenen Kapitel (S. 209 ff.) gesondert dargestellt werden.

Bei Patienten mit Angaben über Sehstörungen wird *mit besonderer Sorgfalt zu beachten* sein:

- die detaillierte Befragung, besonders betreffend die Natur der Sehstörung,
- der Visus an jedem Auge,
- die Pupillen und ihr Spiel (s. S. 229),
- der Augenhintergrund und insbesondere der Aspekt der Papillen,
- das Gesichtsfeld
  - zunächst durch Fingerprüfung (auch mit dem Augenmerk auf das Vorliegen eines optischen Hemineglekts)
  - und dann unter Umständen instrumentell,
- die Motilität der Augen (s. S. 209 ff.),
- die übrige allgemeine neurologische Untersuchung.

Die Darstellung der Sehbahnen und der Gesichtsfelddefekte in Abb. **17** sowie der topischen Anordnung des Faserverlaufes innerhalb der Sehbahnen in Abb. **18** sollen das Verständnis der nachfolgenden Ausführungen erleichtern.

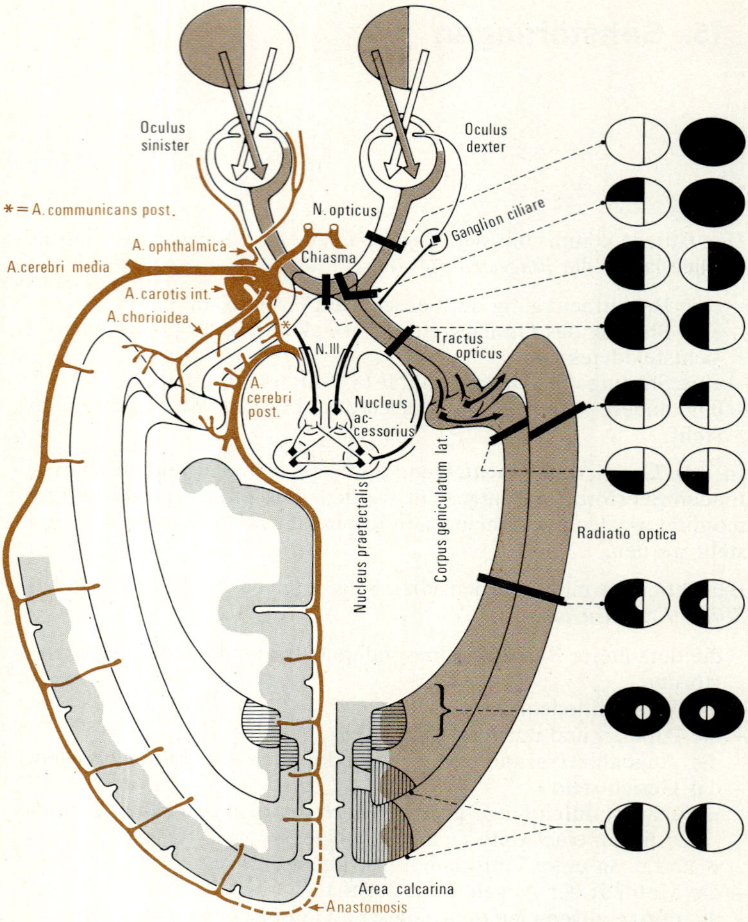


Abb. **17** Sehbahnen, ihre Blutversorgung und Gesichtsfelddefekte (modifiziert nach M. Mumenthaler: Neurologische Differentialdiagnostik, 3. Aufl. Thieme, Stuttgart 1988)

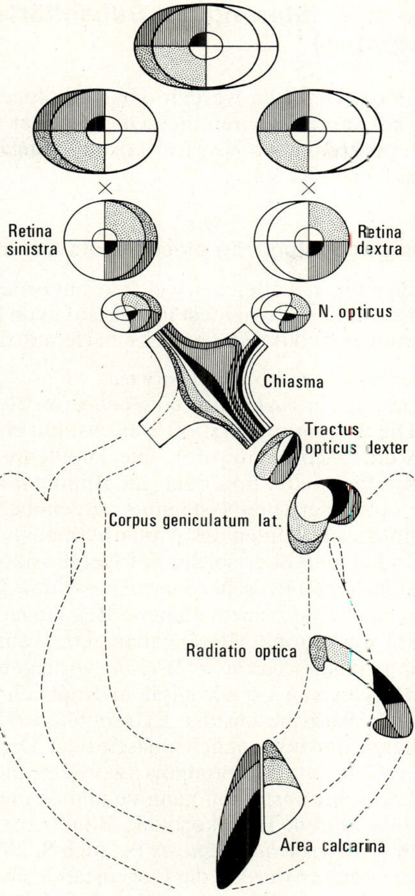


Abb. **18** Gesichtsfelder, entsprechende Abbildung in der Retina und topische Anordnung der afferenten Fasern in den Sehbahnen sowie Projektionsfelder in der Sehrinde (aus M. Mumenthaler: Neurologische Differentialdiagnostik, 3. Aufl. Thieme, Stuttgart 1988)

## 15.1 Analyse einer Störung der Sehschärfe (Visusstörung)

Besonders in diesem Bereiche werden der Neurologe und der Ophthalmologe eng zusammenarbeiten müssen. Letzterer wird besonders bei den langsam progredienten Visusstörungen häufiger den gewichtigeren Beitrag zu leisten haben.

### Mehr oder weniger schlagartig einsetzende Sehstörungen

Gemeint sind diejenigen Fälle, bei welchen entweder wirklich apoplektiform oder dann doch zumindest im Verlaufe von höchstens Stunden eine hochgradige Reduktion der Sehschärfe auftritt.

- *Beidseitiger schlagartiger Visusverlust* weist
  - in der Regel auf ein *vaskuläres Geschehen im Bereiche der Sehrinde* hin. Die Sehstörung setzt oft zunächst mit einer Störung des Farbsehens ein (Achromatopsie). Die Pupillenreaktion ist trotz hochgradiger Visusreduktion oder gar Blindheit normal. Hingegen ist der optokinetische Nystagmus aufgehoben. Das EEG ist immer pathologisch (Fehlen des Alpharhythmus). Handelt es sich um ältere Individuen oder solche mit Gefäßrisikofaktoren, dann ist ein eigentlicher organischer *vaskulärer Insult im Bereiche der Aa. cerebri posteriores* anzunehmen. Bei jüngeren Individuen, insbesondere solchen mit Migräneanamnese, kann ein Vasospasmus im Rahmen einer *basilären Migräne* vorliegen (meist jüngere Frauen, Attacken von oft okzipitalem Kopfweh, Episoden von symmetrischen Parästhesien der Extremitäten oder im Gesicht, eventuell kurze Bewußtlosigkeitsphasen oder Drop attacks).
    Eine Schädigung des Okzipitalpols (zum Beispiel Embolien in Äste der A. cerebri posterior) kann einmal zu einem *beidseitigen Zentralskotom* führen. Eine kortikale Blindheit muß unter Umständen von einer *visuellen Agnosie* (s. auch S. 30) unterschieden werden. Bei letzterer werden die Gegenstände zwar gesehen und in ihren Details korrekt beschrieben; sie werden aber in ihrer Bedeutung als Ganzes nicht erfaßt. Ursächlich liegt eine Läsion der linken Area 18 und 19 im Okzipitallappen vor oder aber der linken Kalkarina, zugleich mit den Verbindungen zum rechten Okzipitallappen.
  - Eine Rarität stellt eine vorübergehende Blindheit als Initialsymptom oder anschließend an einen *epileptischen Anfall* dar.
  - Eine *beidseitige Retinaischämie* kommt ausnahmsweise einmal vor, zum Beispiel beim Aortenbogensyndrom (Pulse, Auskultation, Blutsenkung), und zwar beim raschen Aufstehen.
  - Auch *toxische Optikusläsionen,* die über Nacht zu einem hochgra-

digen beidseitigen Visusverlust führen, kommen zum Beispiel bei Methylalkoholvergiftung vor, aber auch bei Chinin, Chloroquin und gewissen Phenothiazinderivaten. Charakteristisch sind symmetrische zentrale Skotome.

- Fehlen die Risikofaktoren für ein vaskuläres Geschehen oder die Hinweise für eine Migräne, fehlen Anzeichen einer Retinaischämie oder einer toxischen Schädigung, handelt es sich um eine auch sonst auffällige Persönlichkeit, dann kann auch einmal eine *psychogene Erblindung* vorliegen (erhaltene Pupillenreaktion und auch erhaltener optokinetischer Nystagmus, sofern der Patient zum Fixieren gebracht werden kann).

– *Einseitiger, permanenter, schlagartiger Visusverlust.* Anamnese und Untersuchung werden zunächst klären müssen, ob der Patient nicht eine homonyme Hemianopsie als einseitigen Visusverlust bezeichnet!

- Ist ein Schädel-Hirn-Trauma unmittelbar vorausgegangen, dann kann eine *Fraktur* mit Einstrahlung in den *Canalis opticus* vorliegen (Rhese-Aufnahme, Feinschicht-CT). Sofortige operative Dekompression!
- Hat der Patient schon seit Wochen oder Monaten Schläfenkopfschmerzen, fühlt er sich müde, hat er Inappetenz, eventuell Gewichtsabnahme und gelenknahe Schmerzen, dann besteht Verdacht auf eine *ischämische Optikusläsion* durch Verschluß der langen hinteren Ziliararterien bei *Arteriitis temporalis* (Riesenzellarteriitis) (nur ältere Patienten, Schläfenarterien meist verdickt und dolent, Blutsenkung auf 50 mm oder mehr in der ersten Stunde erhöht).
- Fehlen die Verdachtsmomente auf eine Riesenzellarteriitis, handelt es sich aber auch um einen älteren Patienten, eventuell mit Gefäßrisikofaktoren, dann ist eine *arteriosklerotische ischämische Optikusläsion* oder eine *Retinaischämie* zu vermuten (ophthalmoskopische Fundusuntersuchung durch den Ophthalmologen, nur unvollständige Erblindung, blasse Retina, Doppler-Untersuchung der kranialen Gefäße).
- Weitere vaskuläre Retinaveränderungen, die zu plötzlichem einseitigem Visusverlust führen können, sind zum Beispiel eine *Zentralvenenthrombose.*

– *Einseitiger, aber vorübergehender schlagartiger Visusverlust,* der sich nach Minuten bis Stunden vollständig wieder erholt.

- Ist derselbe von (gleichzeitigen oder zeitlich gestaffelten) Halbseitensymptomen der gegenüberliegenden Körperseite begleitet und/oder von auskultatorischen oder dopplersonographischen Zeichen einer *Carotis-interna-Stenose,* dann liegt eine *Amaurosis fugax* vor.

- Gingen dem nur Sekunden dauernden Visusverlust Kopfschmerzen oder andere Zeichen eines erhöhten Hirndruckes voraus und finden sich Zeichen hierfür bei der Ophthalmoskopie, dann liegt eine *amblyopische Attacke bei Stauungspapille* vor, sei es bei Raumforderung, sei es bei Pseudotumor cerebri (bei letzterem meist adipöse jüngere Frauen, neurologisch o. B., Tumor auch durch alle neuroradiologischen Untersuchungen ausgeschlossen).

## Rasch im Verlauf von Stunden bis mehreren Tagen sich entwickelnde Sehstörungen

– *Bei einem Teil der im vorhergehenden Abschnitt aufgeführten Ätiologien* kann die Entwicklung auch einmal etwas länger dauern, namentlich bei gewissen toxischen Optikusschädigungen, bei fortschreitender arterieller oder venöser Durchblutungsstörung der Retina und bei psychogenen Sehstörungen.

– *Beidseitige, rasch fortschreitende Visusverminderung* findet sich
  - bei der seltenen *beidseitigen Retrobulbärneuritis* (s. unten), fast immer mit einer diskreten zeitlichen Staffelung und meist mit zusätzlichen neurologischen Symptomen (anamnestische Suche nach früheren Zeichen einer Demyelininsation, eventuell akustische und somatosensorische evozierte Potentiale, Liquoruntersuchung mit Nachweis intrathekaler Antikörperbildung, allenfalls MRI-Untersuchung).
  - Bei der sogenannten *Tabak-Alkohol-Amblyopie,* die wohl vor allem Ausdruck einer Mangelernährung und besonders eines Vitamin-$B_{12}$-Mangels ist, findet sich ein starker Visusabfall mit zentralen und zentrozökalen Skotomen.
  - Bei *chronischem Hirndruck mit beidseitigen Stauungspapillen* ist der Visus lange recht gut erhalten, kann aber nach sehr langem Bestehen auch schließlich manchmal rasch zerfallen (Ophthalmoskopie entscheidend).

– *Einseitige, rasch fortschreitende Visusverminderung* findet sich
  - bei der *Retrobulbärneuritis,* die in vielen Fällen (erstes) Zeichen einer multiplen Sklerose ist (innerhalb von wenigen Tagen Visusabfall bis zur Unfähigkeit zu lesen, eventuell Schmerzen und Lichtblitze bei Bulbusbewegungen, verminderte direkte Pupillenreaktion im Sinne einer Afferenzstörung (s. Abb. **22**), zu Beginn unauffälliger Fundus, nach zwei bis drei Wochen Abblassen der Papille);
  - bei einem *rasch den N. opticus komprimierenden Prozeß,* zum Beispiel bei einem rasch wachsenden Tumor, einem Granulom oder einem Abszeß (Übergänge zu langsam forschreitender Visusverminderung);

- bei *lokalen ophthalmologischen Erkrankungen* der Retina bzw. des Bulbus (eventuell Schmerzen, Veränderungen bei der Ophthalmoskopie).

**Allmählich über Wochen, Monate oder länger zunehmende Visusverminderung**

– *Visusabnahme beidseitig.* Bei dieser Form
  - liegen in den meisten Fällen *ophthalmologische Erkrankungen im engeren Sinne* vor, zum Beispiel eine Lebersche Optikusatrophie (in den ersten zwei bis vier Lebensjahrzehnten beginnend, immer Männer).
  - Es kann eine *Raumforderung im Bereiche des Chiasma opticum* zugrunde liegen (unter Umständen Hinweise aus den Gesichtsfelddefekten; entscheidend das CT).
  - Eine *über viele Monate anhaltende Hirndrucksteigerung* mit Stauungspapillen kann ausnahmsweise einmal auch zu einer beidseitigen, langsam progredienten Visusabnahme führen.
  - *Seltenheiten* sind beidseitige Optikusläsionen bzw. eine Chiasmaläsion nach *lokaler Strahlentherapie,* bei *Turmschädel* oder die umstrittene *Arachnitis opticochiasmatica* nach Traumen oder Meningitiden.
  - Bei gewissen *komplexen neurologischen Affektionen* kann eine beidseitige Optikusatrophie die anderen neurologischen Symptome begleiten, zum Beispiel gewisse Systemerkrankungen, wie die Friedreichsche Ataxie oder eine Lues des Nervensystemes.

– *Bei einseitiger, langsam progredienter Visusabnahme* suche man durch sorgfältige ophthalmologische Kontrolle
  - nach einem *einseitigen Augenleiden,* zum Beispiel nach einer anfänglich einseitigen senilen Makuladegeneration.
  - Bei einseitig blasser Papille wird man vor allem eine *Kompression des N. opticus durch einen Tumor* suchen. In Frage kommt vor allem ein Optikusgliom (in 80% der Fälle beim Kind), welches oft auch im Chiasma lokalisiert ist und in den Hypothalamus eindringt (einseitig beginnende Visusverminderung, aber meist beidseitige Gesichtsfelddefekte, eventuell Exophthalmus, Entwicklungsrückstand, Polyurie, Adipositas). In Frage kommen aber auch andere Tumoren der vorderen Schädelgrube und der Sellaregion, wie zum Beispiel mediale Keilbeinflügelmeningeome, Meningeome des Dorsum sellae oder Hypophysentumoren. Entscheidend ist das CT.
  - Auch *andere, nicht tumorbedingte Raumforderungen* dieser Region können zu einer Optikusläsion mit Visusverlust führen, so zum Beispiel ein Aneurysma der Karotisendstrecke (sichelförmige Verkalkungen im Leerbild, CT mit Kontrastmittel typisch, eventuell Karotisarteriographie).

## 15.2 Defekte des Gesichtsfeldes

Hier wird man so vorgehen, daß man

- zunächst aufgrund der (perimetrischen) Charakteristika des Gesichtsfelddefektes den Ort der Läsion
- und aufgrund der anamnestischen Besonderheiten und der neurologischen und internistischen Untersuchungsbefunde die Ätiologie

zu definieren versucht.

Die *Rückschlüsse, die aus dem Gesichtsfelddefekt auf den Ort der Läsion* gezogen werden können, sind aus der Abb. **17** ersichtlich. Nachfolgend wollen wir uns darauf beschränken, jene Besonderheiten der einzelnen Gesichtsfeldstörungen darzulegen, die einen Schlüssel zur ätiologischen Diagnostik darstellen können.

### Permanente einseitige Störungen des Gesichtsfeldes

Hier muß der Prozeß prächiasmatisch sein. Immer suche man allerdings sorgfältig nach Defekten des anderen Gesichtsfeldes, um eine Beteiligung des Chiasmas nicht zu übersehen. Übrigens sind auch homonyme Gesichtsfelddefekte bei retrochiasmatischen Läsionen des Tractus opticus nie völlig kongruent! Neben *Raumforderungen* kommen *Ischämien von N. opticus und Retina* in Frage.

### Vorübergehende einseitige Gesichtsfelddefekte

Diese sind Ausdruck *reversibler ischämischer Läsionen des N. opticus oder der Retina.* Sie können als Amaurosis fugax (s. S. 199) bei Karotisstenose vorkommen, dann aber auch zum Beispiel als Gesichtsfelddefekte mit horizontaler Begrenzung bei einer *Migraine ophtalmique.*

### Beidseitige, inkongruente Störungen des Gesichtsfeldes

Diese sind immer entweder Ausdruck einer asymmetrischen, beidseitigen prächiasmatischen Läsion oder eines Chiasmaprozesses.

Retrochiasmatische Herde s. oben.

- *Asymmetrische, beidseitige prächiasmatische Läsionen* können zum Beispiel durch retinale oder im N. opticus gelegene ischämische Herde (zum Beispiel bei Vaskulitis) verursacht werden oder aber durch beidseitige Demyelinisationen im N. opticus.
- *Prozesse im Chiasma opticum* sind allerdings die wesentlich häufigere Ursache. Die Papille ist atrophisch und abgeblaßt.

Meistens wird

- eine *bitemporale Hemianopsie* vorliegen. Die subjektive Behinderung kann diskret sein, weil das nasale Gesichtsfeld der Gegenseite einen Ersatz für das ausgefallene homolaterale temporale Gesichtsfeld darstellt. Die manuelle Prüfung des Gesichtsfeldes muß deshalb an jedem einzelnen Auge isoliert durchgeführt werden. Ursächlich können Hypophysentumoren vorliegen (endokrine Störungen, im Röntgenbild erweiterte Sella, im CT positiver Nachweis des Tumors), große Karotisaneurysmen (eventuell sichelförmige Verkalkung), Meningeome des Tuberculum sellae, Granulome etc. Das CT ist entscheidend.
- Eine *binasale Hemianopsie* ist viel seltener. Sie kommt bei einem Prozeß vor, der von beiden Seiten her das Chiasma beeinträchtigt und ist ebenfalls subjektiv oft wenig störend (Kompensation durch das temporale Gesichtsfeld der Gegenseite). Ursächlich sind wiederum vor allem Tumoren der Sellaregion, eventuell Granulome oder eine Arachnitis opticochiasmatica (s. oben). Auch hier kommt dem CT eine entscheidende Bedeutung zu.
- Je nach Lokalisation eines Chiasmaprozesses kommen auch *andere atypische und asymmetrische beidseitige Gesichtsfelddefekte* vor (s. Abb. **17**).

– *Kombinationen* einer prächiasmatischen Läsion auf der einen Seite und einer retrochiasmatischen auf der Gegenseite können zu einer Summierung der Gesichtsfelddefekte führen. Dies kommt zum Beispiel vor, wenn bei einem Prozeß der A. carotis interna eine Optikusläsion durch Ischämie im Bereiche der A. ophthalmica sich mit einer homolateralen vaskulären Läsion der Sehstrahlung kombiniert: homolaterale Blindheit durch Optikusischämie und kontralaterale Hemianopsie des anderen Auges.

### Homonyme Gesichtsfelddefekte

Diese sind die weitaus häufigsten und unter diesen die *homonymen Hemianopsien,* die *homonymen Quadrantenanopsien* oder die *homonymen horizontalen Hemianopsien.* Diese sind immer durch eine retrochiasmatische Läsion im Bereich des Tractus opticus (also vor dem Ganglion geniculatum laterale) oder retrogenikuläre Radiatio optica bzw. der Sehrinde selber verursacht. Daß der Gesichtsfelddefekt an beiden Augen kaum je völlig identisch ist, ist oben bereits gesagt worden. Zunächst sei auf *einige topische Besonderheiten* hingewiesen:

– *Homonyme Quadrantenausfälle.* Bei einer Teilläsion der retrochiasmatischen Sehbahnen werden nur Teile des kontralateralen Gesichtsfeldes beeinträchtigt, so daß es zu mehr oder weniger wörtlich zu interpretierenden homonymen Quadrantenausfällen kommt. Aus Abb. **17** ergibt sich, warum ein *Ausfall des homonymen oberen*

*Quadranten* auf einen Prozeß im Temporallappen, besonders vor der Spitze des Temporalhornes, hinweist (sogenannte Meyersche Schleife) oder auf den basalen Anteil der Parietookzipitalregion. Ein *Ausfall des homonymen unteren Quadranten* ist bei einer Läsion der im Parietallappen und kranialen Okzipitallappen verlaufenden Fasern der Sehstrahlung zu erwarten. Man suche also nach anderen entsprechenden lokalisatorischen Hinweisen.

– *Homonyme (vertikale) Hemianopsie.* Hierbei ist auf folgende Besonderheiten zu achten:
  - Die *Aussparung der Makula* wird häufiger bei Prozessen in der Radiatio optica beobachtet. Das zentrale Sehen ist dann besser erhalten, und die Hemianopsie wirkt sich weniger störend aus, da zum Beispiel das Lesen noch gut möglich ist. Hingegen wird der Patient immer wieder in Hindernisse (Türpfosten!) auf der hemianopischen Seite hineinlaufen. Die Makula ist in die Hemianposie einbezogen bei Läsion des Tractus opticus (mit Ausnahmen) und bei Läsionen der Kalkarina. Beidseitiges Zentralskotom s. S. 198.
  - Bei Gesichtsfelddefekten, die durch kortikale Läsionen verursacht werden, finden sich oft begleitende *Störungen der Farbwahrnehmung:* Alles wird zum Beispiel grau gesehen (Achromatopsie) oder in den Farben verändert (Metachromatopsie).
  - Es kann sich die *Aussparung des temporalen Halbmondes* ergeben, wenn bei einer einseitigen Erweichung der Okzipitalrinde die rostrale Partie derselben, in welcher die periphersten Anteile des Gesichtsfeldes repräsentiert sind (und die von einem Ast der A. cerebri media versorgt wird), ausgespart bleibt. Der somit erhaltene halbmondförmige exzentrische Anteil des hemianopischen Gesichtsfeldes verbessert die visuelle Schutzfunktion stark.
  - Keinen eigentlichen Gesichtsfelddefekt stellt der *visuelle Hemineglekt* („Unaufmerksamkeitshemianopsie“) dar. Durch eine Schädigung der Parietalregion, häufiger der rechten als der linken, wird nebst anderen Neglektsymptomen (sensibles Hemineglekt, s. S. 184) eine Nichtbeachtung von allem, was sich in der (linken) betroffenen Gesichtsfeldhälfte abspielt, bewirkt. Dies läßt sich durch Simultanreize prüfen, bei Fingerprüfung also durch simultanes Bewegen der Finger in beiden Gesichtsfeldhälften.
  - Werden in einem hemianopischen Gesichtsfeld zwar statische Reize nicht wahrgenommen, wohl aber Bewegungen, so spricht man von einem *Riddoch-Phänomen.* Dies hat eine prognostisch günstige Bedeutung.

– *Homonyme horizontale Hemianopsien* stellen beidseitige Defekte des unteren bzw. oberen Gesichtsfeldes dar. Sie sind sehr selten und fast immer auf eine isolierte beidseitige Läsion des Okzipitallappens oberhalb (eine horizontale Hemianopsie nach unten bewirkend) oder unterhalb der Fissura calcarina (horizontale Hemianopsie nach oben verursachend) zurückzuführen. Meist vaskulär, anfallweise bei Migräne. Selten kann ähnliches bei Chiasmaläsionen sich ergeben.

## 15.3 Andere Anomalien im Bereich der optischen Wahrnehmung

Hierzu gehören die im vierten Teil der Tab. **22** dargelegten Besonderheiten. Sie haben folgende Charakteristika und Ursachen.

### Anfallsartige optische Sensationen

Hierzu gehören:

- *Mouches volantes* sind banaler Ausdruck von dichteren Partikeln im Glaskörper. Diese wandern relativ rasch über das Gesichtsfeld und werden durch rasche Bulbuswendungen immer wieder in Bewegung versetzt.
- Spontane *unstrukturierte visuelle Phänomene* können durch einen Prozeß irgendwo in der Sehbahn, von der Retina bis zur Okzipitalrinde, entstehen (geformte Halluzinationen hingegen s. u.).
- *Flimmerskotome* sind ein Charakteristikum der Migräne (Migraine ophtalmique), können aber durchaus auch ohne Kopfweh vorkommen (Migraine sans migraine). Es handelt sich um halbkreisförmig angeordnete, gezackte Linien, die vom Zentrum aus homonym über ein Gesichtsfeld im Verlauf von ca. 5–20 Minuten langsam in die Peripherie wandern. Sie sind in den entsprechenden Gesichtsfeldhälften vorübergehend von einer Unschärfe des Sehens begleitet, wie durch eine unebene Glasfläche gebrochen.
- *Optische Halluzinationen* sind Folge eines Herdes im Okzipitallappen. Je näher dieser dem Okzipitalpol ist, desto ungeformter sind die Halluzinationen (zum Beispiel bloße Lichtblitze). Je weiter rostral der Herd ist, desto geformter werden sie, bis zu eigentlichen szenischen Bilderfolgen. Sie sind als fokale Epilepsie zu werten und rufen nach entsprechenden Überlegungen und Abklärungen (s. S. 79 und Abb. **7**). Sie können übrigens einen sekundär generalisierten Anfall einleiten.
- *Metamorphopsien* sind reale optische Bilder in abnormer Größe oder Form wahrgenommen (Makropsien, Mikropsien und Dysmorphopsien). Dies kann im Rahmen eines Anfalles einer Schläfenlappenepilepsie vorkommen, dann aber auch bei einem Migräneanfall (Alice-im-Wunderland-Syndrom) oder schließlich bei Läsion des Okzipitallappens und seiner Grenzgebiete zum Parietal- und

Tab. **22** Die wichtigsten Sehstörungen

1. *Verminderte Sehschärfe* (Visusstörung)

   Beidseits – schlagartig
   – rasch
   Einseitig – allmählich

2. *Störungen des Gesichtsfeldes*

   Monokulär

   Binokulär
   – inkongruent
     bitemporal
     binasal
     regellos
   – homonym
     Quadrantenausfälle
     Hemianopsien
       vertikale
       horizontale
       Makulaaussparung
       temporaler Halbmond
       Riddoch-Phänomen
     beidseitiges Zentralskotom

   Visueller Neglekt

3. *Doppelbilder* (s. Tab. **23** und Abb. **21**)

4. *Andere Sehstörungen*

   Anfallsartige optische Sensationen
   – Mouches volantes
   – Flimmerskotome
   – optische Halluzinationen
     ungeformte
     geformte
   – Metamorphopsien
   – Palinopsien
   – Oszillopsien

   Störungen des optischen Erkennens
   – visuelle Anosognosie
   – visuelle Agnosie
   – visuelle Prosopagnosie
   – Alexie

   Störungen des Farbsehens
   – kongenitale Farbenblindheit

Tab. **22** (Fortsetzung)

| |
|---|
| – erworbene Störungen der Farbwahrnehmungen |
| Achromatopsie |
| Metachromatopsie |
| Monochromatopsie |
| beidseitige Xanthopsie |
| einseitige Erythropsie |
| Farbagnosie |

Temporallappen. Die Suche nach zusätzlichen Symptomen wird die ätiologische Zuordnung und die weiteren Untersuchungen bestimmen.

- *Palinopsie* (visuelle Perseveration) ist dadurch gekennzeichnet, daß einmal gesehene Bilder auch nach Verschwinden des optischen Stimulus abnorm lange weiterhin oder nach einem Intervall erneut wahrgenommen werden. Hierbei wird das imaginäre Bild in die neue reale Umwelt mit eingefügt. Dieses Phänomen deutet auf eine Läsion rechts temporookzipital hin.
- *Oszillopsien* stellen rhythmisches Wackeln des visuell Wahrgenommenen dar und sind in der Regel Ausdruck eines Nystagmus.

## Störungen des optischen Erkennens

Diese Patienten sehen zwar, weisen aber Störungen in der Interpretation und Deutung der optischen Bilder auf. Diese neuropsychologischen Störungen weisen immer auf eine Schädigung in den höhere interpretative Funktionen ausübenden Zentren des Okzipitallappens und der rostraleren, daran angrenzenden Regionen der Großhirnrinde hin.

- *Visuelle Agnosie.* Hierbei wird das Gesehene korrekt beschrieben, das ganze als Objekt jedoch nicht erkannt.
- *Prosopagnosie.* Bei dieser Störung können Gesichter zwar beschrieben, aber nicht erkannt werden. (Farbagnosie s. unten.)
- *Alexie.* Diese stellt eine spezielle Form der Agnosie dar, bei welcher das gelesene Wort nicht verstanden wird. Diese Störungen finden sich bei Schädigung der Area 18 und 19 des Okzipitallappens bzw. des Gyrus angularis der dominanten Hemisphäre oder einer kombinierten Läsion der dominanten Sehrinde mit einer solchen der von der kontralateralen Okzipitalrinde herüberkreuzenden Fasern.
- *Visuelle Anosognosie* (Anton-Syndrom). Darunter versteht man eine erstaunliche Gleichgültigkeit oder gar das Negieren einer bestehenden (eventuell nur hemianopischen) Blindheit. Es werden alle

möglichen Pseudoerklärungen für die evidenten Schwierigkeiten vorgebracht. Die Läsion erfaßt die Sehrinde und rostral davon gelegene Rindenareale.

## Störungen des Farbsehens

### *Angeborene Störungen*

Es ist dies die angeborene *Farbenblindheit* in ihren verschiedenen Varianten. Sie wird meist im Alltag schon entdeckt worden sein oder kann mit den üblichen Farbtafeln nachgewiesen werden.

### *Erworbene Störungen der Farbwahrnehmung*

Zu diesen gehören:

- die oben erwähnte *Achromatopsie,* bei welcher die Gegenstände farblos gesehen werden. Dies ist zum Beispiel bei beidseitigen ischämischen Läsionen der Kalkarina oder bei Erweichung im Bereich der linken A. cerebri posterior der Fall;
- das Sehen von Gegenständen in anderen als den ihnen zukommenden Farben, die *Metachromatopsie.*
- Bei der *Monochromatopsie* wird alles mehr oder weniger in ein und derselben Farbe gesehen, nämlich zum Beispiel als beidseitige Xanthopsie (Gelbsehen) bei Digitalisintoxikation oder zum Beispiel als einseitige Erythropsie, wobei eine Makulablutung die Gegenstände vor dem betroffenen Auge rötlich erscheinen läßt.
- Bei der *Farbagnosie* gibt es
  - *Farberkennungsstörungen.* Diese kommen bei Läsionen des rechten Okzipitallappens vor und bewirken, daß der Patient zum Beispiel eine nicht angemessene Farbe zum Bemalen eines sonst farbtypischen Objektes (Himmel, Wiese etc.) wählt.
  - Bei der *Farbbenennungsstörung* werden zum Beispiel gleichfarbige Objekte richtig sortiert, aber die Farben werden falsch benannt. Hier wird eine Läsion der linken Parietookzipitalregion angenommen. Als Hilfe bei der Analyse einer Sehstörung kann die Tab. **22** dienen.

# 16. Störungen der Augenmotilität, Ptose und Pupillenstörungen

Die Kenntnis der *neuroanatomischen Grundlagen der Augenmotilität* ist Voraussetzung zur Analyse der im nachfolgenden Abschnitt darzulegenden Störungen. Sie wird vorausgesetzt und in Abb. **19** noch einmal zusammengefaßt.

Diese Gruppe umfaßt Patienten, die *entweder selber über Doppelbilder klagen* oder/und bei welchen *in objektiver Weise der normale Ablauf der Augenbewegungen (oder des Pupillenspiels)* gestört erscheint. Zur systematischen Analyse kann man folgende Untergruppen bilden:

- Patienten mit subjektiv empfundenen Doppelbildern,
- Patienten ohne Doppelbilder,
  - bei denen die Augenmotilität jedoch objektiv Störungen aufweist,
    - mit Achsenabweichung der Bulbi,
    - ohne Achsenabweichung derselben,
- Patienten, die in erster Linie eine Ptose aufweisen,
- Patienten, die in erster Linie eine Pupillenanomalie aufweisen.

Aufgrund der übergeordneten Strukturen für die Augenmotilität, die sogenannten supranukleären Strukturen (oberhalb der Kerne für die Augenmuskeln), werden beim Gesunden die Bulbi immer in Parallelstellung bewegt bzw. optimal auf das fixierte Objekt gerichtet. Dadurch kommt es normalerweise nicht zu Doppelbildern. Treten solche auf, dann wird immer eine Achsenabweichung der Bulbi vorhanden sein. Umgekehrt allerdings gibt es offensichtliche Achsenabweichungen, die nicht von Doppelbildern begleitet sind. Im weiteren gibt es Störungen der Augenmotilität ohne Achsenabweichung der Bulbi, die immer supranukleär zu lokalisieren sind.

## 16.1 Der Patient klagt über Doppelbilder

### Monokuläre Doppelbilder

Ausnahmsweise können solche Doppelbilder *ohne Achsenabweichung der Bulbi* vor nur einem Auge auftreten (Abdecken des anderen!). Es sind dies Raritäten, so zum Beispiel eine Linsenluxation, bei welcher

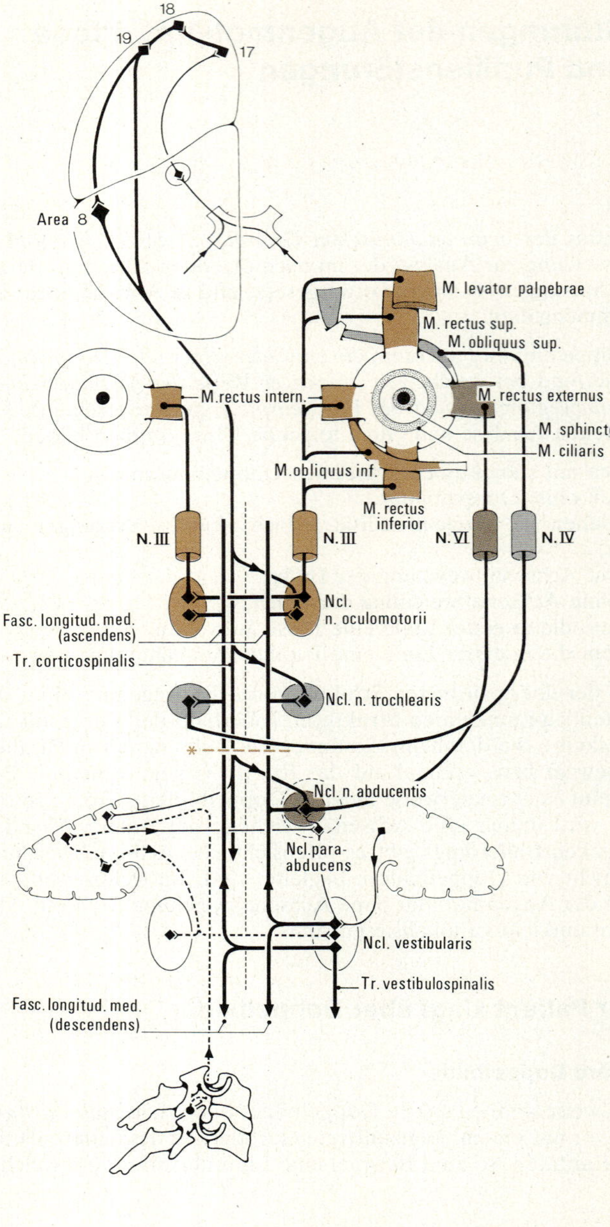
18
19
17
Area 8
M. levator palpebrae
M. rectus sup.
M. obliquus sup.
M. rectus intern.
M. rectus externus
M. sphincter pupillae
M. ciliaris
M. obliquus inf.
M. rectus inferior
N. III
N. III
N. VI
N. IV
Ncl. n. oculomotorii
Fasc. longitud. med. (ascendens)
Tr. corticospinalis
Ncl. n. trochlearis
Ncl. n. abducentis
Ncl. para-abducens
Ncl. vestibularis
Tr. vestibulospinalis
Fasc. longitud. med. (descendens)

der Linsenrand durch die Pupillenöffnung verläuft oder der Einriß eines Irisrandes (also zwei optische Löcher) bzw. eine Retinaabhebung oder ein Retinatumor. Das eine Bild zumindest wird unscharf und ungleich groß sein.

### Doppelbilder mit Achsenabweichung der Bulbi

In der Regel wird allerdings eine Funktionsstörung der Augenmuskelkerne, der Augenmuskelnerven oder der Augenmuskeln selber vorliegen.

– *Doppelbilder, die in konstanter Weise in einer bestimmten Blickrichtung* auftreten bzw. ihr Maximum erreichen, werden das häufigste sein. Dies weist auf den *Ausfall eines Augenmuskelnerven* bzw. eines bestimmten *Augenmuskels* hin. Um den bzw. die betroffenen Augenmuskeln zu bestimmen, erinnere man sich daran, daß die Doppelbilder in jener Blickrichtung ihr Maximum erreichen, in welcher der betroffene Augenmuskel auf den Bulbus seinen größten Bewegungseffekt hat (bei einer Abduzensparese rechts zum Beispiel mit Ausfall des rechten M. rectus lateralis werden die Doppelbilder ihr Maximum beim Seitwärtsblicken nach rechts erreichen). Gelegentlich ist man sich allerdings bei diskreten Achsenabweichungen zunächst nicht im klaren, welcher Bulbus in der Bewegung zurückbleibt. Man achte dann auf die Lichtreflexe auf der Kornea. Genügt dies nicht, dann kann die einfache Verwendung eines Farbglases vor einem Auge nützlich sein. Der Patient sieht dann in der maximalen Doppelbildstellung ein normales und ein Farbbild. Dasjenige, welches weiter weg von der Mitte ist, entspricht dem Bild des paretischen Auges. In der Abb. **20** sind die Achsenabweichungen der Bulbi bei einer Parese der verschiedenen Augenmuskeln am rechten Auge dargestellt, zugleich mit der Stellung der Doppelbilder mit Farbglas vor dem paretischen rechten Auge. In der Tab. **23** sind die typischen klinischen Erscheinungen bei der Parese einzelner Augenmuskeln, aber auch bei einer Läsion der drei Augenmuskelnerven aufgeführt. Mit dieser Hilfe läßt sich im Einzelfall die betroffene periphere Struktur diagnostizieren. Einige Hinweise auf die Ätiologien im Einzelfall seien hinzugefügt.

  • *Plötzlich aufgetretene,* isolierte, dann in einer bestimmten Blickrichtung konstante Doppelbilder finden sich bei einer traumatischen Läsion eines Augenmuskelnerven (z. B. Okulomotoriuslä-

◀ Abb. **19** Neuroanatomische Grundlagen der Augenmotilität. Der Läsionsort bei internukleärer Ophthalmoplegie (*) ist eingezeichnet (aus M. Mumenthaler: Neurologische Differentialdiagnostik, 3. Aufl. Thieme, Stuttgart 1988)

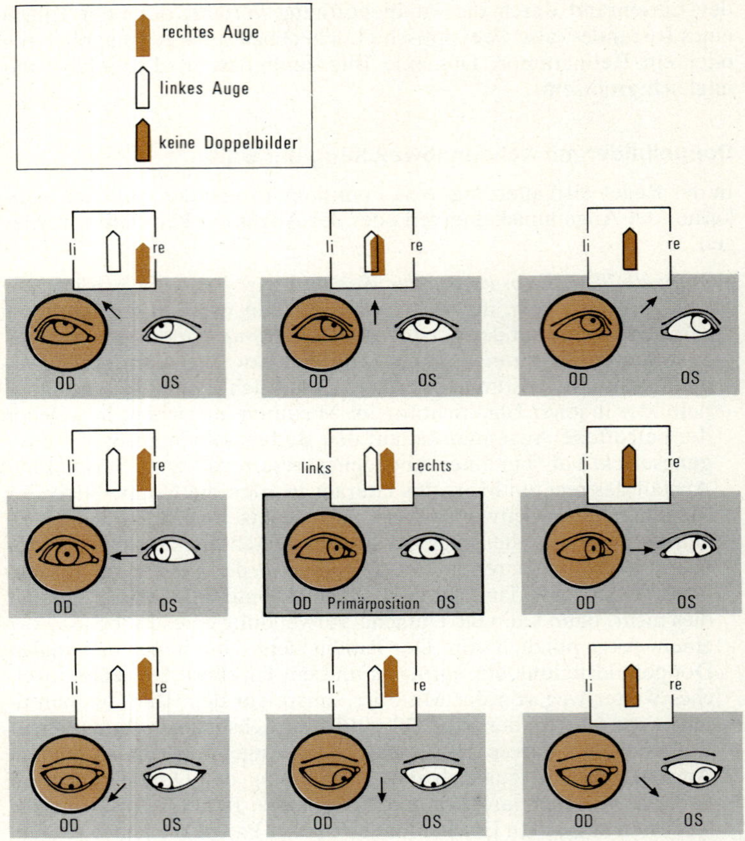


**a** Abduzensparese (N. VI): M. rectus externus dexter

Abb. **20a–g** Augenmuskelparesen und Doppelbilder. Darstellung der Achsenabweichung der Bulbi, wie sie *der Untersucher* am Patienten in der Primärposition und bei verschiedenen Blickrichtungen sieht. Dem rechten paretischen Auge ist ein Farbglas vorgeschaltet worden. Den einzelnen Positionen zugeordnet sind die Doppelbilder, wie sie *der Patient* in den verschiedenen Blickrichtungen wahrnimmt (das Farbbild entspricht dem Bild des rechten paretischen Auges). OD Oculus dexter, OS Oculus sinister

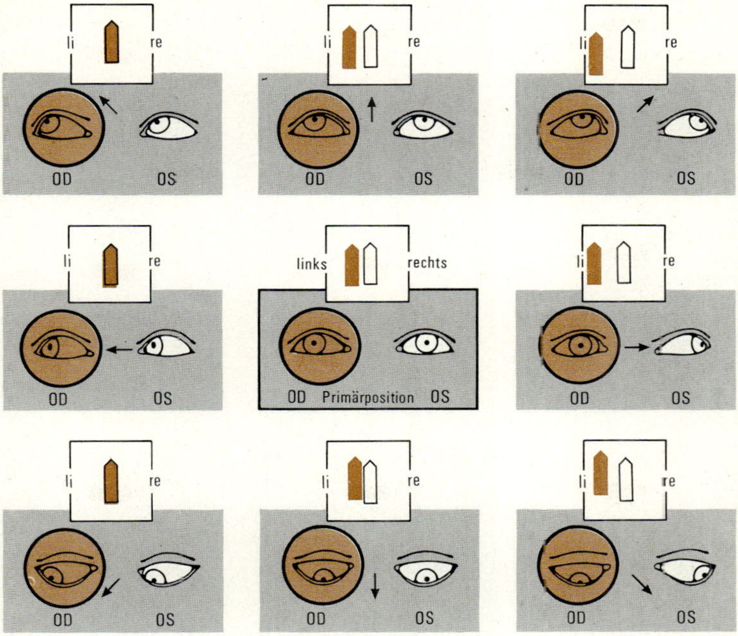


b M. rectus internus dexter

sion nach Schädel-Hirn-Trauma), bei traumatisch entstandener arteriovenöser Fistel im Sinus cavernosus (pulsierender Exophthalmus, gestaute Bulbusvenen, vor allem aber Strömungsgeräusch), bei Druck durch ein basales Aneurysma, als ischämische Parese (dann meist begleitet von Schmerzen, zum Beispiel bei Diabetes mellitus, und hier dann meist ohne Beteiligung der Pupillomotorik).

- Ebenfalls *schlagartig* treten Störungen der Augenmotilität bei einem Hirnstamminsult auf, dann aber immer von Zeichen einer *Läsion anderer Hirnstammstrukturen* begleitet (zum Beispiel kontralaterale Hemiparese, Nystagmus, Sensibilitätsstörung an den Extremitäten). Beispiele sind die Kombination einer Okulomotoriusparese mit kontralateraler Hemiparese beim Weber-Syndrom oder einer Fazialisparese mit kontralateraler Hemiparese bei Millard-Gubler-Syndrom. Bei Mittelhirninfarkt kann eine Okulomotoriusparese auch einmal ohne Pupillenbeteiligung auftreten.

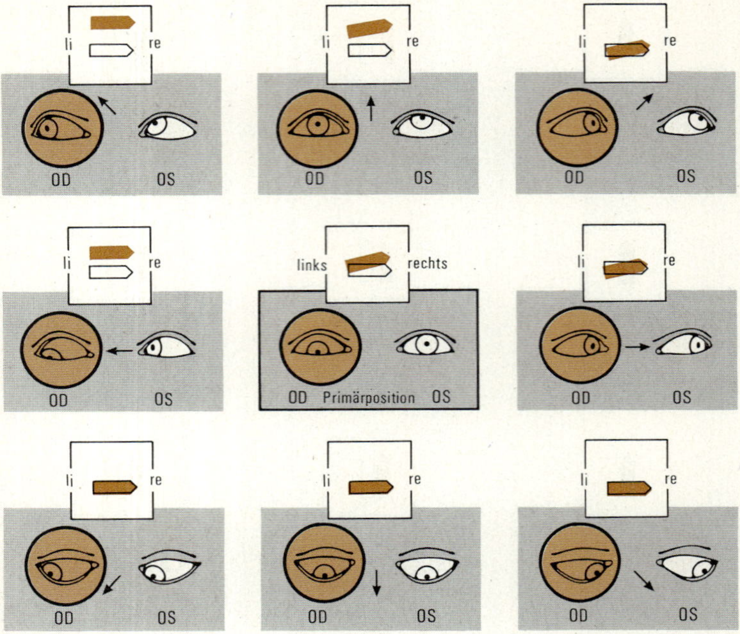


Abb. **20c** M. rectus superior dexter

- Eine *mehr oder weniger rasch innerhalb von Tagen zunehmende Läsion* eines Augenmuskelnerven kann Ausdruck einer basalen Meningitis, einer Radicultitis cranialis oder eines Druckes durch eine Raumforderung sein.
- Eine Besonderheit stellen *beidseitige Störungen der Bulbusmotilität* dar, die akut oder subakut aufgetreten sind. Sie beruhen in etwa einem Viertel der Fälle auf einem Hirnstammprozeß, in einem Drittel auf einem Hirnnervenbefall, z. B. bei Polyradikulitis (cranialis), und in den übrigen Fällen auf Prozessen im Bereiche des Sinus cavernosus bzw. auf einer Myasthenie.
- Eine ebenfalls *innerhalb von Tagen* zunehmende, jedoch *nicht dem Ausfall eines Augenmuskelnerven entsprechende Störung der Bulbusmotilität* kann zum Beispiel Ausdruck einer Augenmuskelentzündung (Pseudotumor orbitae) oder einer Raumforderung in der Orbita sein (Exophthalmus!).
- Eine *eminent chronisch über Wochen und Monate progredient* verlaufende Störung der Augenmotilität wird kaum je durch eine

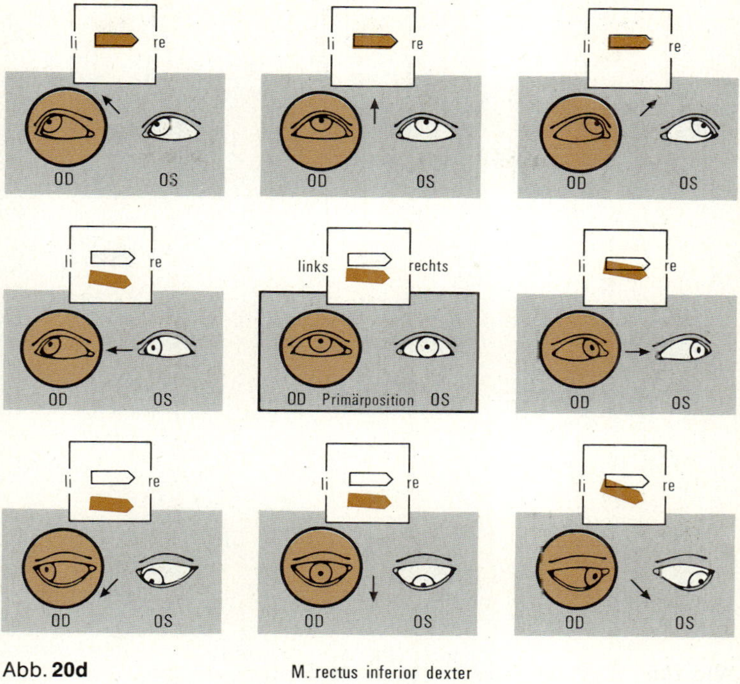


Abb. **20d**

Läsion eines Augenmuskelnerven zustande kommen. In der Regel wird entweder ein Prozeß im Hirnstamm (zum Beispiel Tumor) vorliegen, eine Raumforderung oder Entzündung in der Orbita oder aber eine Erkrankung der Augenmuskeln selber, zum Beispiel eine endokrine Ophthalmopathie, die auch einmal ohne eindeutige systemische Zeichen der Schilddrüsenfunktionsstörung sich manifestieren kann.

– *Doppelbilder, die jedoch sehr wechselnd und unregelmäßig ausgeprägt sind.* Dementsprechend ist zu verschiedenen Zeitpunkten auch das Ausmaß der objektivierbaren Störung der Bulbusmotilität unterschiedlich.
  - Diese Störung ist charakteristisch für eine *Myasthenie der Augenmuskeln.* Man findet sie oft als Erstsymptom der Myasthenie, meistens auch von einer mehr oder weniger deutlichen Ptose begleitet. Wesentlich ist, daß eine Zunahme der Doppelbilder durch repetitive und forcierte Augenbewegungen provoziert werden kann und eine Zunahme der Ptose durch den Simpson-Test:

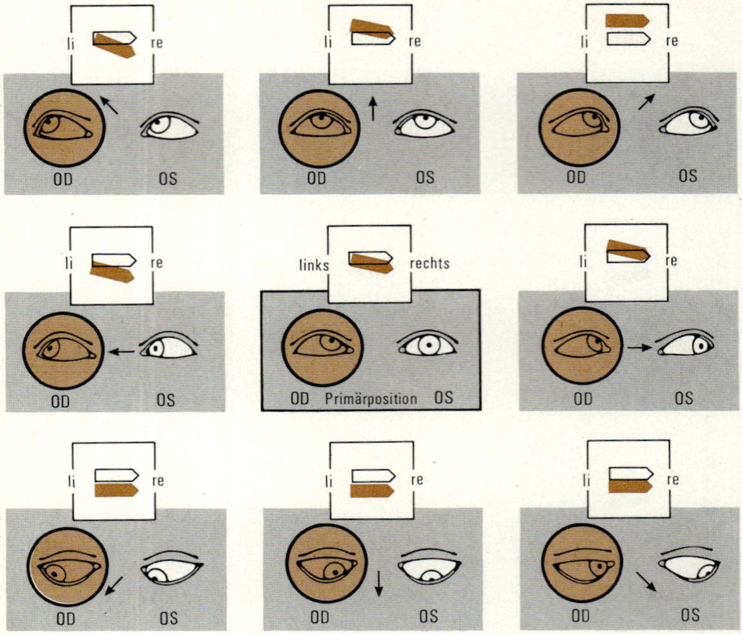


Abb. **20e** Trochlearisparese (N. IV) : M. obliquus superior dexter

oft wiederholte forcierte Blickwendungen nach oben (oder oft wiederholtes kräftiges Schließen und Wiederöffnen der Augen).

- Eine *dekompensierte Exo- oder Esophorie* kann je nach Müdigkeitsgrad und je nach Intensität des Fusionsstimulus auch wechselnd ausgeprägte Doppelbilder verursachen.
- Wiederholtes Auftreten von Doppelbildern kann außerdem auch Teilausdruck einer *Narkolepsie* sein: Beim Kampf gegen die anfallsweise Schläfrigkeit treten Fusionsstörungen mit Verschwommensehen bis zu Doppelbildern auf.
- Intermittierende Doppelbilder finden sich beim sogenannten *Brown-Syndrom:* Die Sehne des M. obliquus superior ist im fibrösen Ring an der Umschlagstelle im inneren Orbitawinkel gelegentlich mechanisch eingeengt. Dadurch wird die Bewegung des Bulbus nach innen und oben gehemmt und erzeugt intermittierend Doppelbilder.

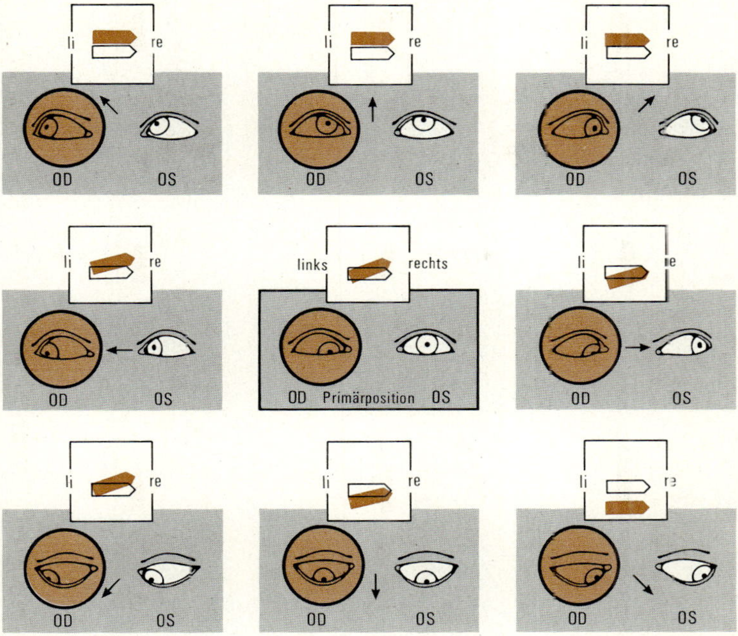


Abb. **20f** M. obliquus inferior dexter

## 16.2 Gestörte Bulbusmotilität ohne Doppelbilder

Eine Gruppe von Patienten klagt zwar nicht über Doppelbilder, weist aber dennoch eine gestörte Bulbusmotilität auf. Analysiert man diese Gruppe näher, dann finden sich zwei Hauptkategorien.

### Augenmotilitätsstörung, die mit einer deutlichen Achsenabweichung der Bulbi einhergeht

Diese Patienten schielen. Daß sie dennoch nicht doppelt sehen, kann verschiedene Ursachen haben:

– Eine hochgradige Visusschwäche eines Auges läßt kein stereoskopisches Sehen und somit auch keine Doppelbilder zu. Dies ist vor allem der Fall
  - bei der kongenitalen Amblyopie, welche zu einer als *Strabismus alternans concomitans* genannten Störung führt: Das Fixieren des

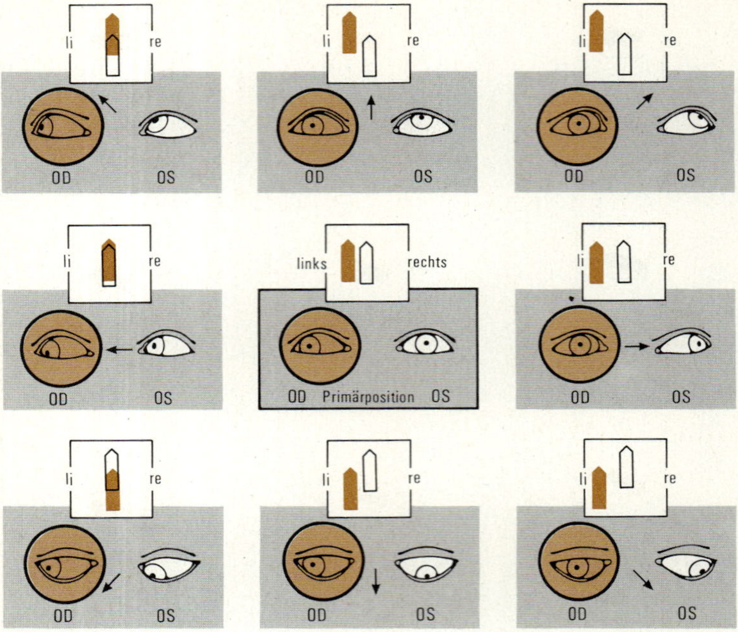


Abb. **20g** Totale rechtsseitige Okulomotoriusparese (N. III)

Objektes wird wechselnd von einem oder vom anderen Auge übernommen, während zugleich das nichtfixierende nach innen (convergens) oder nach außen (divergens) abweicht. Der Nachweis dieser harmlosen Schielform geschieht durch den Abdecktest.

- Auch bei einem Lähmungsschielen, das üblicherweise mit Doppelbildern einhergehen müßte, bleibt dies aus, *wenn ein Auge hochgradig sehschwach* ist. Dies kommt zum Beispiel bei einem Prozeß vor, der zunächst den N. opticus (Erblindung) und dann einen Augenmuskel tangiert hat (zunehmendes Schielen).
- Wenn eine *Okulomotoriusparese* vollständig ist, dann wird die begleitende Ptose die Pupille verdecken und somit keine Doppelbilder zulassen!

– *Internukleäre Ophthalmoplegie.* Bei dieser sind trotz zeitweiliger Achsenabweichung die subjektiven Doppelbilder ganz im Hintergrund. Diese durch eine Läsion des Fasciculus longitudinalis media-

Tab. **23** Typische klinische Erscheinungen bei der Parese einzelner Augenmuskeln und der drei Augenmuskelnerven (nach Stern u. Mitarb.)

| *Muskel/Nerv* | *Hauptfunktion* | *Nebenfunktionen* | *Bulbusstellung bei Ausfall* | *Bemerkungen* |
|---|---|---|---|---|
| M. rectus superior (III) | Elevation. Wirkung nimmt zu bei abduziertem Auge, gleich Null, wenn Bulbus adduziert ist | adduziert Auge und dreht vertikalen Meridian einwärts, Wirkung nimmt zu, wenn das Auge adduziert ist, hebt Oberlid | nach unten und leicht nach temporal | Lidspalte eine Spur enger bei Ausfall |
| M. obliquus inferior (III) | Elevation. Wirkung nimmt zu bei adduziertem Auge, gleich Null, wenn der Bulbus abduziert ist | abduziert Auge und dreht vertikalen Meridian auswärts; diese Wirkung nimmt zu, wenn das Auge abduziert ist | nach unten und leicht nach nasal | |
| M. rectus inferior (III) | Senkt Auge. Wirkung nimmt zu bei abduziertem Auge, gleich Null, wenn Bulbus adduziert ist | adduziert Auge und dreht vertikalen Meridian auswärts; diese Wirkung nimmt zu, wenn das Auge adduziert ist, senkt Unterlid | nach oben und leicht nach temporal | Lidspalte eine Spur enger bei Ausfall |
| M. obliquus superior (IV) | Senkt Auge. Wirkung nimmt zu bei adduziertem Auge, gleich Null, wenn Bulbus abduziert ist | abduziert Auge und dreht vertikalen Meridian einwärts, Wirkung nimmt zu, wenn das Auge abduziert ist | nach oben und leicht nach nasal | |

Tab. **23** (Fortsetzung)

| *Muskel/Nerv* | | *Hauptfunktion* | *Nebenfunktionen* | *Bulbusstellung bei Ausfall* | *Bemerkungen* |
|---|---|---|---|---|---|
| M. rectus internus | (III) | adduziert Auge | keine | nach temporal | in Horizontalebene |
| M. rectus externus | (VI) | abduziert Auge | keine | nach nasal | in Horizontalebene |
| N. oculomotorius | | – | – | leicht nach unten und temporal | Ptose und weite Pupille |
| N. trochlearis | | s. M. obliquus superior | nach oben und leicht nach nasal | Kopfneigung zur gesunden Seite | |
| N. abducens | | s. M. rectus externus | nach nasal | Kopfwendung zur Seite des paretischen Muskels | |

lis verursachte Störung (meist bei multipler Sklerose, selten nach Insult oder bei Tumor) läßt sich am besten wie folgt nachweisen: Der Patient muß bei ruhiggehaltenem Kopf auf Befehl des Untersuchers ausgiebig den Blick in der horizontalen Ebene von einer Seite zur anderen wenden. Vor dem Patienten stehend kann dann der Untersucher sehen, wie das adduzierende Auge langsamer als das abduzierende die Sakkade ausführt. Die Nasalwendung braucht also gewissermaßen länger als die Abduktion des anderen Auges nach temporal.

### Gestörte Bulbusmotilität, aber ohne Achsendivergenz der Bulbi

Diese Patienten schielen also nicht. Zu dieser Kategorie gehören folgende Krankheitsgruppen:

- *Langsam progrediente Dystrophie der Augenmuskeln.* Diese seltene Affektion kommt isoliert oder familiär vor und beginnt meist vor dem 20. Altersjahr. Über viele Jahre entwickelt sich eine zunehmende allseitige Einschränkung der Bulbusmotilität, immer von einer Ptose begleitet (s. unten). Gelegentlich ist auch eine Parese von Nacken- oder Schluckmuskeln nachweisbar. Herzrhythmusstörungen kommen ebenfalls vor. Dieses Kearns-Sayre-Syndrom zeigt muskelbioptisch ein typisches Bild („ragged red fibers").
- *Fisher-Syndrom.* Wahrscheinlich ist dieses pathophysiologisch nicht völlig geklärte Krankheitsbild eine Polyradikulitis (cranialis) mit allseitiger Augenmotilitätsstörung, Fazialisparese, eventuell Pupillenanomalie (s. unten), Areflexie und Ataxie sowie erhöhtem Liquoreiweiß. Möglicherweise ist eine Hirnstammenzephalitis mit im Spiel. Meist jugendliche Patienten, häufiger Männer, Prognose gut.
- *Supranukleäre Störung der Augenmotilität.* Hierbei sind also Strukturen im zentralen Nervensystem betroffen, die „oberhalb" der Augenmuskelkerne für die koordinierten Bewegungen beider Bulbi verantwortlich sind. Die Bewegungsstörung betrifft also beide Bulbi in gleichem Maße, die Achsenstellung bleibt parallel. Die einzelnen möglichen Formen sind aus der Abb. **10** ableitbar.
  - Eine *forcierte Wendung von Blick und Kopf auf eine Seite* findet sich bei Läsion des präzentralen Blickzentrums in der Area 6 und 8 auf der gleichen Seite (Patient „schaut sich die Bescherung an"). Diese „Déviation conjuguée" ist meist von einer kontralateralen Hemisymptomatologie begleitet und in der Regel Ausdruck eines vaskulären zerebralen Insultes.
  - Nach Stunden bis Tagen kann der *Blick* dann wieder bis zur Mittellinie in der horizontalen Ebene, aber *nicht auf die Gegenseite hinüber gewendet werden,* noch später tritt beim Blick auf die

Gegenseite ein Nystagmus zur Seite der Läsion hin in Erscheinung.

- Auch bei einer Läsion der paramedianen pontinen retikulären Formation, dem „pontinen Blickzentrum", kann der *Blick nicht über die Mittellinie,* somit nicht zur Seite der Läsion hin, gewendet werden. Eine Déviation conjuguée wie bei der frontalen Läsion findet sich also nicht (also keine Wendung des Kopfes), und für eine Lokalisation der Schädigung in der Brücke können zum Beispiel das Fehlen einer Bewußtseinsstörung, das Vorhandensein einer Abduzensparese auf der Herdseite, ein Nystagmus oder Pyramidenzeichen auf der Gegenseite der Blickparese sprechen.
- Ist übrigens auch der homolaterale kaudale Fasciculus longitudinalis medialis mitlädiert, entsteht ein sogenanntes *One-and-a-half-syndrome:* konjugierte horizontale Blickparese auf die homolaterale Seite und eine internukleäre Ophthalmoplegie (s. oben) beim Blick auf die Gegenseite.
- Eine *konjugierte Blickparese in der vertikalen Ebene* ist selten. Eine *Blickparese nach oben* findet sich bei einer Läsion des Prätektums (zum Beispiel bei einem Epiphysentumor). Beim eigentlichen Parinaud-Syndrom kommt noch eine Konvergenzschwäche und eine aufgehobene Lichtreaktion der Pupillen hinzu, bei allerdings erhaltenem Bellschen Phänomen. Bei der sogenannten supranukleären Lähmung bestehen zusätzlich zur Blickparese nach oben ein Parkinson-Syndrom, eine Dystonie der Nackenmuskeln mit Reklinationshaltung des Kopfes, Gehunsicherheit, selten auch zerebelläre Symptome, Pyramidenzeichen und spinale Muskelatrophie sowie eine Demenz. Eine *Blickparese nach unten* kommt bei einer Schädigung des rostral gelegenen interstitiellen Nukleus des Fasciculus longitudinalis medialis vor, dann aber auch bei einer beidseitigen Läsion, medial und dorsal der Nuclei rubri.
- Die *Aufhebung des optokinetischen Nystagmus* ist bei einer Läsion der optomotorischen, parietookzipitalen Area 19 zu erwarten. Subjektiv wird sie nur in besonderen Situationen sich störend auswirken, so zum Beispiel beim Verfolgen von sich im Blickfeld bewegenden Gegenständen.
- Eine *seltenere Störung der Blickbewegungen* ist zum Beispiel die *Blickdysmetrie,* die bei Kleinhirnerkrankungen zu überschießenden Blickwendungen mit allmählichem Einpendeln in die gewünschte Richtung führt. Immer sind eindrückliche weitere Zeichen der Kleinhirnerkrankung vorhanden. Eine isolierte Störung der Blickwendung ist die *kongenitale okuläre Apraxie* (Cogan-Syndrom). Zum Einstellen in eine neue Blickrichtung muß der Patient den ganzen Kopf zunächst über das Ziel hinaus wenden (eventuell unter gleichzeitigem Augenschluß). Ist dann der Blick

auf das neue Objekt fixiert, wird auch der Kopf wieder in die gewünschte neue Blickrichtung zurückgewendet. Diese überschießenden Kopfbewegungen sind besonders beim Lesen auffällig und müssen von einem Tick unterschieden werden. Zwanghafte, forcierte, oft langandauernde konjugierte Blickwendungen nach oben oder auf eine Seite werden als *okulogyre Krisen* bezeichnet und kommen zum Beispiel postenzephalitisch vor.

## 16.3 Patienten, die in erster Linie eine Ptose aufweisen

Eine Ptose kann ein- und beidseitig sein, kann eigentliches Krankheitssymptom oder nur nebensächlich, aber vielleicht diagnostisch wichtiges Symptom sein. Immer aber wird sie – ebenso wie Störungen der Augenbewegungen – wegen ihrer Auswirkung auf die Physiognomie des Patienten beachtet werden. Ihr Einbezug in die Analyse der Augenmotilitätsstörungen ist deshalb berechtigt.

Das anatomische Substrat der vegetativen Innervation des Auges ist in Abb. **21** dargestellt. Diese Verhältnisse sind für das Verständnis der Ptose, des Horner-Syndroms und der später noch zu schildernden Störungen des Pupillenspiels wichtig.

Für die Beurteilung einer Ptose wird man analysieren, ob die Ptose

- beidseitig oder einseitig ist,
- seit Geburt besteht oder
- im Laufe des Lebens
  - plötzlich
  - oder langsam aufgetreten ist,
- und ob sie von anderen Symptomen begleitet ist.

### Es besteht eine beidseitige Ptose

Man hüte sich übrigens, etwas schwere Augenlider, wenn diese beidseitig sind, als Ptose zu bezeichnen. In eindeutigen Fällen aber kommen folgende Möglichkeiten in Frage.

#### Beidseitige Ptose seit Geburt

- *Kongenitale Ptose.* Diese ist oft familiär, nicht progredient und führt zu einer habituellen Rückwärtsneigung des Kopfes. Gelegentlich findet sich auch eine Schwäche äußerer Augenmuskeln.
- *Myotonische Dysembryoplasie.* Bei dieser angeborenen Form der Dystrophia myotonica Steinert sind neben einer von Geburt an

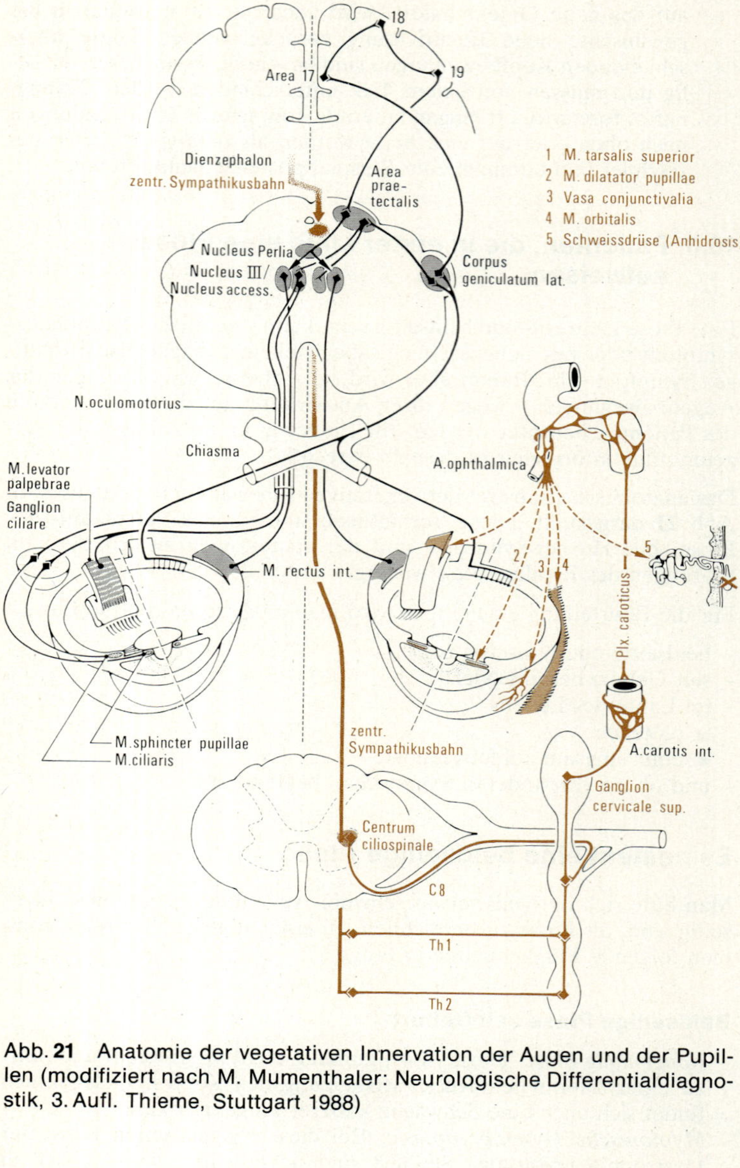


Abb. **21** Anatomie der vegetativen Innervation der Augen und der Pupillen (modifiziert nach M. Mumenthaler: Neurologische Differentialdiagnostik, 3. Aufl. Thieme, Stuttgart 1988)

bestehenden leichten Ptose schlaffe Gesichtszüge, halboffener Mund, gotischer Gaumen und schmaler Unterkiefer auffällig. Verzögerte motorische Entwicklung und später typisches Elektromyogramm bestätigen die Diagnose.

### Die beidseitige Ptose tritt erst im Laufe des Lebens auf

Sie ist dann mehr oder weniger symmetrisch und entweder allmählich progredient oder intermittierend. In den allmählich progredienten Fällen wird immer eine Erkrankung der Lidhebermuskeln vorliegen, in den intermittierenden hingegen entweder supranukleäre Affektionen oder eine Störung der motorischen Endplatten (s. unten).

- *Akut bis subakut entstandene beidseitige Ptose,* z. B.
  - bei einer *Polyradikulitis cranialis,* z. B. im Rahmen eines Fisher-Syndromes, begleitet von Ophthalmoplegie, Ataxie und Areflexie.
- *Allmählich progredient sich entwickelnde, beidseitige Ptose.* In diesem Fall liegt meist eine von zwei Ursachen zugrunde:
  - Es liegt in den allermeisten Fällen eine sogenannte *progressive Augenmuskeldystrophie* mit Beteiligung der Bulbusmotilität vor (s. S. 221).
  - Bei der *dystrophischen Myotonie Steinert* ist die beidseitige Ptose oft ebenfalls eindrücklich, jedoch nie von Störungen der Bulbusmotilität begleitet. Hingegen finden sich immer Atrophien der Mm. temporales und sternocleidomastoidei, distale Atrophien der Extremitätenmuskeln und die myotonen Phänomene (s. S. 105).
  - Unter den *anderen, z. T. seltenen Ursachen* seien die Hypothyreose oder auch die banale senile Ptose erwähnt.
- *Beidseitige Ptose, die intermittierend in Erscheinung tritt.* Es kann dann kein progredientes Muskelleiden vorliegen, sondern
  - zum Beispiel eine *Myasthenia gravis,* bei welcher die beidseitig nachweisbare Ptose praktisch immer deutliche zeitliche Staffelung bzw. nennenswerte graduelle Unterschiede aufweisen wird. Vor allem aber sind die Tagesschwankungen typisch sowie die eindrückliche Zunahme der Ptose beim Simpson-Test (s. S. 97).
  - Eine *Apraxie des Lidöffnens* kann sich als intermittierende Ptose manifestieren. Sie ist Ausdruck einer supranukleären Störung und kann zum Beispiel beim Parkinson-Syndrom auftreten.
  - Ein *lokalisierter Tonusverlust im Rahmen des kataplektischen Syndromes* (s. S. 40) kann auch einmal die Lidheber (auch einseitig) betreffen und zu einer intermittierenden Ptose führen.

## Es besteht eine einseitige Ptose

Dies ist wesentlich häufiger als eine Beidseitigkeit. Zunächst muß aber auch hier eine nicht so seltene Fehldeutung ausgeschlossen werden: Immer wieder wird eine Ptose auf einer Seite vermutet, wenn in Wirklichkeit eine Lidretraktion auf der anderen Seite vorliegt. Bei letzterer gelangt das Oberlid nicht bis ganz an den Irisrand. Hier muß dann nach einer endokrinen Ophthalmopathie, aber auch nach einer Proptosis bei intraorbitaler Raumforderung, Entzündung oder abnorm gefüllten Gefäßen (Angiom, Sinusthrombose etc.) gesucht werden. Liegt wirklich eine einseitige Lidptose vor, dann kann man dieselbe wie folgt analysieren:

### Die einseitige Lidptose besteht seit Geburt

**Ist sie konstant vorhanden,** es kommt in Frage

- eine harmlose *einseitige kongenitale Lidptose.* Diese ist in der Regel nicht familiär, nicht progredient und geht ohne andere ophthalmologische oder neurologische Besonderheiten einher;
- ein *kongenitales Horner-Syndrom.* Man suche also nach der Miose, den erweiterten Konjunktivalgefäßen, eventuell der verminderten Schweißsekretion im Gesicht. Der Enophthalmus ist oft schlecht sichtbar. Beim Horner ist die Ptose beim Blick nach unten deutlicher als beim Blick nach oben (im Gegensatz zur partiellen Okulomotoriusparese). Dies kann Ausdruck einer perinatalen Läsion sein.
  - Ist das Horner-Syndrom von radikulären Ausfällen begleitet, dann ist eine *geburtstraumatische untere Armplexusparese* anzunehmen. Nicht selten besteht dann auch eine Anisochromie der Iris, mit hellerer Iris auf der pathologischen Seite.
  - Ist das Horner-Syndrom isoliert, aber von Schweißsekretionsstörungen des Gesichtes begleitet, dann ist eine *Grenzstrangschädigung* im Bereiche des *Ganglion stellatum* oder eine *Schädigung des sympathischen Geflechtes um die A. carotis interna* anzunehmen (zum Beispiel Hämatom).

**Wechselnd deutlich ausgeprägte** bzw. zeitweise behebbare Ptose. Man denke

- an das *Winking jaw phenomenon* (Marcus-Gunn-Zeichen). Dieses besteht in einer kongenitalen Ptose, welche beim Mundöffnen und besonders beim Lateralbewegen des Unterkiefers verschwindet. Ursache ist eine anomale Verbindung zwischen Okulomotorius- und Trigeminuskernen.
- Ebenfalls auf einer kongenitalen Anomalie mit Fehlverbindungen

zwischen Abduzens- und Okulomotoriuskernen beruht das *Duane-Syndrom:* Beim Seitwärtsblicken wird am abduzierenden Auge eine Retraktion des Bulbus (wahrscheinlich durch gleichzeitige Innervation des M. rectus internus) sichtbar, wodurch der Lidspalt enger wird bzw. eine Ptose entsteht.

### Die einseitige Ptose ist erst zu einem späteren Zeitpunkt aufgetreten

Der nächste Schritt wird sein zu klären, ob sie progredient bzw. dauernd vorhanden ist und ob sie von anderen Anomalien am Auge oder am Nervensystem begleitet ist.

**Die einseitige Ptose ist konstant oder gar progredient und ist völlig isoliert.** Diese Konstellation würde dann einem intraorbitalen Prozeß mit

- einer *völlig isolierten Läsion des glatten M. tarsalis superior* oder der ihn versorgenden sympathischen Endäste entsprechen, wie sie gelegentlich nach einem Infekt des Konjunktivalsackes, aber auch ohne faßbare Ursache vorkommt. Die Ptose kann durch einen Tropfen 10%iges Phenylephrin in den Konjunktivalsack behoben werden;
- einer *Läsion des quergestreiften M. levator palpebrae* bzw. der ihn versorgenden Okulomotoriusendäste gleichkommen.

In praxi ist dies als isoliertes Symptom sehr selten.

**Einseitige konstante oder gar progrediente Ptose, die von anderen Anomalien begleitet ist.** Diese können am Auge selbst oder im übrigen Neurostatus nachweisbar sein.

- Die *einseitige Ptose* ist *Teil eines erworbenen Horner-Syndromes* (s. oben). Dessen Ätiologie wird sich dann immer aus den übrigen neurologischen Ausfällen ergeben (s. hierzu auch Tab. **32**).
  - Das Horner-Syndrom ist *kombiniert mit zentralen zerebralen Ausfällen,* wenn die zentrale Sympathikusbahn durch einen pathologischen Prozeß mitbetroffen ist. Die zentrale Sympathikusbahn nimmt wahrscheinlich ihren Ursprung im Hypothalamus und in der Formatio reticularis, zieht dann direkt ventral vom Aquädukt und vierten Ventrikel durch Mittelhirn und Brücke, dann etwas weiter lateral durch die dorsalen Anteile der Oblongata und in das Rückenmark hinunter. Ein zum Herd homolaterales Horner-Syndrom kann eine oft auch den Thalamus betreffende Erweichung im ventralen Mittelhirn mit kontralateralen motorischen Ausfällen begleiten. Klassisch ist ein Horner-Syndrom als Teil des *Wallenberg-Syndromes* (Erweichung in der dorsolateralen Oblon-

gata). Bei einer (spontanen) *Dissektion einer A. carotis interna* ist ein homolateraler Horner (wegen Läsion des periarteriellen Sympathikus) meist mit einer kontralateralen Hemiparese kombiniert.

- Das Horner-Syndrom ist *kombiniert mit radikulären Ausfällen.* Es liegt dann eine Läsion der Wurzeln C8 bis Th2 vor (zum Beispiel traumatisch bei Wurzelausriß nach Schultertrauma, bei paravertebraler Neubildung etc.). Es fehlt dann allerdings eine Störung der Schweißsekretion (s. S. 293).
- Das Horner-Syndrom ist *kombiniert mit einer unteren Armplexusparese.* Zugegebenermaßen ist dies nicht immer leicht von einer Wurzelläsion zu unterscheiden. Es liegt dann meist ein Tumor der Lungenspitze (z. B. Pancoast-Tumor) vor (s. S. 157), und das Horner-Syndrom beruht dann auf einer Mitläsion des Sympathikusgrenzstranges (s. Abb. **21** und S. 296). Dann ist aber der Horner immer auch von einer Störung der Schweißsekretion, homolateral im Gesicht und im oberen Körperviertel, begleitet, die bei Wurzelläsion C8 bis Th2 (s. oben) nicht nachweisbar ist.
- Das Horner-Syndrom ist *lediglich mit Zeichen einer Läsion des sympathischen Grenzstranges kombiniert.* Hierzu gehören Störungen der Schweißsekretion, der Vasomotorenregulation und der Piloarrektion (s. S. 295). Die diesbezügliche Differenzierung ergibt sich aus Tab. **32** auf S. 297. Ursächlich kommen Tumorinfiltration, traumatische Hämatome oder entzündliche Prozesse (zum Beispiel Zoster) in Frage.

– Die *einseitige Ptose* ist *Folge einer Okulomotoriusläsion.* Sie ist dann stets begleitet von einer Störung der Augenmotilität (s. S. 218 und Abb. **19** und **20**) sowie von einer Mydriase. Unter Umständen fehlen Doppelbilder, weil eben wegen der Ptose das betroffene Auge nichts sieht. Die Ptose bei Okulomotoriusläsion wird beim Blicken nach oben im Gegensatz zum Horner-Syndrom deutlicher. Ursachen einer Okulomotoriusparese s. S. 211. Bei peripherer Okulomotoriusläsion ist die Ptose im allgemeinen ein Frühsymptom, bei Läsion im Kerngebiet folgt sie erst auf progrediente Augenmuskelparesen („Am Schluß fällt der Vorhang").

– Bei einer *Hemiatrophia faciei* ist nebst anderen hemifazialen Symptomen auch eine Ptose häufig.

– Als Rarität wurde eine einseitige Ptose bei a. v. Mißbildung des kontralateralen Stirnhirnes beschrieben, die sich postoperativ zurückbildet.

**Die einseitige Ptose ist nur zeitweise vorhanden bzw. wechselnd ausgeprägt.** Hierzu können ähnliche Ursachen wie zur intermittierenden beidseitigen Ptose führen:

- Vor allem kann die *Myasthenia gravis* zu einer einseitigen intermittierenden Ptose Anlaß geben (Nachweis s. S. 97)
- Aber auch im Rahmen einer *lokalisierten Kataplexie* kann einmal intermittierend nicht nur eine beidseitige, sondern auch eine nur einseitige Ptose sichtbar werden.
- Als Teil eines intermittierenden Horner-Syndromes kann eine Ptose *im Rahmen eines Anfalles von Migräne oder von Erythroprosopalgie* auftreten.

## 16.4 Patienten, die in erster Linie eine Pupillenanomalie aufweisen

Gelegentlich stellen Besonderheiten der Pupillenform, der Pupillengröße oder ihrer Reaktion ein diagnostisches Problem dar oder sind andererseits der Schlüssel zu einer Diagnose. Sie sollen deshalb im Rahmen dieses Kapitels kurz dargelegt werden.

### Anomalien der Pupillenform

Es gibt folgende Abweichungen von der normalen, runden Form:

- *angeborene Ectopia pupillae,* oft mit Linsen- oder anderen Bulbusanomalien kombiniert (meist nach temporal und oben) oder einem partiellen Anlagedefekt der Iris.
- *Entzündungen der Iris* können Schrumpfungsvorgänge oder Verwachsungen (Synechien) zur Folge haben.
- *Läsionen des N. oculomotorius* verursachen *Fehlsprossung* mit aktiver Mitkontraktion des Sphincter pupillae bei Innervation eines äußeren Augenmuskels.
- Eine *ovale Verformung einer Pupille* findet sich bei der soeben genannten Fehlsprossung des Okulomotorius, aber auch bei meist vaskulärer Läsion der nukleären und supranukleären Strukturen der Augenmotilität.

### Anomalien der Pupillenweite

Diese sind zum Teil mit Störungen der Pupillenreaktion (s. unten) verbunden.

- *Beidseits abnorm weite Pupillen* (Mydriase) sind häufig
  - eine harmlose Besonderheit bei vegetativ labilen Personen oder in Momenten von ausgeprägter Sympathikusstimulation,
  - Folge von intern oder beidseits lokal angewendeter Medikation mit mydriatischer Wirkung (Tab. **24**) (zum Beispiel Atropin oder andere Belladonna-Alkaloide), und es ist dann keine Miose durch

lokale Applikation von Miotika (im Gegensatz zu Mittelhirnläsionen) zu erwirken,
- bei Kontaktlinsenträgern,
- bei gewissen Augenaffektionen, zum Beispiel Glaukomkrisen (mit Schmerzen und Sehstörungen verbunden),
- bei Mittelhirnläsionen (zugleich mit Bewußtseinsstörung und fehlender Lichtreaktion; reagiert auf Miotika) (s. Tab. **4**).

– *Beidseitig abnorm enge Pupillen* (Miose) finden sich
- als harmlose Besonderheit oder sehr intensiver Beleuchtung,
- bei intern verabreichten Medikamenten (Sympathikolytika, Opiate) oder lokal applizierten Pharmaka (zum Beispiel Pilocarpin bei Glaukom); im einzelnen kommen cholinergisch wirkende Pharmaka und antiadrenergisch wirkende in Frage, wie sie in Tab. **24** aufgeführt wurden,
- bei Lues (zugleich mit Entrundung und gestörter Reaktion, s. unten),
- bei Läsionen der Brücke (mit Bewußtseinsstörung und anderen neurologischen Ausfällen, s. S. 9).

Tab. **24** Pharmaka und toxische Substanzen mit Auswirkungen auf die Weite der Pupillen (in Anlehnung an G. L. Henry, N. Little: Neurologic Emergencies. McGraw Hill, New York 1985)

| *Pupillenverengerung* | | *Pupillenerweiterung* | |
|---|---|---|---|
| *Cholinergika* | *Sympathikolytika* | *Parasympathikolytika* | *Adrenergika* |
| Acetylcholin | Guanethedin | Atropin | Cocain |
| Nicotin | Bretylium | Scopolamin | Paradryl |
| Tetraethylammonium | Reserpin | Hemicholin | Ephedrin |
| Bromide | Alphamethyldopa (Aldomet) | Pentolonium | Adrenalin |
| Physiostigmin | Phenoxybenzamin (Dibenzyline) | Homatropin | Neosynephrin |
| Neostigmin | Regitin | Banthin | Thyramin |
| Pyrophosphate | Tolazolin (Priscol) | Na-Pentobarbital | |
| Carbachol (Doryl) | | Tofranil | |
| Mecholyl | | Pertofran | |
| Pilocarpin | | Sinquan | |
| | | Benedryl | |
| | | Meprobamat und Benactyzin | |
| | | Chlorpheniraminmaleat | |
| | | Compoz | |
| | | Fliegenpilztoxin | |
| | | Botulinustoxin | |
| | | Salbei | |

### Seitendifferenz der Pupillen (Anisokorie)

- *Einseitig abnorm weite Pupille* findet sich
  - bei einseitiger *Erkrankung des vorderen Augenabschnittes* (Schmerzen, abnorme Injektion), zum Beispiel auch bei einseitigem Glaukomanfall,
  - bei homolateraler *Okulomotoriusparese* (bei peripherer Okulomotoriusstammläsion eventuell als Frühzeichen. Ptose und Motilitätsstörungen suchen; Kontraktion auf Miotika, s. S. 232),
  - bei einseitiger Instillation eines *Mydriatikums,* unter Umständen auch irrtümlich oder heimlich,
  - akut aufgetreten, aber dann persistierend bei *Ganglionitis ciliaris:* meist einige Tage nach Infekt, eventuell nach Orbitatrauma, keine Pupillenreaktion mehr auf Licht oder Konvergenz, initial Akkommodationsstörungen, freie Augenmotilität,
  - akut und vorübergehend (homolateral) bei einer *Migräneattacke,*
  - permanent bei *Adie-Syndrom:* meist jüngere Frauen, auf starkes Licht kaum oder nur verzögerte Kontraktion bei guter Konvergenzreaktion, vor allem aber anschließend langsame tonische Erweiterung. Oft Fehlen einzelner Muskeleigenreflexe, gelegentlich lokalisierte Schweißsekretionsstörung.
- *Einseitig abnorm enge Pupille* kommt vor
  - bei Horner-Syndrom (s. S. 227),
  - bei einseitig appliziertem Miotikum,
  - bei gewissen Affektionen des vorderen Augenabschnittes, besonders mit Synechien,
  - selten nur einseitig bei Lues,
  - gelegentlich bei einer harmlosen zentralen Anisokorie (Differenz weniger als 1 mm, Seite gelegentlich wechselnd), ausgeprägter bei schwacher Beleuchtung.

### Anomalien der Pupillenreaktion

Diese sind in Abb. **22** dargestellt. Aufgeführt sei noch speziell folgendes

- *reflektorische Pupillenstarre.* Die Pupillen reagieren nicht oder kaum auf Licht, jedoch gut auf Konvergenz. Dies ist ein Leitsymptom bei einer Lues des Nervensystems im Tertiärstadium, dann auch mit einer Entrundung der meist engen Pupillen verbunden. Sie kommt aber auch vor bei Diabetes mellitus, beim Fisher-Syndrom, bei der Pandysautonomie, bei Enzephalitiden, bei Amyloidose etc.
- *Pupillotonie* im Rahmen des Adie-Syndromes (s. oben).

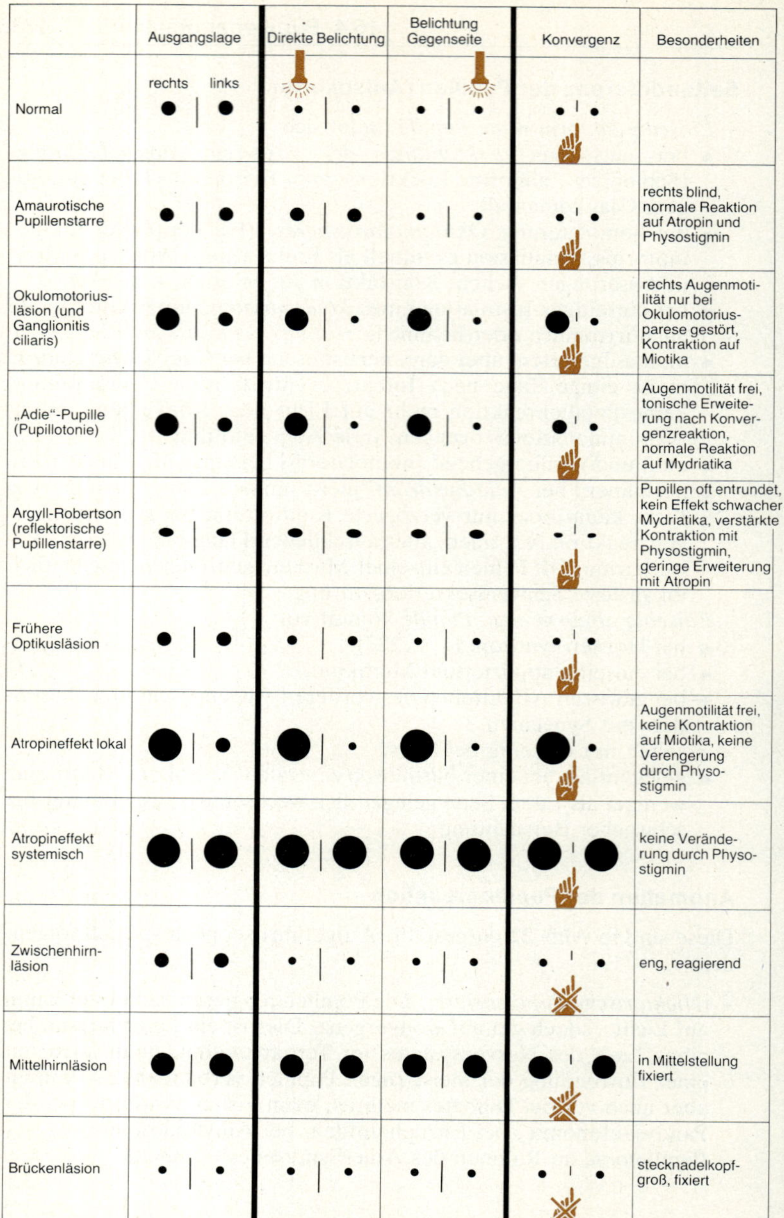


Diverse Pharmaka s. Tab. **24**

**Abb. 22** Einseitige und beidseitige Anomalien der Pupillenweite und der Pupillenreaktionen bei einseitiger Läsion (rechts pathologisch)

# 17. Hörsensationen und Hörstörungen

Nur selten werden abnorme akustische Wahrnehmungen und Hörstörungen für die Diagnostik neurologischer Erkrankungen von Bedeutung sein. Nur den letzteren wollen wir uns hier kurz zuwenden. Es sollen also im folgenden

- neurologisch relevante abnorme akustische Wahrnehmungen
- und neurologisch relevante Gehörstörungen

analysiert werden.

## 17.1 Neurologisch relevante abnorme akustische Wahrnehmungen

Nicht die Rede soll von den akustischen Halluzinationen sein. Hingegen können andere abnorme akustische Wahrnehmungen neurologisch von Bedeutung sein.

### Spontane abnorme akustische Phänomene

Diese sollen uns hier nur beschäftigen, sofern sie Ausdruck neurologisch relevanter Affektionen sind. Sie können folgende Ursachen haben:

- *kortikale Reizphänomene* im Bereich des Temporallappens, insbesondere seines oberen lateralen Anteiles. Hierzu gehören
  - die seltenen *akustischen Halluzinationen,* die entweder elementare Töne oder aber Worte, Sätze, sogar Melodien umfassen. Sie werden manchmal in ihrer halluzinatorischen Natur verkannt. Unter Umständen fügen sie sich in einen temporalen Dämmerzustand ein, nach welchem man also ausdrücklich forschen muß.
- *Ohrgeräusche* präsentieren sich ebenfalls nicht selten dem Neurologen als differentialdiagnostisches Problem.
  - Der meist *diffus im Kopf* oder in beiden Ohren empfundene Tinnitus ist in der Regel eine ursächlich nicht klare, aber harmlose Besonderheit, therapeutisch jedoch kaum beeinflußbar. Selten findet er sich zum Beispiel bei Polycythaemia vera (Aspekt, Blutbild) oder bei erhöhtem intrakraniellem Druck.

- *Einseitig in einem Ohr empfundene Geräusche* sind ernster zu nehmen. Wenn sie *kontinuierlich* wie der Tinnitus empfunden werden, haben sie eine ähnliche Bedeutung wie letzterer, selten allerdings können sie Ausdruck einer Affektion des Innenohres sein, insbesondere eines Akustikusneurinoms (s. unten).
- *Pulssynchrone Geräusche* sind immer verdächtig auf eine arteriovenöse Mißbildung, eine arteriovenöse Fistel oder einen Glomus-jugulare-Tumor (man auskultiere den Schädel des Patienten sorgfältig, suche nach Gehörstörungen, nach Ausfällen kaudaler Hirnnerven und anderen neurologischen Anomalien und inspiziere das Trommelfell).

#### Anomalien in der akustischen Wahrnehmung

Tatsächlich Gehörtes kann in der Lautstärke oder in anderer Hinsicht abnorm empfunden werden:

- *Paliakusis* bei Schläfenlappenprozessen sind Worte, die man repetitiv zu hören meint.
- *Parakusien* (bei Temporallappenprozessen) sind abnorm laut oder leise empfundene Geräusche oder Gespräche, zum Beispiel wie von weit weg, die ebenfalls Teil eines temporalen Anfalles sein können.
- *Veränderte Gehöreindrücke* kommen auch bei Affektionen des Hörorganes selber, so zum Beispiel bei einer Parese des M. stapedius (zum Beispiel im Rahmen einer peripheren Fazialisparese), vor.

## 17.2 Neurologisch relevante Störungen des Gehörs

Neurologisch relevant sind Verminderungen des Gehörs, die nicht durch eine Erkrankung des schalleitenden Apparates bedingt sind. Während letzteres Domäne des Otologen ist, wird der Neurologe sich mit Schwerhörigkeiten auseinandersetzen müssen, die durch eine Beeinträchtigung der Schallperzeption bzw. des Hörnerven bedingt sind. Die Kriterien zur Unterscheidung einer Schalleitungs-(mittelohrbedingten)Schwerhörigkeit von einer Schallperzeptionsschwerhörigkeit werden als bekannt vorausgesetzt.

#### Plötzlich oder rasch, innerhalb von Stunden bis Tagen aufgetretene Schwerhörigkeit oder Taubheit

- *Beidseitigkeit* findet sich ursächlich vor allem bei
  - *parainfektiösen Prozessen,* insbesondere akuten Virusinfekten, wie zum Beispiel eine Parotitis (allgemeine Infektzeichen, eventuell pathologischer Liquor, Antikörpernachweis) oder Lues (eventuell nur einseitig),

- *basaler Meningitis,* zum Beispiel Tbc,
- *Meningosis carcinomatosa* (in beiden immer pathologischer Liquor, Liquorzucker erniedrigt, Zytologie beachten; andere Zeichen des pathologischen Grundprozesses).

– *Einseitige plötzliche Schwerhörigkeit* kommt vor bei
- *einem akuten Virusinfekt,* wiederum zum Beispiel Parotitis, Masern oder einem Zoster (oticus), letzterer auch ohne daß eine Bläschenbildung aufgefallen wäre (Varizellen in der Umgebung?, oft andere Hirnnerven, wie zum Beispiel Fazialis, beteiligt, Anstieg des Zoster-Varizellen-Titers),
- einem Schädel-Hirn-Trauma mit *Pyramidenfraktur* (Anamnese, retromastoidales Hämatom mit Latenz, Othämatom bei Otoskopie, Röntgenbefund),
- *Ruptur des ovalen oder runden Fensters* (Flugreise in der Anamnese, Schalleitungsstörung!),
- *basaler Meningitis oder Meningosis,* wie oben bei beidseitiger Störung,
- *Apoplexia cochleae,* als Ausdruck einer akuten Ischämie der A. auditiva interna (ältere Patienten, Gefäßrisikofaktoren, Ausschluß anderer Ätiologien; die Hälfte erholt sich),
- *„akutem Hörsturz“,* anderer bzw. ungeklärter Ätiologie (ein Drittel erholt sich).

## Die Schwerhörigkeit nimmt ganz allmählich über Monate oder Jahre zu

– *Beidseitigkeit.*
- Dann liegen praktisch immer *otologische Ursachen* vor.
- Für die Neurologie relevant sind zum Beispiel
  - der *Morbus Paget,*
  - gewisse *Infektionskrankheiten,* wie zum Beispiel die Lues, besonders konnatale Form,
  - das *Cogan-Syndrom,* eine Multisystemerkrankung, welcher wahrscheinlich eine Vaskulitis zugrunde liegt,
  - gewisse *Stoffwechselanomalien,* wie zum Beispiel die Refsum-Krankheit (Ataxie, Areflexie, Ichthyosis der Haut, Retinitis pigmentosa, Eiweißerhöhung im Liquor, Vermehrung der Tetramethylhexadecansäure) oder die Niemann-Pick-Krankheit,
  - *medikamentös-toxische* Fälle, zum Beispiel nach Streptomycin, Gentamycin, Neomycin, vorübergehend nach Chinin und Acidum acetylosalicylicum.

– *Einseitige, allmählich progrediente Schwerhörigkeit.* Diese ist für den Neurologen oft wichtiges Leitsymptom. Sie verpflichtet ihn zum Erwägen folgender Erkrankungen.
- Eine *intrakranielle Raumforderung* mit Einbezug des N. statoacu-

sticus. Man denke im besonderen an ein Akustikusneurinom (Schwindelsensationen, später eventuell Trigeminus- und/oder Fazialissymptome, Kleinhirnataxie. Liquoreiweiß fast immer erhöht, CT entscheidend), an einen Glomustumor (subjektiv und objektiv pulssynchrone Geräusche, eventuell sichtbar bei Otoskopie), Meningeom, Dermoid, Kleinhirnastrozytome, Arachnoidalzysten, Karzinom der Schädelbasis (meist auch andere kaudale Hirnnerven mitbetroffen).

- *Morbus Menière* (präsentiert sich wegen der Schwindelattacken, s. S. 240).

# 18. Schwindel und Nystagmus

Mancher Patient klagt über „Schwindel" als wesentlichen Beschwerdekomplex. Der Arzt muß sich im klaren sein, daß erfahrungsgemäß eine ganze Reihe von Störungen des Gleichgewichtes vom Patienten als „Schwindel" bezeichnet werden. Tatsächlich kann das „Gleichgewicht" definiert werden als die Fähigkeit, sich im Raum auch unter erschwerten Bedingungen zu halten und zu bewegen. Diese Fähigkeit wird gewährleistet durch das korrekte Funktionieren einer Reihe von Strukturen und Systemen, namentlich

- der periphere vestibuläre Apparat und das zentrale vestibuläre System,
- der optische Apparat,
- die der Propriozeption dienenden peripheren Organe und die entsprechenden Afferenzen,
- das efferente motorische System und
- die zentralen integrierenden Strukturen, insbesondere der extrapyramidale und zerebelläre Apparat.

Diese für die Erhaltung des Gleichgewichtes wichtigen Strukturen sind in Abb. **23** dargestellt. Störungen des Gleichgewichtes und damit für den Patienten Schwindelgefühle können durch eine Störung irgendeines Teiles dieses komplexen Systemes verursacht werden. Aufgabe des Arztes ist es, aufgrund einer genauen Befragung und einer exakten Untersuchung zu eruieren, was im konkreten Einzelfall hinter dem Schwindelgefühl seines Patienten steckt. Nachfolgend sei das praktische Vorgehen in solchen Fällen dargelegt.

Der erste Schritt besteht immer darin, eine *exakte Schilderung der vom Patienten empfundenen Schwindelsensationen* zu erhalten. Vor allem muß die Gruppe mit akutem Drehschwindel von allen anderen differenziert werden. Wie anamnestisch durch Befragen die Schwindelsensationen weiter präzisiert werden könnten, wird in Tab. **25** dargelegt.

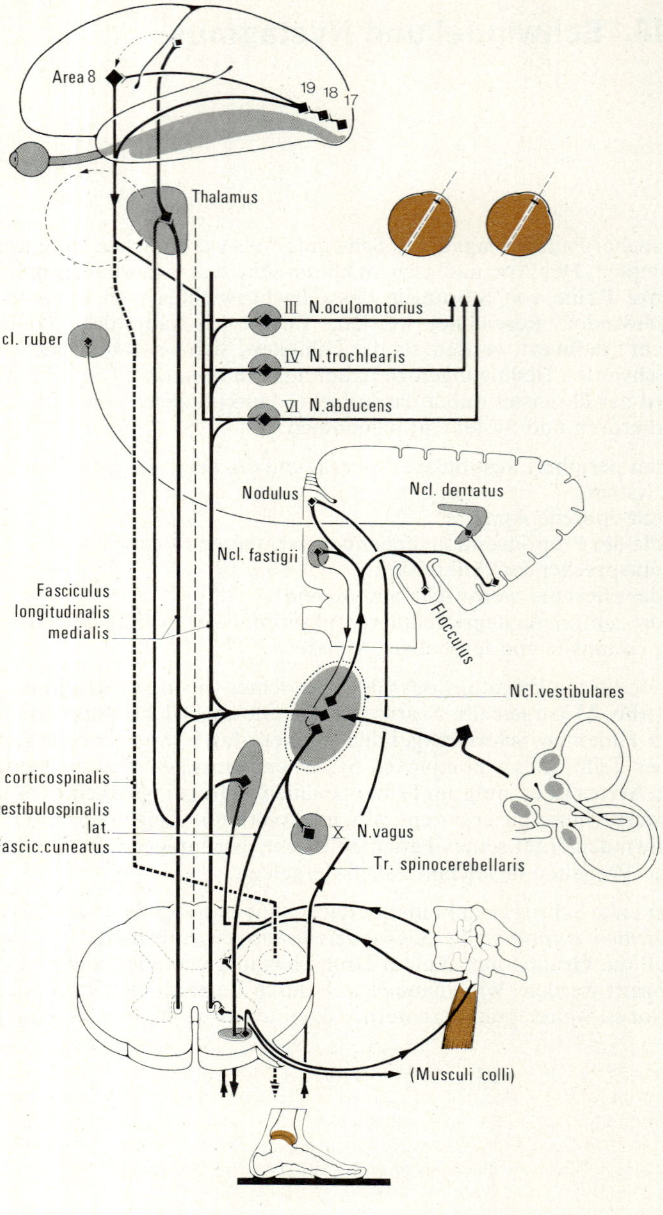
Area 8
19
18
17
Thalamus
III N.oculomotorius
IV N.trochlearis
VI N.abducens
Ncl. ruber
Nodulus
Ncl. dentatus
Ncl. fastigii
Flocculus
Fasciculus
longitudinalis
medialis
Ncl.vestibulares
Tr. corticospinalis
Tr. vestibulospinalis
lat.
Fascic.cuneatus
X N.vagus
Tr. spinocerebellaris
(Musculi colli)

Tab. **25** Weitere Differenzierung der Angaben eines Patienten über „Schwindel"

| *Bezeichnungen* | *Präzisierung* | *Begleitphänomene* | *Bedeutung* |
|---|---|---|---|
| Drehschwindel | Umgebung dreht sich im Kreise? Karussell? | Übelkeit, Erbrechen | vestibulär |
| Schwankgefühl in Ruhe | kein Drehen, ohne besondere Auslösung | Festhalten, eventuell Absitzen | z. B. zerebrale Durchblutungsinsuffizienz |
| Umgebung schwankt | rhythmisch? unregelmäßig | unscharfes Sehen, Sehstörungen, Bewußtseinsstörung | z. B. Oszillopsie bei Nystagmus, okulärer Schwindel, zerebellär, zirkulatorisch? |
| Unsicherheit bei Bewegungen | daneben greifen, Gegenstände fallen lassen | eventuell Nystagmus, Hypodiadochokinese, Ataxie | zerebellär? |
| Unsicherheit beim Gehen | breitbeinig, | ataktische Bewegungen | zerebellär |
| | spürt Boden unter den Füßen nicht, stampfend | Parästhesien der Zehen, Gefühlsstörungen: untere Extremitäten | Polyneuropathie? peripher-neuropathisch |
| | steif | Tonuserhöhung | Paraspastik oder Parkinson |
| Kurz „weg" | Lücke im Bewußtsein | Absenz oder Automatismus | epileptische Phänomene (Absenzen, Temporallappenepilepsie) |
| | | Drop attacks | basiläre Durchblutungsstörung |

◀ Abb. **23** Anatomisches Substrat des Gleichgewichtes. Dargestellt sind die Verbindungen der optischen Bahnen zu den motorischen Zentren und von da zum Rückenmark einerseits und zu den Augenmuskelkernen andererseits. Im weiteren sei auf die Beziehungen von Kleinhirn und Thalamus sowie Vestibularapparat zum Hirnstamm und zum Rückenmark und schließlich auf die propriozeptiven Afferenzen aus den unteren Extremitäten und aus der Wirbelsäule hingewiesen (aus M. Mumenthaler: Neurologische Differentialdiagnostik, 3. Aufl. Thieme, Stuttgart 1988)

## 18.1 Akuter Drehschwindel

Diese Patienten geben entweder spontan oder aber auf präzises Fragen ganz klar an, daß sich die Umgebung um sie herum dreht. Meist gelingt es sogar zu eruieren, in welche Richtung sich die Umgebung zu drehen scheint. Es gehört oft auch eine Unsicherheit beim Stehen oder gar die Stehunfähigkeit oder Hinstürzen dazu, meist auch Übelkeit oder gar Erbrechen. Während des akuten Anfalles ist immer auch ein Nystagmus sichtbar.

Derartige Episoden bedeuten *immer einen Befall des vestibulären Apparates,* entweder in seinen *peripheren oder zentralen* Anteilen. Man kann die einzelnen ätiologischen Gruppen noch weiter differenzieren.

### Akuter Drehschwindel als einziges pathologisches Geschehen

Eventuell geht er mit Gehörsensationen einher, was auf einen *Befall des peripheren vestibulären Apparates* hinweist. Die Charakteristika des peripheren vestibulären Nystagmus werden in Tab. **26** dargelegt. Folgende Unterteilung kann aufgrund von Beschwerdeschilderung und Untersuchungsbefund gemacht werden:

- *Gehörsensationen* begleiten die Drehschwindelepisode, so zum Beispiel Ohrgeräusche, Gefühl eines verstopften Ohres und mit der Zeit eine progressive Gehörabnahme. Es liegt dann
  - in den meisten Fällen ein *Menière-Syndrom* vor. Subjektiv sind meist schlagartig einsetzende, Minuten bis wenige Stunden dauernde Schwindelattacken typisch. Objektiv zumindest im Anfall eine vorübergehende Abnahme der peripheren Vestibulariserregbarkeit, dann eine verminderte Hörschärfe und ein positives Recruitment-Phänomen,
  - eine Sonderform des Menière stellt das *Lermoyez-Syndrom* dar, bei welchem eine zunehmende einseitige Gehörverminderung von einem Schwindelanfall gefolgt wird, der wieder jeweils zu einer deutlichen Verbesserung des Gehörs führt,
  - auch eine progressive *Läsion des N. statoacusticus durch einen Tumor* – im besonderen ein Akustikusneurinom – kann durch Schwindelanfälle und zunehmende Schwerhörigkeit charakterisiert sein. Allerdings ist die Gehörabnahme im Vordergrund, und die einzelnen Schwindelattacken – die nie so abrupt wie beim Morbus Menière sind – pfropfen sich auf ein allgemeines Unsicherheitsgefühl auf.
- Eine *Gehörverminderung* liegt ebenfalls vor. Man denke dann an
  - ein seit längerem bestehendes *Menière-Syndrom* (s. o.),
  - eine *Ruptur des ovalen oder runden Fensters* (S. 235),
  - einen *verzögerten endolymphatischen Hydrops* (vorausgegange-

Tab. **26** Charakteristika des peripheren vestibulären Nystagmus (nach Henn)

- Schlagrichtung meist horizontal mit Torsionskomponente, selten vertikale Komponente
- Langsamer Drift zur Läsionsseite
- Intensitätsverminderung durch visuelle Fixation (also zunehmend bei Augenschluß)
- Verstärkung durch Änderung der Kopfposition und Kopfschütteln sowie
- Durch Liegen auf krankem Labyrinth
- Amplitude der langsamen Nystagmusphase nimmt zu, wenn Auge in Gegenrichtung gewendet wird
- Eventuell unilateral verminderte kalorische Antwort
- Folgebewegungen und Sakkaden normal

ner Hörsturz, dann akute Schwindelepisoden, eventuell kontralaterale wechselnde Hörstörungen und Schwindelepisoden).

- *Drehschwindelepisoden stellen das einzige Krankheitsgeschehen dar,* und das *Gehör ist intakt.* Hier liegt einzig ein Befall des peripheren Vestibularapparates vor.
  - Beim *gutartigen paroxysmalen Lagerungsschwindel* (Nystagmus of benign paroxysmal type) tritt eine heftige, sehr kurz dauernde Schwindelepisode einzig in einer bestimmten konstanten Stellung des Kopfes auf. In der Vorgeschichte ist gelegentlich ein Schädeltrauma eruierbar, oft aber keine Besonderheit. Ein Anfall kann zum Beispiel beim raschen Abliegen oder Drehen im Bett erstmals manifestiert werden. Beim Vermeiden der auslösenden Bewegung und beim ruhigen Sitzen oder Liegen in geeigneter Stellung sind die Patienten beschwerdefrei, trauen sich aber oft kaum, sich zu bewegen. Im Extremfall kann der intensive Vagusreiz beim Schwindelanfall zu einer sogenannten vestibulären Synkope führen (s. S. 78).

    Pathophysiologisch liegt eine abnorm starke Ablagerung von Kalkkonkrementen an den Sinneshaaren oder liegen freie Fragmente vor (Kupulolithiasis). Entscheidend ist die Auslösbarkeit des Anfalles durch die Lagerungsprobe (Patient rasch nach hinten aus dem Sitzen ablegen, den Kopf nach hinten über die Kante des Untersuchungsbettes um 30 Grad neigen, zugleich um 30 Grad auf eine Seite drehen; Augen offen, Brechschale bereithalten; nach 5 Sekunden tritt zugleich mit Schwindel und Übelkeit ein rotatorischer Nystagmus auf: bei Rechtsneigung entgegen, bei Linksneigung im Uhrzeigersinn). Die Labyrinthe sind oft normal erregbar, zeigen aber immerhin bei fast der Hälfte Anomalien bei der kalorischen Testung.

- Bei der *akuten isolierten Vestibulariskrise* (Neuronitis vestibularis) tritt der Drehschwindel akut erstmalig auf, und zwar besonders oft am Morgen beim Erwachen. Jedes Drehen im Bett erzeugt einen neuen Anfall, aber auch das Aufstehen. Nur in einer bestimmten Stellung hat der Patient Ruhe. Die Unfähigkeit, sich zu bewegen, kann Stunden andauern und klingt dann meist im Laufe einiger Tage allmählich ab. Es bleiben aber noch während Tagen oder gar Wochen leichte Schwindelbeschwerden bei allzu raschen Bewegungen oder vestibulären Belastungen (rasche Autofahrten, schnelles Bücken oder Aufrichten etc.) zurück („Trigger-Labyrinth"). Episoden von Schwindel können sich im Laufe der Jahre auch mehrmals wiederholen. Im Anfall findet sich ein Nystagmus zum Herd hin und eine verminderte kalorische Erregbarkeit des Vestibularapparates.
- Der Pädiater wird gelegentlich mit dem *gutartigen paroxysmalen Schwindel des Kindesalters* konfrontiert. In den ersten Lebensjahren können diese Kinder plötzlich nicht mehr selber stehen oder gehen, halten sich fest, sind blaß und können auch erbrechen. Der Anfall dauert nur Sekunden oder Minuten, wobei dann ein Nystagmus sichtbar ist. Er kann sich bis mehrmals pro Woche wiederholen. Die Vestibularisprüfungen sind immer pathologisch.
- Eine akute langdauernde Drehschwindelepisode kommt bei entzündlicher Labyrinthitis, zum Beispiel bei *chronischer Mittelohreiterung,* vor. Bei Schwindel immer otoskopieren!
- *Weitere Ursachen* von vestibulärem Drehschwindel sind zum Beispiel Intoxikationen (Streptomycin, Diphenylhydantoin, Barbiturate, Acidum acetylosalicylicum, Chinin), die jedoch keine isolierten akuten Drehschwindelattacken erzeugen. Die Ruptur des ovalen oder runden Fensters (s. S. 235) kann auch von Schwindel begleitet sein.

## 18.2 Anfallsartiger Schwankschwindel

Zu dieser Gruppe gehören jene Patienten, die zwar auch „Schwindelbeschwerden", jedoch eindeutig *keinen Drehschwindel,* sondern mehr ein *anfallsartiges Schwankgefühl* oder ein *anfallsartiges Sichunsicherfühlen* empfinden. Die Beschreibung ist für den Patienten oft schwierig. Entscheidend für die Differenzierung gegenüber den übrigen, weiter unten zu besprechenden Schwindelkategorien ist das episodisch, plötzlich einsetzende Unsicherheitsgefühl dieser Kategorie. Hierzu gehören

### Schwindelsensationen in Zusammenhang mit Störungen des kardiovaskulären Apparates

Der Schwindel kann auftreten

- *bei raschem Aufsitzen oder Aufstehen.* Er ist dann wahrscheinlich auf eine orthostatische Regulationsstörung mit Hypotonie zurückzuführen (Blutdruckmessung, Schellong-Test);
- mit *Herzsensationen.* Präkordialschmerzen, Herzjagen etc. lassen zum Beispiel an Herzrhythmusstörungen, an Tachykardieanfälle oder längerdauernde Asystolie denken;
- *in Abhängigkeit von Kopfdrehungen* oder anderen besonderen Stellungen des Kopfes. Dies weist entweder
  - auf eine transitorische Durchblutungsstörung im Vertebralis-Basilaris-Gebiet hin (ältere Patienten, Gefäßrisikofaktoren)
  - oder auf eine spondylogene Genese, zum Beispiel nach Schleudertrauma der Halswirbelsäule oder bei schwerer Spondylose. Es besteht keine Korrelation mit radiologischen Veränderungen der Halswirbelsäule. Diese Diagnose wird übrigens zu oft gestellt.
- *Durch Betätigung eines Armes ausgelöst.* Dies kommt beim Subclavian-steal-Syndrom vor (s. S. 278).
- *Transiente ischämische Attacken* sind oft von Schwindelgefühl eingeleitet, immer aber auch von eindeutigen Zeichen der zerebralen Durchblutungsstörung begleitet.

### Schwindelsensationen im Rahmen kurzdauernder Störungen des Bewußtseins

Hierzu gehören:

- *äußerst kurz dauernde Bewußtseinsverluste,* wie zum Beispiel bei basilärer Durchblutungsstörung, bei Synkopen anderer Genese und bei solchen kardiovaskulären Ursprungs (s. oben);
- *gewisse Formen der Epilepsie,* im besonderen die Absenzen im Rahmen der Petit-mal-Epilepsie (s. S. 83) und vor allem die kurzen Dämmerattacken bei der Schläfenlappenepilepsie (s. S. 83).
- *Die Hyperventilationstetanie* nimmt eine gewisse Eigenständigkeit ein (s. S. 83) (Angstgefühl, Hyperventilieren, Parästhesien der Akren und der Mundregion, getrübte Wahrnehmung; positiver Chvostek im Anfall).

### Unsicherheiten bei transitorischen Störungen der visuellen Kontrolle

Dies kann vorkommen bei

- *Migraine ophtalmique mit Flimmerskotomen,*

- *Nystagmus,* dessen Auslösung oder Verstärkung durch Seitwärtsblicken im Sinne einer Oszillopsie sich manifestiert,
- *intermittierenden Doppelbildern,* mehr oder weniger langdauernd, wie sie zum Beispiel bei Bulbusbewegungen bei einer internukleären Ophthalmoplegie vorkommen oder intermittierend im Rahmen eines Brown-Syndromes (s. S. 216) oder einer okulären Myasthenie,
- *Gehen im Halbdunkeln,* was auf eine beidseitige Ausschaltung des Vestibularapparates hinweist, zum Beispiel nach Infektionskrankheit oder toxisch bedingt.

## 18.3 Mehr oder weniger andauernde, wenn auch wechselnd intensive Schwindelsensationen und statisch-motorische Unsicherheit

Durch Fragen müssen die auslösenden Momente exakt eruiert werden.

### Schwindel tritt nur beim Gehen und Sichbewegen in Erscheinung

Man suche dann nach einer

- *motorischen Behinderung,* die von der Paraspastik bis zum Rigor eines beginnenden Parkinson-Syndromes reichen kann; zu Beginn werden derartige Störungen vom Patienten nicht selten als Schwindel etikettiert,
- *Störung der Afferenzen,* die von einer Hinterstrangataxie bis zur Polyneuropathie reichen kann,
- *Störung der zentralen Bewegungskoordination,* wie sie zum Beispiel bei einer diskreten Kleinhirnerkrankung vorkommt,
- *beidseitigen Ausschaltung des vestibulären Apparates,* bei welcher die Unsicherheit nur beim Gehen auf weichem und unebenem Boden oder im Dunkeln auftritt. Dies kommt nach Infektionskrankheiten, zum Beispiel Mumps, oder bei Intoxikationen vor.

### Auch in Ruhe, also mehr oder weniger dauernd vorhandener unbestimmter Schwindel

Es kommt in allererster Linie in Frage ein

- *vegetativer Schwindel* ohne groborganisches Substrat,
- *einige weitere Ursachen,* zum Beispiel zerebelläre Störungen (eventuell mit Nystagmus), gewisse Intoxikationen (zum Beispiel Diphenylhydantoin, Streptomycin) oder ein langdauernder Absenzenstatus.

## 18.4 Nystagmus

Ein Nystagmus ist einerseits ein regelmäßiger Befund beim akuten vestibulären Schwindel, andererseits ist ein nichtvestibulärer Nystagmus oft von Schwindelsensationen begleitet. Im weiteren stellt ein Nystagmus immer wieder einen Schlüsselbefund dar, dessen korrekte Deutung einen wichtigen topisch-diagnostischen Schritt darstellt. Aus diesem Grunde soll nachfolgend kurz auf die *Analyse eines Nystagmus* eingegangen werden.

Zur *Beschreibung und Analyse eines Nystagmus gehört* das Beachten folgender Besonderheiten:

- Sind die Bewegungen beider Bulbi synchron oder dissoziiert?
- Sind sie rhythmisch oder unregelmäßig?
- In welche Richtung gehen sie (horizontal, vertikal, rotatorisch, retraktorisch oder gemischt)?
- Welches Tempo weisen sie auf (rasch, langsam)?
- Welche Ausgiebigkeit weisen sie auf (feinschlägig bis grobschlägig)?
- Treten sie spontan beim Blick geradeaus auf, oder
- werden sie ausgelöst oder verstärkt durch äußere Reize (Kopfbewegungen, Lagerung) bzw.
- durch Blickwendung?
- Sind sie in überzeugender Weise unwillkürlich (also in bestimmten Situationen regelmäßig auftretend)? (Es gibt die Ausnahme des willkürlichen Nystagmus.)

Beachtet man diese einzelnen Kriterien, dann wird man einen *Nystagmus exakt beschreiben* und dann auch *daraus die Klassifizierung ableiten* können. Daraus wiederum ergibt sich die *topisch-diagnostische Bedeutung des Nystagmus*. Als Hilfe dazu soll die Tab. **27** dienen, in welcher die wichtigsten Nystagmusarten mit ihren lokalisatorischen Bedeutungen beschrieben und benannt sind.

Tab. **27** Wichtigste Nystagmusarten, ihre Benennung und ihre lokalisatorische Bedeutung (modifiziert nach M. Mumenthaler: Neurologische Differentialdiagnostik, 3. Aufl. Thieme, Stuttgart 1988)

| Benennung | Charakteristika | Lokalisation | Ursache: Beispiele |
|---|---|---|---|
| **Vestibulär** (s. a. Tab. **26**)<br>*Peripherer Vestibularapparat* und | Nystagmus richtungbestimmt; vom Herd weg (in jeder Blickrichtung auf die gleiche Seite, also auf die Gegenseite der Läsion, vor allem horizontal. Unter Umständen Spontannystagmus. Innerhalb einiger Wochen verschwindend. Beeinflußt durch Augenschluß (zunehmend) und Änderungen der Kopfhaltung. Brechreiz. Amplitude der langsamen Phase nimmt bei Nervus-vestibularis-Läsion zu, wenn das Auge in die Gegenrichtung gewendet wird | peripherer Vestibularapparat | Morbus Menière, akute Vestibulariskrise |
| *N. vestibulocochlearis* | | N. vestibulocochlearis | Pyramidenfraktur |
| *Hirnstammläsion* | meist in Richtung des Herdes, nimmt bei Blickwendung zur Herdseite zu, auch rotatorischer Nystagmus, auch dissoziierter Blickrichtungsnystagmus (je in jeweilige Blickrichtung) | vestibuläre Kerne und ihre zentralen Verbindungen | Wallenberg-Syndrom |
| **Kleinhirn** | grobschlägig; in Richtung des Herdes; zunehmend bei Blickwendung zur Herdseite, abnehmend bei Augenschluß, Kopfwenden ohne Einfluß | | |
| **Okulär**<br>Blick-(bzw. augenmuskel-)paretischer Nystagmus | meist langsam, grobschlägig; rasche Komponente in Richtung der eingeschränkten Blickrichtung; bei supranukleärer Läsion assoziiert, bei nukleärer oder peripherer Augenmuskellähmung nur am betroffenen Bulbus auftretend, hier dann monokulärer Rucknystagmus | supranukleär oder tiefer im okulomotorischen System | Läsion frontales Blickzentrum Area 8 |
| *Optokinetisch* | normal! Mit rascher Komponente schnellen die Bulbi in Mittelstellung zurück. Frequenz von Raschheit der Bildbewegung abhängig | wenn gestört: optomotorische Fasern aus der Area 18 | gestört nach Trauma, bei Erweichungen, Tumor |

| | | | |
|---|---|---|---|
| *Bei früher Visusstörung* | Pendelnystagmus, wechselnd rasch, oft langsame, konjugierte Bewegungen beider Bulbi hin und her um eine Mittelstellung. Bei einseitiger Amblyopie selten einmal einseitig, eventuell auch vertikal | ? | hochgradige, kongenitale oder in den ersten ein bis zwei Lebensjahren erworbene Sehschwäche |
| **Latenter (kongenitaler)** (ohne Visusstörung) | wie oben, verschwindet bei willkürlichem Augenschluß, nimmt bei kongenitalem bei Fixation zu, immer mit Strabismus verbunden, sichtbar beim Abdecken eines Auges | ? | keine augespochene Sehschwäche |
| **Rindennystagmus** | langsames Abweichen der Bulbi vom Reizherd weg, dann rasche Korrektur zur Mittellinie; später meist Überwiegen des gesunden frontalen Blickzentrums und Déviation conjuguée zur pathologischen Seite | bei Reizung des frontalen Blickzentrums in der Area 6 und 8 der 2. Stirnhirnwindung | Ischämie, Tumor als Reizherd, traumatisch |
| **Willkürlicher Nystagmus** | rascher, feinschlägiger, kurzdauernder, konjugierter Pendelnystagmus, inkonstant, oft von Lidflattern begleitet. Kein Spontannystagmus. Meist horizontal, selten vertikal | | |
| **See-saw-Nystagmus** | alternierend ein Auge aufwärts und das andere abwärts mit gleichzeitiger Rotation, verschiedene, vom Nystagmus zu differenzierende Augenbewegungen | oraler Hirnstamm und Dienzephalon | Tumor, multiple Sklerose, vaskulär, Syringobulbie |
| *Down-beating-Nystagmus* | vertikaler Nystagmus mit rascher Komponente nach unten | Läsion kaudale Medulla oblongata, $B_{12}$-Mangel | wie oben. DPH-Intoxikation, Drogen |
| *Konvergenznystagmus* | auf langsame Abduktion folgt rasche Adduktion beider Bulbi | (rostrale) Mittelhirnhaube | wie oben |

Tab. **27** (Fortsetzung)

| **Benennung** | **Charakteristika** | **Lokalisation** | **Ursache: Beispiele** |
|---|---|---|---|
| *Nystagmus retractorius* | ruckartige Bewegungen beider Bulbi nach hinten in die Orbita, meist mit anderen Störungen der Okulomotorik verbunden | Mittelhirnhaube | selten. Tumor, multiple Sklerose, vaskulär |
| *Nystagmus mit Lidretraktion* | vertikaler Nystagmus mit rascher Komponente nach oben, synchrones ruckartiges Heben des Oberlides | Brücke und um Aquädukt | oft vaskulär |
| *Monokulärer Nystagmus* | bei internukleärer Ophthalmoplegie, als iktales Phänomen bei Epilepsie | Fasciculus longitudinalis medialis | iktal sehr selten |
| *Opsoklonus* (Blickmyoklonien; Dancing eye) | spontane, gruppierte, wechselnd rasche, nicht rhythmische konjugierte Bewegungen, regellose Hin- und Herwendung der Bulbi | Hirnstamm und Kleinhirn | paraneoplastisch, Neuroblastom; multiple Sklerose; Enzephalitis |
| *Ocular bobbing* | rasches, nicht rhythmisches Schlagen der Bulbi nach unten, hier sekundenlanges Verweilen, langsames Zurückgleiten in Mittelstellung; einseitig, meist andere Seite durch Augenmuskelparese, in der Regel Okulomotoriusparese, blockiert (kann auch von synchronem Gaumensegelnystagmus begleitet sein) | Brücke, Kompression bei Kleinhirnblutung (Läsion zentrale Haubenbahn) | Tumor, Ischämie, Blutung |
| *Blickdysmetrie* | überschießende Bewegungen beim Ansteuern eines Blickzieles und kompensierende Korrekturen (okuläre Apraxie s. S. 218) | zerebellär | z. B. multiple Sklerose |
| *Ocular flutter* (Ocular myoclonus) | rasche, unregelmäßige Hin- und Herbewegungen um Fixationspunkt | wie Opsoklonus und Blickdysmetrie | |

# 19. Miktionsstörungen und Inkontinenz

Je jünger der Patient mit Inkontinenz und je älter er ist, desto wahrscheinlicher hat die Inkontinenz nicht neurologische Ursachen. Dies enthebt den Arzt jedoch keineswegs von der Verpflichtung, jeden einzelnen Fall genau zu analysieren und ätiologisch zu klären. Dies um so mehr, als es sich bei der Harninkontinenz um ein für den Patienten und seine Umgebung äußerst belastendes Leiden handelt.

Die Kenntnis des *neuroanatomischen Substrates* und der *Pathophysiologie der Blasenfunktion* wird als bekannt vorausgesetzt. Zur Repetition sei lediglich auf die Abb. **24** hingewiesen. Zusammenfassend sei betont, daß die entscheidenden parasympathischen Afferenzen zur Blase durch die Wurzeln S2 bis S4 vermittelt werden und daß im weiteren die Blase unter der Kontrolle eines supraspinalen Apparates steht. Letzterer beeinflußt durch efferente Bahnen, welche im ventrolateralen Teil des Rückenmarkes verlaufen, das sakrale Blasenzentrum, aber auch die für die Blasenentleerung wichtige quergestreifte Muskulatur der Abdominalwand, des Beckenbodens sowie den M. spincter externus.

Je nach Ort der Läsion wird einer von *drei Typen von neurogener Miktionsstörung* entstehen, die in Tab. **28** zusammenfassend geschildert werden.

Nachfolgend sei dargelegt, wie der Arzt im konkreten Einzelfall die *Miktionsstörungen des Patienten analysieren* kann. Die folgenden Elemente sind Voraussetzung für die Erfassung der Ursachen:

- Exakte Befragung nach der Art der Miktionsstörung.
  - Seit wann?
  - Wie häufig?
  - Harndrang gespürt?
  - Zurückhalten möglich?
  - Welche Menge?
  - Einnässen?
  - Dauerndes Abträufeln?
  - Schmerzen oder Brennen bei Miktion?
- Frage nach Störungen der Defäkation, beim Mann nach Erektion, Potenz und Ejakulation.

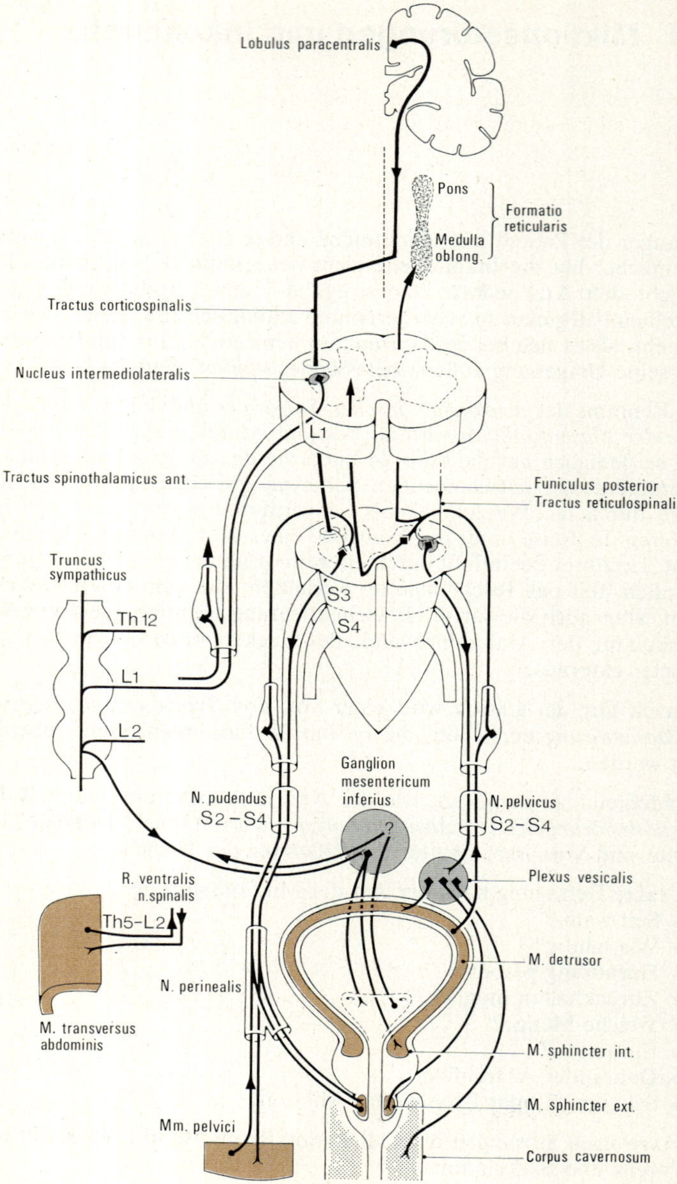
Lobulus paracentralis
Pons
Formatio reticularis
Medulla oblong.
Tractus corticospinalis
Nucleus intermediolateralis
L1
Tractus spinothalamicus ant.
Funiculus posterior
Tractus reticulospinalis
Truncus sympathicus
Th12
L1
L2
S3
S4
Ganglion mesentericum inferius
N. pudendus
S2–S4
N. pelvicus
S2–S4
Plexus vesicalis
R. ventralis n.spinalis
Th5–L2
M. detrusor
N. perinealis
M. transversus abdominis
M. sphincter int.
M. sphincter ext.
Mm. pelvici
Corpus cavernosum

- Befragung nach (anderen) neurologischen Erkrankungen und Symptomen.
- Klinische Basisuntersuchung:
  - perkutorisch Blasengröße, Rektaluntersuchung,
  - allgemeine neurologische Untersuchung,
  - insbesondere auch Sensibilität in den sakralen Dermatomen, ASR, Anal- und Bulbokavernosusreflex, Kremasterreflex,
  - Bestimmung des Restharnes (darf nicht mehr als 10% der Blasenkapazität sein).
- Hilfsuntersuchungen je nach der Anamnese und den neurologischen Befunden, zum Beispiel
  - Röntgen der Lendenwirbelsäule zur Suche nach Ausweitung des Spinalkanals oder Destruktion von Wirbeln,
  - Lumbalpunktion zur Suche nach Eiweißerhöhung (Stoppliquor bei Tumor, Guillain-Barré), Zellzahlerhöhung (Entzündung) oder intrathekale Antikörperproduktion mit oligoklonaler Zonierung in der isoelektrischen Fokusierung (multiple Sklerose),
  - Myelogramm oder CT bei Verdacht auf Rückenmarks- oder Kaudakompression,
  - Schädel-CT bei Verdacht auf kortikale Miktionsstörung (zum Beispiel Hirnatrophie).
- Urologische Untersuchung, insbesondere eine Zystoskopie und eine Blasenmanometrie, evtl. Beckenboden-EMG, in ausgewählten Fällen.
- Eventuell gynäkologische Untersuchung.

Die neurogenen Miktionsstörungen können in *folgende Hauptgruppen eingeteilt* werden:

## 19.1 Die Blasenentleerungsstörung ist die einzige pathologische Erscheinung

Für den Patienten ist sie zumindest die eindrücklichste.

### Urologische Affektionen mit Miktionsstörung

Mit diesen hat der Neurologe sich im Rahmen der Differentialdiagnose ebenfalls abzugeben.

---

◀ Abb. 24 Neuroanatomisches Substrat der Blasenfunktion (aus M. Mumenthaler: Neurologische Differentialdiagnostik, 3. Aufl. Thieme, Stuttgart 1988)

Tab. **28** Typen neurogener Miktionsstörungen (modifiziert nach M. Mumenthaler: Neurologische Differentialdiagnostik, 3. Auflage. Thieme, Stuttgart 1988)

| *Name* | *Anatomischer Läsionsort* | *Blasentonus* | *Harndrang bei* | *Miktionsbeginn* | *Miktionsbeendigung* | *Blasenkapazität* | *Restharn* | *Komplikationen* | *Ursache: Beispiele* |
|---|---|---|---|---|---|---|---|---|---|
| Kortikal ungehemmte Blase | zweite Stirnhirnwindung | normal | mäßige Füllung | unkontrolliert | nicht willkürlich | normal | keiner | unkontrollierte Miktion | hirnatrophische Prozesse, Tumor, Trauma, Apoplexie, zerebrale Arteriosklerose |
| Spinale Reflexblase („neurogene", „automatische" Blase) | Rückenmark oberh. S 1 | spastisch | bei geringer Füllung (evtl. fehlend bei vollständigem Querschnittssyndrom) | unkontrolliert, durch Manipulation (Klopfen, Kneifen) | nicht willkürlich | klein | wenig oder keiner | (Infekt) unkontrollierte Miktion | Rückenmarkstrauma, -tumor, multiple Sklerose |
| Denervierte, autonome Blase | sakrales Blasenzentrum (S 2–S 4) bzw. dessen afferente und/oder efferente Verbindungen zur Blase | schlaff | keiner | nicht willkürlich | ständiges Abtropfen von Urin: „Überlaufblase" | sehr groß | riesige Mengen | Infekte | Konusläsion, Kaudaläsion, Läsionen im kleinen Becken |

- *Das Einnässen geschieht regellos,* ohne Vorwarnung, besonders beim Pressen, beim Lachen oder Heben eines Gewichtes. Es liegt dann eine sogenannte Streßinkontinenz bei lokaler Anomalie des Beckenbodens vor. In den meisten Fällen handelt es sich bei Frauen um einen Prolaps mit Zystozele.
- *Zeichen der mechanischen Entleerungsbehinderung* kennzeichnen die Miktion (beim Mann): längeres Warten, um den Miktionsvorgang starten zu können, schwacher Strahl, intermittierende Unterbrechung des Miktionsflusses etc. Dies deutet auf Prostatahypertrophie oder Tumor.
- *Charakteristika eines urologischen Blasenleidens* kennzeichnen die Miktion, wie zum Beispiel die häufige Miktion (Pollakisurie), meist verbunden mit dem jeweiligen Lösen kleiner Harnmengen, oder die schmerzhafte Miktion (Dysurie).

### Enuresis nocturna

Ist sie primär (d. h., daß der Betroffene seit Kindheit noch nie trocken war), dann liegt praktisch immer eine nichtorganische Störung vor. Ist sie bei einem Kinde sekundär aufgetreten, dann ist sie ebenfalls so gut wie immer funktioneller Natur. Man muß in gewissen Fällen allerdings gelegentlich eine Abgrenzung gegenüber dem Bettnässen als Ausdruck nächtlicher epileptischer Anfälle machen. Eine sekundär beim Erwachsenen aufgetretene Enuresis nocturna wird kaum je isoliert in der Nacht sich manifestieren. Selbst dann aber muß sorgfältig nach einer organischen Ursache gefahndet werden. Im besonderen kann eine nächtliche unkontrollierte Miktion (s. oben) auch Ausdruck eines epileptischen Anfalles sein (suchen nach Speichel oder Blut auf dem Kopfkissen, nach Zugenbiß, nach erhöhter CPK am Morgen; EEG-Untersuchung eventuell in einem 24-Stunden-EEG).

### Gruppe mit neurologischer Relevanz

- *Es werden abnorm große Harnmengen* gelöst (Polyurie). Es kommt eine internistische Affektion (zum Beispiel Diabetes mellitus) oder eine Zwischenhirnläsion (posttraumatisch, Tumor der Hirnbasis) mit Diabetes insipidus bzw. eine inadäquate ADH-Sekretion aus internistischen Gründen in Frage.
- *Imperativer Harndrang* ist meist Zeichen einer supranukleären Störung der Miktion: Bei Auftreten des Miktionsbedürfnisses muß dasselbe sehr rasch befriedigt werden, da sonst Inkontinenz droht. Diese Patienten richten ihren Alltag so ein, daß sie immer eine Toilette in der Nähe haben. Diese Störung muß allerdings oft ausdrücklich erfragt werden und ist sehr charakteristisch für eine multiple Sklerose. Selten kann sie auch einmal funktionell bedingt sein.

## 19.2 Die Miktionsstörung ist von Zeichen einer Läsion der sakralen Wurzeln begleitet

Es können also zusätzlich Sensibilitätsstörungen oder/und motorische Ausfälle vorliegen. Wichtig sind vor allem Gefühlsstörungen bei der Miktion und bei der Defäkation selber, so daß die Entleerung der Blase bzw. der Durchtritt des Stuhles durch den After nicht gespürt werden (fragen!). Hierzu gehört aber auch ein verändertes Gefühl beim Sitzen (Reithosenhypästhesie) oder beim Geschlechtsakt. Man suche nach Sensibilitätsstörungen im Reithosenbereich und motorischen Ausfällen in den sakralen Segmenten. Die Miktionsstörung selber wird einer Überlaufblase mit sehr großen Restharnmengen entsprechen (s. Tab. **28**).

### Mehr oder weniger akutes Auftreten, zugleich mit Kreuzschmerzen und Ischialgie

Hier kommen vor allem in Frage:

- *lumbale Diskushernie,* besonders eine mediane (s. S. 270 u. 285),
- *rasch progredienter intraspinaler Tumor des lumbosakralen Bereiches,* also ein maligner Tumor bzw. eine Metastase, allenfalls eine Meningosis carcinomatosa,
- Wurzelbefall bei *Borreliose.*

### Die Störung hat sich rasch, aber ohne Schmerzen entwickelt

Dies macht

- entweder eine Raumforderung der Kauda selber
- oder eine entzündliche Erkrankung derselben, zum Beispiel ein Elsberg-Syndrom, wahrscheinlich.

### Die Miktionsstörung hat sich sehr langsam entwickelt

Die *Progredienz* über Monate oder gar Jahre ist eventuell von den Zeichen einer Schädigung der Kaudawurzeln begleitet. Ursächlich kommt in Frage

- *ein langsam wachsender raumfordernder Prozeß im Lumbalkanal,* zum Beispiel ein Dermoid, ein Ependymom, ein Neurinom etc. (erhöhtes Eiweiß im Liquor, eventuell Ausweitung des Kanals im Röntgenbild, entscheidend das CT oder Myelogramm).

## 19.3 Die Miktionsstörung ist von Zeichen einer Rückenmarksläsion begleitet

### Schwerwiegende Rückenmarkssymptome

Liegen solche im Sinne eines ausgeprägten Querschnittssyndromes vor, wird letzteres und nicht die Miktonsstörung Leitsymptom sein.

### Diskrete Zeichen einer Querschnittsläsion mit Miktionsstörungen

Letztere hat dann die Charakteristika der automatischen Blase, d. h. häufiger Harndrang mit unkontrolliertem Abgang relativ kleiner Harnmengen, eventuell provozierbar durch Beklopfen des Unterbauches. Man suche nach Spastik, Pyramidenzeichen und einem sensiblen Niveau. Ursächlich kommen in Frage:

- *Rückenmarkskompression* durch einen raumfordernden intraspinalen Prozeß,
- *Myelitis,* eventuell eine abgelaufene
- *multiple Sklerose.*

Letztere verursacht allerdings häufiger einen imperativen Harndrang (s. oben).

## 19.4 Die Miktionsstörung geht mit Zeichen einer zerebralen Läsion einher

Als Ausdruck einer solchen kommt in Frage ein psychoorganisches Syndrom, welches begleitet sein kann von epileptischen Anfällen, neuropsychologischen Störungen oder zerebral zu lokalisierenden neurologischen Ausfällen. Ist die zerebrale Affektion ursächlich für die Miktionsstörung verantwortlich, dann äußert sich letzteres als kortikal ungehemmte Blase mit unterschiedlich häufigen unwillkürlichen Entleerungen. Die Harnmenge ist jeweils größer als bei spinaler Reflexblase (automatische Blase). Kein Restharn (s. Tab. **28**).

Diese Form der Miktionsstörung ist selten, mit Ausnahme der Patienten mit seniler Demenz.

## 19.5 Die Miktionsstörung ist Teil einer allgemeineren autonomen Denervation

Letztere ist auch noch durch Störungen der Schweißsekretion, der Piloarrektion, der Blutdruckregulation, eventuell der Herzfrequenz und der Potenz gekennzeichnet. Es ergibt sich das Bild der autonom denervierten Blase mit großer, gedehnter, schlaffer Überlaufblase. Zwei hauptsächliche Ursachengruppen kommen in Frage:

- eine *chronische Polyneuropathie,* besonders jene bei Diabetes mellitus und bei primärer Amyloidose,
- einige der *Erkrankungen mit hauptsächlichem Befall des vegetativen Nervensystemes,* so die akute Pandysautonomie, die familiäre Dysautonomie Riley, die orthostatische Hypotonie Shy-Drager. Näheres hierzu s. S. 295.

# 20. Kopf- und Gesichtsschmerzen

Kopf- und Gesichtsschmerzen sind in der täglichen Praxis sehr oft ein Leitsymptom. Die ätiologisch-diagnostische Präzisierung bezweckt vor allem das *Erfassen der „gefährlichen" Kopfwehformen* (vgl. auch Tab. **30**), jene also, bei welchen eine bedrohliche Entwicklung zu befürchten und ein rasches therapeutisches Handeln notwendig ist.

Das entscheidende Element ist die exakte *Anamnese*. Sie erlaubt allein schon bei den allermeisten Fällen eine klare ätiologische Zuordnung. Selbstverständlich muß dennoch eine sorgfältige somatische Untersuchung in jedem Fall erfolgen, und oft muß sich der Arzt auch ein Bild über die psychische Konstitution und die Lebenssituation des Kopfwehpatienten machen. Die letztgenannten Elemente tragen auch entscheidend dazu bei, das für eine erfolgreiche Therapie so wichtige Vertrauensverhältnis zu schaffen.

Bei Patienten mit Kopf- und Gesichtsschmerzen wird die *körperliche Untersuchung* vor allem folgendes besonders beachten:

- *Allgemein und internistisch:*
  - Zeichen einer (malignen) Hypertonie (Blutdruck, Augenfundus, Herzbefund, periphere Gefäße),
  - Hinweise für eine Meningitis (Meningismus, Lasègue, Fieber, Benommenheit),
  - Zeichen einer Riesenzellarteriitis (ältere Patienten, Aspekt und Palpation der A. temporalis, sehr hohe Blutsenkung),
  - Zeichen einer lokalen Affektion der Schädelstrukturen (Hinweise für eine Sinusitis, Otitis, akute Pulpitis totalis, Deformation der Kalotte, zum Beispiel bei Morbus Paget).
- *Neurologisch:*
  - Hinweise für eine Erhöhung des intrakraniellen Druckes (Fundus, fokale zerebrale Symptome, zerebelläre Symptome),
  - Ausfälle von seiten der Hirnnerven (zum Beispiel Anosmie, Papillenbefund und Gesichtsfeld, Ausfälle der Nerven im Kleinhirn-Brücken-Winkel),
  - bei Gesichtsschmerzen im besonderen Trigeminusausfälle,
  - Zeichen einer meningealen Reizung durch entzündliche Meningitis (s. oben), durch Meningeosis carcinomatosa (Hirnnervenausfälle) oder durch Subarachnoidalblutung (Meningismus, eventuell präretinale Fundusblutungen).

– *Spezialistisch:*
- zum Beispiel ophthalmologisch (Augendruck, Brechungsanomalie, latente Heterophorie),
- eventuell otorhinolaryngologische oder zahnärztliche Untersuchung.

Sucht ein Patient den Arzt wegen Kopf- oder Gesichtsschmerzen auf, dann werden zunächst die wichtigsten Charakteristika zu erfragen sein. Auf was geachtet werden sollte, ist in Tab. **29** festgehalten. Übrigens gelten für andere Schmerzsyndrome (Kapitel 21 bis 23) mutatis mutandis ähnliche Kriterien der Befragung. Gestützt auf die Elemente der Tab. **29** soll nachfolgend das Vorgehen bei Patienten mit Kopf- und Gesichtsschmerzen geschildert werden. In Tab. **30** sind jene Charakteristika aufgeführt, welche die „gefährlichen" Kopfwehsorten auszeichnen und zu einer besonders sorgfältigen Abklärung verpflichten.

Tab. **29** Erfragen der Charakteristika eines Kopf- oder Gesichtsschmerzes

1. *Lokalisation*
   - im eigentlichen Schädelbereich
     - diffus
     - lokalisiert
   - im Gesichtsbereich
     - diffus
     - lokalisiert
2. *Seit wann bestehend*
   - seit Jahren
   - kürzlich (Wochen, Monate)
3. *Zeitliche Charakteristika*
   - konstant
   - konstant, aber mit deutlich wechselnder Intensität
   - episodisch
     - tagelang
     - stundenlang
     - Sekunden
4. *Entwicklungstendenz*
   - abnehmend
   - wechselnd
   - zunehmend

Tab. **29** (Fortsetzung)

5. *Modus des Beginns der einzelnen Episode*
   - ganz allmählich zunehmend
   - sehr rasch zunehmend
   - wirklich schlagartig
6. *Art des Schmerzes*
   - stechend
   - reißend
   - dumpf
   - brennend
   - klopfend oder pulsierend
   - etc.
7. *Intensität*
   - Einfluß auf Arbeit
   - Einfluß auf Alltag
   - Schlaf gestört
   - Medikamenteneinnahme unerläßlich
   - etc.
8. *Eventuelle Begleiterscheinungen*
   - Erbrechen
   - optische Erscheinungen
   - etc.
9. *Auslösung oder/und Verschlimmerung*
   - Trauma
   - Anstrengung
   - Koitus
   - Lagewechsel
   - Berühren von Trigger-Punkten
   - Medikamente
   - besondere exogene Momente
   - etc.
10. *Linderung*
   - Pressen
   - Abliegen
   - Druck auf A. temporalis
   - Medikamente
   - etc.

Tab. **30** Besonderheiten der „gefährlichen" Kopfwehformen, welche zu einer besonders sorgfältigen Abklärung verpflichten

- Kopfweh bei Individuen, die früher nie unter Kopfschmerzen litten
  besonders erstmaliges Kopfweh bei Kindern
  und im höheren Lebensalter
- Schlagartig (!) einsetzendes Kopfweh
- Kopfweh, das an
  Intensität und/oder
  Häufigkeit
  rasch zunimmt
- Konstant lokalisiertes Kopfweh (mit Ausnahme jener Kopfwehformen, die in typischer Weise konstant lokalisiert sind)
- Kopfweh, das begleitet ist von
  psychischen Alterationen,
  Stauungspapillen oder anderen Hirndruckzeichen,
  neurologischen Ausfällen,
  epileptischen Anfällen
- Kopfweh spricht auf keine Therapie an

## 20.1 Der Schmerz ist tatsächlich im Bereich der Kalotte, inklusive Schläfen und Hinterhauptsregion, lokalisiert

### Der Schmerz ist immer beidseitig und diffus

Vielleicht ist eine Zone bevorzugt, aber der Schmerz ist nicht eigentlich lokalisiert.

**Diffuse Schmerzen bestehen seit ein oder mehreren Jahren.** Sie können zwar unter Umständen an Intensität zeitweilig zunehmen, aber alles in allem finden sich *keine dramatische Intensivierung und keine zusätzlichen Phänomene oder Anfälle.* Es kann sich handeln um:

- *Schmerzepisoden von Stunden oder Tagen,* die mit beschwerdefreien Perioden abwechseln. Der Neurostatus ist definitionsgemäß bei dieser Gruppe normal. Fast immer wird es sich um eine *vasomotorische Cephalaea* handeln. Sind die Schmerzen konstant okzipital lokalisiert, wird man auch von *Spannungskopfschmerzen* reden.
- Ein *diffuses Dauerkopfweh,* seit Jahren bestehend, kommt selten auch vor. Auch diese Form kann einer *vasomotorischen Cephalaea* entsprechen, verpflichtet aber zu besonders sorgfältiger Suche nach

anderen Ursachen (auch beim Fehlen zusätzlicher Phänomene und Ausfälle). Im besonderen sollen eine *chronische Hirndrucksteigerung* und ebenso eine *chronische Meningopathie* ausgeschlossen werden. Im weiteren gibt es ein tägliches Kopfweh in Zusammenhang mit einer *Infektion,* im besonderen eine Epstein-Barr-Infektion, das während eines Jahres etwa bestehen kann und bei welchem aus dem Rachen das Virus gewonnen werden kann.

**Diffuse Schmerzen bestehen seit Jahren, haben aber an Intensität oder an Häufigkeit zugenommen.** Es bestehen aber auch nach wie vor keine zusätzlichen Phänomene oder Ausfälle.

- Es kann sich dennoch um eine *vasomotorische Cephalaea* (s. oben) handeln (episodisch oder als Dauerkopfschmerz), wobei exogene Momente oder patientenspezifische Faktoren zur Verschlechterung geführt haben. Diesen Elementen ist dann besondere Beachtung zu schenken.
- Es kann andererseits ein *progredienter organischer intrakranieller Prozeß* vorliegen. Er wird wohl gutartig sein, da er sonst nicht seit Jahren Symptome machen würde. Vor allem kommt eine chronische Steigerung des intrakraniellen Druckes in Frage, zum Beispiel ein Hydrozephalus bei progredienter oder intermittierender Störung des Liquorabflusses.
- Gewisse symptomatische Kopfschmerzen kommen bei *Intoxikationen* vor (zum Beispiel Blei) oder Medikamentenmißbrauch (Bromismus, Dihydroergotamin).

**Diffuse Schmerzen bestehen seit Jahren und sind von zusätzlichen Phänomenen oder Ausfällen begleitet.** In erster Linie wird die Natur dieser letzteren bei der weiteren Differenzierung helfen.

- Die Kopfwehepisoden sind zwar diffus, aber von *Übelkeit und/oder Erbrechen,* selten von Flimmerskotomen oder eventuell von vorübergehenden neurologischen Ausfällen begleitet. Dies spricht für eine echte *Migräne,* die durchaus auch einmal diffuse und nicht halbseitige Kopfschmerzen verursachen kann.
- Die diffusen Kopfschmerzen sind zunehmend intensiv und von *Hirndruckzeichen* begleitet (wie zum Beispiel Erbrechen ohne eigentliche Übelkeit, Bradykardie, eventuell Stauungspapillen). Man suche nach einer Liquorabflußbehinderung mit Hydrozephalus (zum Beispiel Aquäduktverschluß, malresorptiver Hydrozephalus).
- Die zunehmenden diffusen Kopfschmerzen sind von einem *psychoorganischen Syndrom* mit oder ohne *fokale neurologische Symptome* (epileptische Anfälle, Halbseitensymptome, zerebelläre Symptome, Hirnnervenausfälle) begleitet. Man suche vor allem nach einer langsam wachsenden intrakraniellen Raumforderung.

**Diffuse Kopfschmerzen bestehen erst seit kürzerer Zeit, seit Wochen oder Monaten** (schlagartiges akutes Kopfweh s. unten). Wie jedes erstmals aufgetretene Kopfweh erfordert es eine besonders aufmerksame Abklärung.

- Es *fehlen auslösende Momente, pathologische Begleiterscheinungen oder abnorme Befunde.* Es kann sich dann um die erste Manifestation einer banalen Cephalaea vasomotorea, spondylogenen Cephalaea oder Migräne handeln. Immer muß aber auch an die Frühphase einer der nachfolgenden Formen gedacht werden, deren Charakteristika unter Umständen erst später eindeutig faßbar werden. Auch an einen sogenannten Pseudotumor cerebri muß man denken (meist adipöse jüngere Frauen, eventuell ausgelöst durch die Einnahme von Ovulationshemmern, Tetrazyklinen oder Steroidentzug).
- Es besteht ein *auslösendes Ereignis,* mit welchem die Kopfschmerzen begannen. Hierzu gehört zum Beispiel die posttraumatische Cephalaea nach Schädel-Hirn-Trauma (inklusive das chronische Subduralhämatom ohne wesentliche neurologische Ausfälle), das Kopfweh nach einer Infektionskrankheit (auch ohne eigentliche Meningitis), das Kopfweh nach einer Sinusitis, das Kopfweh bei der Einnahme gewisser Medikamente (zum Beispiel bromhaltige Sedativa), das postpartale Kopfweh bei zerebraler Venenthrombose, das Kopfweh nach Steroidentzug (Pseudotumor cerebri s. oben) etc.
- Es sind *Abhängigkeiten der Kopfschmerzen von äußeren Umständen* vorhanden, zum Beispiel treten sie nur in Orthostase auf, um beim Abliegen bald zu verschwinden, oder sie verschwinden beim Pressen (Hypoliquorrhoesyndrom). Treten die Kopfschmerzen erst gegen den Nachmittag auf und bleiben sie an freien Tagen aus, so denke man zum Beispiel an eine dekompensierte Heterophorie. Wenn Husten das Kopfweh auslöst, so ist dieser Hustenkopfschmerz entweder banal oder selten einmal auch Ausdruck einer Raumforderung in der hinteren Schädelgrube.
- Die seit kurzem aufgetretenen, diffusen Kopfschmerzen sind *von anderen pathologischen Phänomenen und/oder neurologischen Ausfällen begleitet.* Epileptische Anfälle sind auf einen Hirntumor, eventuell eine Enzephalitis oder (entzündliche) Vaskulopathie verdächtig. Neurologische Ausfälle weisen auf einen organischen intrakraniellen Prozeß hin, der im einzelnen zu präzisieren ist.
- Die diffusen, seit kurzem bestehenden Kopfschmerzen sind von *Zeichen einer allgemein-internistischen Affektion* begleitet. In Frage kommen eine Urämie, Hepatopathien, schwere Hypertonie, Polycythaemia vera etc.

**Diffuse intensive Kopfschmerzen sind seit Stunden oder Tagen akut oder gar schlagartig neu aufgetreten.** Der Patient konsultiert den Arzt wegen dieser Beschwerden, oft als Notfall.

- Ein *wirklich schlagartiges, intensivstes Kopfweh,* wie eine „Explosion" im Kopf, ist praktisch immer Ausdruck einer Subarachnoidalblutung (eventuell kurzer Bewußtseinsverlust, Meningismus, in 10% präretinale flächige Blutungen, eventuell beidseitige Pyramidenzeichen). In einem Drittel der Fälle tritt dies nach Anstrengung (Lastenheben, Koitus) auf. Meist handelt es sich um ein geplatztes basales Aneurysma (das Kopfweh ist fast immer diffus, unabhängig von der Lokalisation des Aneurysmas), seltener um ein arteriovenöses Angiom (darauf weisen frühere epileptische Anfälle und fokale neurologische Ausfälle hin). Sofortiges CT angezeigt, eventuell Lumbalpunktion.
- Als *Thunderclap-headache* wird ein ebenfalls schlagartig aufgetretenes, meist okzipital oder frontal beidseits lokalisiertes Kopfweh bezeichnet. Es wird gelegentlich von Nausea begleitet, der Liquor ist nicht blutig. Es ist nur in einer Minderheit der Fälle Ausdruck einer imminenten Subarachnoidalblutung, hat gelegentlich auslösende Ursachen wie einen Koitus (s. u.), meist aber keine weiteren Folgen. Gelegentlich stellen sich später Migräneepisoden ein.
- Das akute diffuse Kopfweh ist *beim Koitus aufgetreten.* Dies kann einerseits zum Platzen eines basalen Aneurysmas geführt haben (Charakteristika s. oben), andererseits besteht ein initial ähnliches Beschwerdebild als wahrscheinlich vasomotorisch bedingtes postkoitales Kopfweh, das nach Stunden vergeht und nicht von Meningismus oder anderen neurologischen Ausfällen begleitet ist.
- Das nicht schlagartige, aber doch akute Kopfweh ist *von neurologischen Ausfällen begleitet.* Hierzu gehört zum Beispiel die akute Meningitis, eine intrakranielle Venenthrombose (zum Beispiel postpartal), das intrakranielle und insbesondere das zerebelläre Hämatom.
- Das akute diffuse Kopfweh geht mit einem *sehr stark erhöhten arteriellen Blutdruck* einher, was auf eine hypertensive Krise hinweist (Blutdruckmessung, Augenfundus, Herzbefund) oder auf ein Phäochromozytom (zeitweise erhöhter Blutdruck, erhöhte Homovanillinmandelsäure).
- Der anfallsartige akute Kopfschmerz ist ein typisches Zeichen bei einem *Karzinoidsyndrom* (Angstgefühl, Atemnot, anfallsweise rotzyanotische Verfärbung des Gesichtes, Durchfälle).

### Die Schmerzen sind lokalisiert

Sie sind also nicht diffus bzw. beidseitig, sondern sie sind auf einen bestimmten Teil des Schädels *beschränkt.* Sie können im weiteren anfallsartig auftreten oder als lokalisierter Dauerschmerz imponieren.

**Rezidivierender, anfallsweise auftretender lokalisierter Kopfschmerz.** Hier werden die Lokalisation, der Schmerzcharakter und die Begleiterscheinungen in der ätiologischen Diagnostik weiterhelfen.

- Der *anfallsweise halbseitige Kopfschmerz* wird meist
  - einer *echten Migräne* entsprechen (Übelkeit, Lichtscheu, Flimmerskotome, hereditäre Belastung, seit Jugend bestehend). Er ist oft im Schläfenbereich akzentuiert. Differentialdiagnose gegenüber der im Schläfen-Gesicht-Bereich lokalisierten Horton-Neuralgie s. unten.
  - Bei der *Migraine cervicale* strahlen die Schmerzen von okzipital nach frontal aus, sind nicht selten von anderen Symptomen der Zervikalpathologie begleitet und treten oft erstmals im Anschluß an ein Trauma der Halswirbelsäule auf.
  - Bei der *intermittierenden Liquorabflußbehinderung aus dem Seitenventrikel* (zum Beispiel Kolloidzyste des dritten Ventrikels, Plexuspapillom oder Meningeom im Seitenventrikel) sind die halbseitigen Kopfwehepisoden von Erbrechen, eventuell Benommenheit begleitet und können manchmal durch Lagewechsel ausgelöst bzw. behoben werden. Nicht immer finden sich auch neurologische Ausfälle.
- Ein nicht eigentlich halbseitiger, sondern *umschriebener anfallsweiser Kopfschmerz* kann eine frühe Phase eines später konstant bestehenden lokalen Schmerzes (s. unten) sein.
- Die Schmerzepisoden sind vor allem *okzipital* lokalisiert.
  - Wenn sie mit Torticollis, eventuell mit Brachialgien einhergehen, läßt dies einen *spondylogenen Kopfschmerz* vermuten.
  - Wenn die Episoden von Parästhesien der Mundregion und eventuell symmetrischen Mißempfindungen an den Extremitäten begleitet werden, wenn gelegentlich Dysarthrie vorliegt, wenn es sich um junge Frauen handelt und gelegentlich eine Bewußtlosigkeit hinzutritt, denke man an eine *Basilarismigräne.*

**Lokalisierter Dauerschmerz** ist praktisch immer Ausdruck einer organischen Affektion im Kopfbereich. Je kürzer die Anamnese, desto „gefährlicher" ist er (s. Tab. **30**).

- Einen Grenzfall stellt ein *halbseitiger Dauerkopfschmerz* bei einer chronifizierten Migräne dar, bei welchem eine anamnestisch typische Migräne im Laufe der Jahre zu einem generalisierten oder selten auch lokalisierten Dauerkopfschmerz wird.
- Ein *lokalisierter Dauerschmerz irgendwo im Kalottenbereich* (halbseitig oder auch enger lokalisiert) kann zum Beispiel Ausdruck eines Tumors sein, eines chronischen Subduralhämatoms oder eines lokalisierten entzündlichen Prozesses (zum Beispiel Sinusitis, Mastoidi-

tis, Osteomyelitis), einer Knochenmetastase oder eines arteriitischen Prozesses (s. unten).

- Ein *im Schläfenbereich lokalisierter Dauerkopfschmerz* ist bei jedem älteren Patienten auf eine Arteriitis temporalis (Arteriitis cranialis, Riesenzellarteriitis) verdächtig: Patienten über 50, Temporalarterien geschlängelt, verdickt, dolent, später nicht mehr pulsierend; eventuell Allgemeinsymptome wie Müdigkeit, Gewichtsabnahme, Inappetenz, subfebrile Temperaturen oder Polymyalgia rheumatica (s. S. 280). Immer hohe Senkung von 50 oder darüber mit ganz seltenen Ausnahmen; die Arteriitis cranialis kann auch andere extrakranielle Arterien als die A. temporalis befallen.
- Der *schlagartig aufgetretene lokale, längerdauernde Kopfschmerz* kann Ausdruck eines geplatzten Aneurysmas mit bestimmter Lokalisation sein (meist dann mit fokalen neurologischen Symptomen).
- Wir sahen akut aufgetretene lokale Kalottenschmerzen bei einem Zoster hoher zervikaler Dermatome.

## 20.2 Schmerzen im Gesichts- oder Halsbereich

Der Schmerz ist nicht im Kalottenbereich, sondern im Gesichts- oder Halsbereich lokalisiert. In dieser Kategorie finden sich keine diffusen bzw. beideitigen Schmerzen, sondern *immer einseitige, in umschriebenen Zonen lokalisierte Schmerzsyndrome.* Bei der weiteren Analyse geht man zunächst von der Dauer und Art der Schmerzen, dann von der topischen Lokalisation aus.

### Rezidivierende, vereinzelte Attacken

**Extrem kurz dauernde Schmerzattacken.** Diese dauern nur Bruchteile von Minuten und sind **von einschießendem reißendem Charakter.** Dies kennzeichnet sogenannte Neuralgien, die zusätzlich oft durch die große Häufigkeit (Dutzende pro Tag) und die Auslösbarkeit der Anfälle durch Berührung oder Bewegen (Trigger-Mechanismen) gekennzeichnet sind. Die weitere Einteilung erfolgt nach dem Ort des Schmerzes.

- Im *Ober- oder Unterkieferbereich* ist die Trigeminusneuralgie lokalisiert, selten spielt sie sich im Stirnast ab. Bei der häufigsten, der idiopathischen Form, handelt es sich immer um ältere Patienten (über 50) und der Neurostatus ist normal. Sind jüngere Patienten betroffen, besteht auch ein Dauerschmerz und/oder finden sich neurologische Ausfälle, dann liegt eine symptomatische Form vor, deren Ursache zu suchen ist.
- In der *Präaurikularregion* ist die Aurikulotemporalisneuralgie loka-

lisiert (oft mit Latenz nach Parotiserkrankungen, von brennendem Charakter, mit lokaler Rötung und Schwitzen einhergehend).

- Im *inneren Augenwinkel und Augapfelbereich* ist die Nasoziliarisneuralgie lokalisiert. Die gleiche Lokalisation hat aber auch die Sluder-Neuralgie, die auch von anfallsartigem Niesen begleitet ist.
- Im Bereich von *Zungengrund- und Tonsillarnische* ist die Glossopharyngeusneuralgie lokalisiert, die gelegentlich auch gegen das Ohr ausstrahlt.
- Im Bereich des *äußeren Gehörganges,* gelegentlich aber auch ausstrahlend präaurikulär und tief im Gaumendachbereich, ist der Schmerz bei der Neuralgie des Ganglion geniculi lokalisiert (eventuell nach Zoster, manchmal mit Fazialisparese einhergehend sowie mit abnormen Geschmacksempfindungen kombiniert).

**Attacken dauern bis zu Stunden** und sind niemals blitzartig und von lanzinierendem Charakter wie bei den oben beschriebenen Neuralgien. Exaktes Befragen ist hier besonders wichtig.

- In der *Orbital- und Temporalregion* sind lokalisiert:
  - die sogenannte *Erythroprosopalgie* (Horton-Neuralgie, Bing-Horton-Syndrom, Cluster headache). Es handelt sich um Anfälle von einer halben bis zwei Stunden Dauer, die rasch ihr Maximum erreichen, stets auf der gleichen Seite lokalisiert sind, eventuell in den Oberkiefer und die Ohrregion, manchmal auch hemikraniell ausstrahlen. Nicht selten sind sie von Augenrötung und homolateraler Gesichtsrötung begleitet, eventuell von einem Horner. Oft findet sich ein Nasenfluß. Die Anfälle treten oft fahrplanmäßig zur gleichen Zeit und besonders auch nachts auf, wobei mehrwöchige Phasen mit gehäuften, täglichen Attacken von monatelangen beschwerdenfreien Perioden abgelöst werden („Cluster").
  - Der *Glaukomanfall* geht mit Nebel- oder Farbringsehen, Übelkeit und Erbrechen einher. Die Pupille ist weit und lichtstarr, die Konjunktiva injiziert, die Kornea etwas trüb, der Bulbus tastbar hart.
- In der *Präaurikularregion* kann
  - einerseits die soeben beschriebene *Erythroprosopalgie* lokalisiert sein,
  - dann aber auch das *Costen-Syndrom* (Mandibulargelenksneuralgie). Dies ist eine Dysfunktion des Kiefergelenkes bei fehlerhafter Gebißokklusion (Ausstrahlung auch in den Unterkiefer, nach temporal oder okzipital, Auslösung durch den Kauakt, Druckdolenz des Gelenkes).
  - Zunächst episodisch, später dann konstant können präaurikuläre Schmerzen auch bei einem *homolateralen Lungentumor* auftreten und diesem um Monate bis Jahre vorausgehen. Sie werden wahrscheinlich durch eine Vagusreizung bewirkt.

- Im *Oberkieferbereich* lokalisiert ist vor allem
  - die sogenannte *atypische Gesichtsneuralgie,* die allerdings bald den anfallsartigen Charakter verliert und zu einem Dauerschmerz wird. Fast immer handelt es sich um Frauen in mittleren Jahren, der Schmerz ist von dumpfem, brennendem Charakter. Er ist oft eingeleitet worden durch eine Zahnbehandlung, meist gefolgt von einer Eskalation zahnärztlicher und kieferchirurgischer Eingriffe.
  - Wenn durch Höhendifferenz (Flug, Bergbahn) ausgelöst, ist auch an einen *Barosinus* zur denken.
- Im *Hals- und Kieferbereich* lokalisiert ist
  - die *Karotidodynie:* vorwiegend bei Frauen und immer auf der gleichen Seite, auf einen diffusen Dauerschmerz pfropfen sich Schmerzattacken auf, die Minuten bis Stunden dauern. Während derselben ist die Karotis druckdolent.

### Lokalisierter, konstanter oder zumindest sehr lang dauernder Gesichtsschmerz

Es kommen als Ursache vor allem lokale Affektionen aus dem otolaryngologischen oder zahnärztlichen und ophthalmologischen Bereich in Frage. Daneben gibt es auch einige spezifisch-neurologische Formen.

- *Schmerzen im Stirnbereich* kommen bei Sinusitis frontalis vor.
- *Schmerzen im Schläfenbereich* wurden unter den Kopfschmerzen schon erwähnt. Es sei nochmals an die wegen der therapeutischen Konsequenzen wichtige Arteriitis temporalis (s. S. 265) erinnert.
- *Schmerzen im Augenbereich* weisen auf eine Bulbusaffektion oder Orbitapathologie (dann auch mit Sehstörungen, Augenmotilitätsstörungen und eventuell Exophthalmus einhergehend) hin. In Frage kommen aber zum Beispiel auch Affektionen des Sphenoids.
- *Schmerzen im Oberkiefer* finden sich bei Sinusitis maxillaris, bei einem Barosinus (s. oben), dann aber auch bei tumorösen oder entzündlichen Prozessen der Schädelbasis oder bei Zahnaffektionen im Oberkieferbereich. Sie können bei einer Pulpitis temperaturabhängig und streng lokalisiert sein. Bei einer Pulpitis totalis acuta bestehen sehr intensive, die ganze homolaterale Gesichtsseite betreffende, bohrende Schmerzen, die tagelang andauern können.
- *Schmerzen im Hals- und Kieferbereich* von oft großer Intensität finden sich mit akutem Beginn zugleich mit einer kontralateralen Hemiparese und oft einem Horner-Syndrom bei der Dissektion der A. carotis interna am Hals.

# 21. Schmerzen im Rücken- und Rumpfbereich, halbseitige sowie diffuse Schmerzen

Es wird nicht der Anspruch erhoben, in den nachfolgenden Seiten die ganze Differentialdiagnose der Rücken- und Rumpfschmerzen in all ihren internistischen, rheumatologischen und chirurgisch-orthopädischen Aspekten abzuhandeln. Vielmehr soll der Akzent auf jene Schmerzsyndrome gelegt werden, die wegen ihrer Besonderheiten am ehesten zur Konsultation des Neurologen Anlaß geben werden. Es sind dies vor allem

- die lokalisierten,
- die gürtelförmig ausstrahlenden,
- die neuralgiformen
- und die von Parästhesien und/oder Sensibilitätsstörungen
- bzw. von anderen neurologischen Ausfällen begleiteten Schmerzbilder.

Auch bei diesen Schmerzsyndromen kommt einer exakten Befragung eine wichtige Bedeutung zu. Die zu beurteilenden kategorialen Eigenheiten dieser Syndrome sind ähnliche, wie sie für die Kopfschmerzen in Tab. **29** aufgeführt wurden.

Die systematische Analyse der Rücken- und Rumpfschmerzen geht am besten von ihrer Lokalisation und dann vom Schmerzcharakter aus.

## 21.1 Thorakodorsale Schmerzen im Bereich von Rücken und Schultern

### Schmerzen werden durch bestimmte Belastungen oder Bewegungen ausgelöst oder verstärkt

- *Lokalisation im Nackenbereich* und Auslösung durch Kopfbewegungen, eventuell begleitet von Tortikollis, sprechen für eine zervikale Spondylose oder Diskushernie. Bestätigend können Episoden von radikulären Ausstrahlungen und Brachialgien sein (s. S. 276).

- *Lokalisation einseitig im Schulterblattbereich,* oft verstärkt durch wiederholte Betätigung des homolateralen Armes, findet sich beim Skapulokostalsyndrom, einem tendomyalgischen Überlastungsschmerz. Bei der Snapping scapula (Skapulaknarren) tritt zugleich mit einem oft hörbaren und tastbaren Geräusch bei bestimmten Bewegungen des Schulterblattes ein kurzdauernder Schmerz in Erscheinung (ursächlich sind Veränderungen des subskapularen Raumes verantwortlich).
- *Schmerzen zwischen den Schulterblättern,* von dumpfem Charakter, verstärkt durch langes Stehen oder langes Sitzen bzw. Heben schwerer Lasten sind fast immer Folge einer verstärkten Kyphose, eventuell mit Skoliose oder anderen Deformitäten der Brustwirbelsäule, meist Folge eines Morbus Scheuermann. Bei älteren Individuen und erstmaligem Auftreten derartiger Beschwerden denke man aber auch an eine Raumforderung oder an eine Osteoporose mit Deckplatteneinbrüchen.
- *Unbestimmt lokalisierte Schmerzen dorsal im Schulterbereich,* von dumpfem Charakter, zunehmend bei *Belastung des homolateralen Armes,* finden sich bei Paresen einzelner Schultergürtelmuskeln. In Frage kommen Serratuslähmungen mit Scapula alata (zum Beispiel nach neuralgischer Schulteramyotrophie, s. S. 156) oder bei Lähmungen der oberen Trapeziusportion (zum Beispiel nach Akzessoriusläsion seitlich am Hals).

### Mehr oder weniger dauernd vorhandener Schmerz

Ein solcher, unabhängig von Belastungen bestehender Schmerz im Rücken- und Schulterbereich kann verursacht werden durch:

- *lokale ossäre Prozesse,* tumorös oder entzündlich;
- *Erkrankungen innerer Organe,* so zum Beispiel der Lungenspitzen (nach Armplexus- und Sympathikussymptomen suchen), der Mediastinalorgane oder anderer innerer Organe im Sinne der Headschen Zone (zum Beispiel der Gallenblase mit Schmerzprojektion in die rechte Schulterblattregion).
- *Zwischen Wirbelsäule und Schulterblatt* findet sich ein stechender Schmerz als Ausdruck eines Kompressionssyndromes sensibler Endäste der Rr. dorsales der Spinalnerven bei ihrem Durchtritt durch die Rückenfaszie (Notalgia paraesthetica). Fünffrankenstückgroße Sensibilitätsstörung suchen.
- *Im Schulter- und Schulterblattbereich* finden sich dumpfe Schmerzen beim Kompressionssyndrom des N. suprascapularis (Atrophie der Mm. supra- und infraspinatus, entsprechende motorische Schwäche, keine Sensibilitätsstörung).
- *Gürtelförmige ein- oder beidseitige Schmerzen* können sowohl im

thorakalen wie im abdominalen Bereich von hinten nach vorne ausstrahlen. Sie weisen immer auf einen Prozeß mit (beidseitiger) radikulärer Reizung hin, zum Beispiel bei einem intraspinalen Tumor (radikuläre Ausfälle und Zeichen einer Rückenmarkskompression suchen).

– Andere Schmerzsyndrome s. S. 276 ff.

## 21.2 Dorsale Schmerzen im Lumbal-, Sakral- und Glutäalbereich

### Intermittierend und von auslösenden Mechanismen abhängig

Auch in diesem Bereich können Schmerzen zunächst einmal die Initialphase von späteren Dauerschmerzen darstellen.

– *Lumbalgien*
  - infolge eines *Verhebetraumas* oder einer *„dummen Bewegung“* plötzlich aufgetreten und zu einer Bewegungseinschränkung der Lendenwirbelsäule führend („Hexenschuß“), gehen in der Regel auf eine lumbale Diskushernie zurück. Nach Hustenschmerz und Preßschmerz fragen. Ischialgische Ausstrahlungen s. S. 285. Die ersten Schübe sind in der Regel nicht von radikulären Ausstrahlungen begleitet!
  - Lumbalgische Schmerzen *nur im Liegen* sahen wir bei (gutartigen) intraspinalen Raumforderungen im Lumbalkanal auch ohne oder praktisch ohne neurologische Ausfälle. In der Nacht, also ebenfalls im Liegen, finden sich oft die Schmerzen beim Osteoid-Osteom.

– *Bewegungs- und belastungsabhängige Schmerzen seitlich im Sakralbereich* sind oft Folge eines sogenannten ISG-Syndroms (Sacro iliac strain). Diese Schmerzhaftigkeit der Iliosakralgelenke bzw. des sakroiliakalen Bandapparates kann in die Kreuzgegend, aber auch distalwärts in das Bein ausstrahlen. Lokaler Druckschmerz und Auslösung durch Dehnung des ISG, Milderung durch das Tragen eines Trochantergurtes. Differentialdiagnostisch gegenüber einem beginnenden Morbus Bechterew (s. unten) abgrenzen.

– *Schmerzen im Steißbein beim Sitzen,* besonders auf harter Unterlage (aber auch spontan), finden sich beim nicht sehr klaren Krankheitsbild der Kokzygodynie. Man suche nach einem Trauma der Steißbeinspitze, eventuell mit Fraktur, aber auch nach tumorösen oder entzündlichen Affektionen des kleinen Beckens.

– *Schmerzen in der Glutäalregion* können
  - durch *Bücken und Lastenheben* verstärkt werden. Dies ist zum Beispiel beim seltenen Piriformissyndrom der Fall. Oft nach Sturz

auf das Gesäß entstanden, zeitweise zum Hüftgelenk und dorsal am Oberschenkel ausstrahlend, mit einer Druckdolenz im Bereich des Foramen ischiadicum majus verbunden, und hier lokalisierten Schmerzen bei der forcierten Flexion und Innenrotation der Hüfte (mit Dehnung des M. piriformis).
  - Durch *Sitzen verstärkt* werden Glutäalschmerzen, die auf einen Reizzustand einer Bursa, zum Beispiel der Bursa ischiadica, beruhen („tailors bottom").
- *Schmerzen in der Hüftregion* s. unten.
- *Später konstante Schmerzen,* die weiter unten aufgeführt werden, können anfänglich zunächst intermittierend und belastungsabhängig sein.

## Dauerschmerzen im Lumbal-, Sakral- und Glutäalbereich

Diese können aus anfänglich intermittierenden Beschwerden hervorgehen oder primär schon als konstantes Schmerzsyndrom imponieren.

- *Dauernde Lumbalschmerzen* können
  - Folge einer *Diskopathie,* eventuell mit sekundärer *Spondylose* und Spondylarthrose sein.
  - Sie können aber auch Ausdruck einer *Spondylolisthesis* sein (Stufe am lumbosakralen Übergang suchen) mit oder ohne radikuläre Ausstrahlung.
  - Bei jüngeren Männern denke man immer auch an einen beginnenden *Morbus Bechterew* (allgemeine Bewegungsreduktion der Wirbelsäule, Befall der Iliosakralgelenke, HLA B27).
  - Bei neuaufgetretenen lokalen Dauerschmerzen denke man auch immer an einen *Knochentumor* oder eine *Entzündung*.
  - Sind die Schmerzen von radikulären Ausstrahlungen oder gar Ausfällen begleitet, eventuell von Miktionsstörungen, dann suche man nach einem *intraspinalen Prozeß im Lumbalkanal* als Schmerzursache.
  - *Reizungen der Rr. dorsales der Spinalnerven* durch den direkten Kontakt mit den Kapseln der kleinen Wirbelgelenke können dumpfe Lumbalgien erzeugen. Sie sind dann mit einer Druckdolenz vor allem an der Crista iliaca verbunden und sprechen auf lokale Anästhesierung an. Aber auch an der Durchtrittsstelle der sensiblen Endäste der Rr. dorsales durch die Rückenfaszie können diese zum Beispiel durch lokale Fettgewebshernien gereizt werden und lokale Schmerzen verursachen.
- *Kokzygodynie* s. oben.

## 21.3 Ventrale Rumpfschmerzen sowie Leistenschmerzen

### Durch eine äußere Einwirkung oder durch bestimmte Belastungen und Bewegungen jeweils ausgelöst

- Diese können lokalisiert sein im Bereich des *Rippenbogens*. Es kann nach einem Thoraxtrauma, gelegentlich auch nicht dramatischer Natur, zu einer schmerzhaften *abnorm beweglichen 10. (oder 9.) Rippe* kommen: häufiger rechts als links und häufiger bei Frauen als bei Männern. Bücken und Lastenheben provozieren Schmerzen, man tastet zwischen der Parasternal- und der Axillarlinie das abnorm bewegliche Rippenende, dessen passive Bewegung Schmerzen auslöst. Lokale Anästhesierung bringt vorübergehend Beschwerdefreiheit.

- *Bauchwand.*
  - Hier können, entweder spontan (meist ältere Menschen) oder am Ende einer Schwangerschaft bzw. durch heftige Turnübungen ausgelöst (Bauchroller), Muskelrisse zu einer *Ruptur und Blutung* in den kaudalen Anteil des *M. rectus abdominis* führen. Hustenstöße und Aufsitzen verstärken die lokalen Schmerzen.
  - Ebenfalls durch heftiges Anspannen der Muskulatur (wir sahen dies bei Ringern) kann es zu einer *Spiegelischen Hernie* kommen, mit Schmerzen in der lateralen und kaudalen Partie der Abdominalwand. Da die intakte Aponeurose des M. obliquus externus die Bruchpforte bedeckt, ist die Diagnose schwierig.
  - Ebenfalls bewegungsabhängig sind Schmerzen bei einem *Kompressionssyndrom der sensiblen Rr. ventrales* der kaudalen thorakalen Spinalnerven („Syndrom des Rectus abdominis"). Die Nervenäste werden bei ihrem Durchtritt durch die Abdominalfaszie, eventuell durch begleitende Fettgewebshernien (s. oben), komprimiert. Die Schmerzen sind streng lokalisiert und manchmal findet sich ein fünffrankenstückgroßer Sensibilitätsausfall.

- *Leistengegend.* Hier treten nebst konstanten *auch haltungsabhängige Schmerzsyndrome* auf.
  - Das *Ilioinguinalissyndrom* geht auf eine mechanische Reizung dieses Nerven (postoperativ, spontan) zurück. Die Schmerzen haben in der Leiste ihr Maximum und strahlen gegen das Skrotum bzw. das Labium majus aus. Sie werden durch Streckhaltung der Hüfte verstärkt und zwingen den Patienten mit leicht gebeugter und innenrotierter Hüfte zu stehen und zu liegen. Es läßt sich ein Druckpunkt knapp medial von der Spina iliaca anterior superior und ein Sensibilitätsausfall in der Leiste nachweisen.

- *Affektionen des Hüftgelenkes* erzeugen unter Umständen bewegungsabhängige, in die Leiste projizierte, meist früher oder später auch nach distal ausstrahlende Schmerzen. Intermittierend und sehr akut kann dies zum Beispiel bei der Osteochondritis der Fovea centralis geschehen, die nicht im Röntgenbild, wohl aber im CT sichtbar ist.
- Die *springende Iliopsoassehne* gleitet mit einem hörbaren Geräusch beim Strecken der Hüfte aus der Beugestellung über die Eminentia pectinea. Dies ist zwar hörbar und erregt Besorgnis, ist aber nicht eigentlich schmerzhaft.

### Mehr oder weniger konstante Schmerzsyndrome im ventralen Rumpfbereich

– *Im ventralen Thoraxbereich:*
  - *Tietze-Syndrom,* bei welchem sich eine schmerzhafte Schwellung der 1. oder 2. parasternalen Rippenknorpel findet.
  - Das *Mondor-Syndrom* stellt eine Phlebitis und Thrombosierung oberflächlicher Thoraxvenen dar, die deutlich tastbar sind.
  - Die *Interkostalneuralgien* sind gürtelförmig ein- oder beidseitig am Thorax lokalisiert. Sie deuten auf eine Läsion der spinalen Nervenwurzel oder eines Interkostalnerven hin. Man suche vor allem Tumoren, überschießende Kallusbildung nach Frakturen, Mitinvolvierung bei lokalen entzündlichen Prozessen innerer Organe.
  - Bei Schmerzen in der Achselhöhle, besonders wenn sie beim Abduzieren des Armes zunehmen, denke man an einen *Reizzustand der Nn. intercostobrachiales,* wie er posttraumatisch oder bei lokalen Affektionen auftreten kann.
  - Bei plötzlich auftretenden, stechenden neuralgiformen Schmerzen denke man immer an einen beginnenden *Zoster.*
  - Man vergesse nicht *Affektionen der inneren Organe,* im besonderen des Herzens, der Lunge und anderer Thoraxorgane (Segmentbezug s. unten).

– *Im Abdominalbereich* können zu hartnäckigen Schmerzsyndromen Anlaß geben:
  - vor allem *Affektionen der Abdominalorgane selber.* Die Segmentbezüge der inneren Organe sind in Tab. **31** aufgeführt.
  - *Kompressionssyndrome der Rr. cutanei ventrales* der Thorakalnerven (s. oben).
  - Wie im Thorakalbereich können auch im Abdominalbereich gürtelförmige, aber auch nicht eindeutig gürtelförmige Schmerzen Ausdruck einer *Läsion einzelner Spinalnerven* sein. Diese können zum Beispiel Folge eines Stoffwechselleidens (zum Beispiel Diabetes mellitus), eines lokalisierten entzündlichen Prozesses (zum

Tab. **31** Segmentbeziehungen der inneren Organe (aus K. Hansen, H. Schliack: Segmentale Innervation, 2. Aufl. Thieme, Stuttgart 1962)

| | | |
|---|---|---|
| Herz, Perikard | li (re) | C 3–C 4, C 8–Th 8 |
| Aorta descendens, Aortenbogen | li/re | C 3–C 4, Th 1–Th 3 |
| Lunge, Pleura | re/li | C 3–C 4, Th 3–Th 10 |
| Ösophagus | | Th 1–Th 8 |
| Magen | li | C 3–C 4, Th 5–Th 9 |
| Duodenum | re | Th 6–Th 10 |
| Pankreas | li | Th 6–Th 9 |
| Dickdarm | | Th 11–Th 12 |
| Leber, Gallenblase | re | C 3–C 4, Th 6–Th 10 |
| Milz | li | Th 7–Th 10 |
| Zäkum, Appendix | re | Th 9–Th 11 |
| Niere, Ureter | re/li | Th 9–L 2 |
| Harnblase (Schleimhaut und Hals) | | S 3–S 4 |
| Prostata | | Th 10–Th 12, S 1–S 3 |
| Adnexe | | Th 11–L 1 |
| Uterus (Muttermund) | | S 2–S 4 |

Beispiel paranephritischer Abszeß), einer entzündlichen Radikulitis (zum Beispiel bei Borreliose) oder eines Zosters sein. Man suche nach segmentalen Sensibilitätsstörungen und Paresen der Abdominalmuskulatur.

– *In der Leiste* können
  - einzelne der *oben zitierten Schmerzsyndrome* auch zu Dauerschmerzen führen.
  - *Läsionen der kaudalsten Thorakalnerven* (Th 11 und 12),
  - *Leistenhernien* sowie
  - Affektionen der *Organe im kleinen Becken*
  - und des Hüftgelenkes sich als Leistenschmerz projizieren.
  - Eine *Spermatikusneuralgie* mit Schmerzen im Bereich des Hodens ist Folge einer Läsion des N. genitofemoralis (intrapelviner Tumor?).

Gerade Leistenschmerzen stellen ein Grenzgebiet dar, in welchem Internist, Gynäkologe, Abdominalchirurg, Orthopäde, Rheumatologe und Neurologe eng zusammenarbeiten sollten.

## 21.4 Halbseitige Schmerzen und solche wechselnder Lokalisation

Selten können Schmerzen mehr oder weniger vollständig eine *ganze Körperhälfte* betreffen. Man denke dann

- bei *Einbezug des Gesichtes* an eine Läsion des Thalamus,
- oder aber suprathalamisch mit *umschriebener Lokalisation* des kontralateralen Schmerzsyndromes, so z. B. bei Hirntumoren und besonders bei Meningeomen,
- bei *Aussparung des Gesichtes* und Störung an einer Körperhälfte denke man an eine Läsion der spinothalamischen Bahnen im Rükkenmark, so z. B. bei Syringomyelie, aber auch als Spätfolge eines Wallenberg-Syndromes.

Lokalisierte, hartnäckige Schmerzen *irgendeines Körperteiles* können selten als Frühsymptom einer multiplen Sklerose auftreten oder auch als prämonitorischer Schmerz vor dem Ausbruch eines Herpes zoster.

## 21.5 Diffuse Schmerzen

Die Ursachen sind ähnlich wie sie auf S. 181 für sensible Mißempfindungen aufgeführt wurden. Man denke auch an eine Polymyalgia rheumatica, eine Polymyositis, ein Schmerz-Faszikulations-Syndrom (S. 66), eine Fabry-Erkrankung, eine Polyradikulopathie etc.

# 22. Schulter- und Armschmerzen

Eine Reihe von Synonymen für diese häufigen Schmerzsyndrome, nämlich die Begriffe „Brachialgie“, „Zervikobrachialgie“ sowie „Schulter-Arm-Schmerz“, weisen darauf hin, daß die Abgrenzung der Schmerzlokalisation nicht immer eindeutig ist. Es bestehen somit einerseits Ausstrahlungen von primär im Nackenbereich lokalisierten Schmerzen in den Schulter-Arm-Bereich, von schmerzhaften Prozessen der Schulter in die Arme, andererseits aber auch von Handbeschwerden (zum Beispiel beim Karpaltunnelsyndrom) bis hinauf in den Nacken. Dies vorausgeschickt soll dennoch versucht werden, anhand der Hauptcharakteristika eine ätiologische Gruppierung der Schulter-Arm-Schmerzen zu ermöglichen. Die Relativierung ist soeben versucht worden. Eine solche Einteilung kann

- einerseits nach der hauptsächlichsten oder primären Schmerzlokalisation,
- andererseits nach auslösenden oder beeinflussenden Momenten
- und schließlich nach den erhobenen Untersuchungsbefunden

geschehen.

## 22.1 Schmerz erfaßt den ganzen Arm

Dies muß nicht unbedingt von Anfang an und nicht notwendigerweise überall in gleicher Intensität der Fall sein.

### Armschmerz hat mit Beschwerden im Nackenbereich begonnen

Entweder gehen dumpfe Nackenschmerzen oder vielfach ein eigentlicher Tortikollis voraus. Stufenweise, im Verlauf von Stunden oder aber von Tagen sind die Schmerzen dann in die Schulterregion und schließlich mehr oder weniger weit distal, meist bis in die Finger, ausgestrahlt. Letzteres ist von recht präzis lokalisierbaren Parästhesien und Sensibilitätsstörungen einzelner Finger begleitet. Diese Konstellation beweist eine *spondylogene, radikuläre Brachialgie.*

– *Tortikollisepisoden* haben die Brachialgie eingeleitet. Diese ist in der Regel Folge einer *zervikalen Diskushernie oder Spondylose.* In diesem Sinne sprechen ein akuter Beginn und Rezidive. Immer sind zumindest subjektive Nackensymptome, meist auch objektiv schmerzhafte Einschränkung der Kopfbeweglichkeit und/oder ein positiver Neck-compression-Test (Schmerzen bei axialer Kompression des geneigten Kopfes) für die Diagnose zu fordern. Der Röntgenbefund kann bestätigen, berechtigt aber als solcher allein nie zur Diagnose, da eine Spondylose der Halswirbelsäule etwas sehr Häufiges ist. Die Lokalisation der Parästhesien, objektivierbare Muskelparesen, Reflexanomalien und Sensibilitätsausfälle erlauben eine Segmentdiagnose:
  - *C6:* Schmerz nach radial am Vorderarm ausstrahlend, Sensibilitätsstörung am Daumen, Paresen der Mm. biceps und brachioradialis, abgeschwächter Bizepsreflex.
  - *C7:* Schmerz in die mittleren Langfinger ausstrahlend, Sensibilitätsstörung volar und dorsal an den Fingern II bis IV, Trizepsschwäche und Schwäche der langen Fingerbeuger, Atrophie des Daumenballens, abgeschwächter Trizepsreflex.
  - *C8:* Parästhesien am ulnaren Vorderarm und an den zwei ulnaren Fingern, Sensibilitätsstörung in letzteren, leichte Trizepsschwäche, Schwäche der Interossei, eventuell Abschwächung des Trizepsreflexes.
- *Fehlen Episoden von Tortikollis* in der Vorgeschichte, ist das radikuläre Beschwerdebild nur langsam progredient, dann muß auch an einen *nichtdiskogenen pathologischen Prozeß der Halswirbelsäule,* zum Beispiel eine Raumforderung (Wirbelmetastasen), gedacht werden. Man suche nach Rückenmarkssymptomen. Röntgenbild oder eventuelle CT entscheidend.
- *Eher diffuse Nackenbeschwerden,* brachialgische Schmerzausstrahlungen *ohne eigentlichen radikulären Charakter,* sondern dumpf, schwer lokalisierbar deuten auf eine *Überlastungsbrachialgie* hin, vor allem auch bei Parese gewisser Schultergürtelmuskeln (s. unten und S. 269).

### Der Armschmerz ist nicht von Nackenbeschwerden eingeleitet oder begleitet

**Dumpfe, ziehende Schmerzen ohne radikulären Charakter.** Diese sind oft schwer lokalisierbar.

– Sie sind zwar *auch in Ruhe vorhanden,* nehmen aber unter Umständen bei Belastung des Armes zu. Sie sind nicht von eigentlich radikulären Ausstrahlungen oder gar lokalisierten Parästhesien oder Sensibilitätsstörungen begleitet. Es finden sich auch keine Paresen oder Reflexanomalien. Gelegentlich geht dem Beginn der Brachial-

gie eine längere monotone oder ungewohnte Betätigung des Armes voraus. Auch dies entspricht am ehesten einer *Überlastungsbrachialgie* (s. oben und S. 269).
- Die Schmerzen haben sich *im Anschluß an ein Schultertrauma,* an eine *Halbseitenlähmung* oder an einen *Herzinfarkt* eingestellt. Sie gehen mit einer diffusen trophischen Störung des Armes, Verstreichung der Gelenkskonturen, eventuell mit einem Sudeck (s. S. 283) einher. Es liegt dann ein sogenanntes *Schulter-Hand-Syndrom* vor, welches Zeichen einer Dystrophie von Knochen und Weichteilen aufweist, langwierig und therapieresistent ist.
- Die Schmerzen treten wirklich *einzig und allein bei Betätigung des Armes* auf, so daß die zunehmenden, belastungsabhängigen Schmerzen zum Unterbrechen der manuellen Tätigkeit zwingen. Es liegt dann eine *arterielle Durchblutungsinsuffizienz des Armes* vor. Ist dies zugleich auch mit Schwindelbeschwerden verbunden, dann liegt die Stenose der Subklavia proximal vom Abgang der A. vertebralis (Subclavian-steal-Syndrom) (s. a. S. 243).
- Die Schmerzen treten *praktisch nur in der Nacht* in Erscheinung und wecken den Patienten aus dem Schlaf. Bei einer solchen *Brachialgia paraesthetica nocturna* liegt so gut wie immer ein Karpaltunnelsyndrom vor (s. S. 282).

**Diffuse Schmerzen sind von einer allgemeinen Schwellung des Armes** begleitet.

- Es kann eine *Thrombose der V. axillaris* (Effort-Thrombose, Paget-von-Schrötter-Syndrom) vorliegen. Objektiv finden sich gut sichtbare Venen eines Kollateralkreislaufes vorne am Thorax, eine verzögerte Entleerung der Handrückenvenen beim Hochhalten der Arme. Eine intensive Betätigung des Armes ging oft voraus, eventuell bestanden Zeichen einer kostoklavikulären Kompression (s. unten) oder einer vermehrten Thromboseneigung.
- Eine *Lymphstauung* mit dickem Arm geht meist auf eine Drüsenausräumung der Axilla, eventuell mit Röntgenbestrahlung wegen Mammakarzinom, zurück (s. auch S. 157 und unten).

**Ohne Nackensymptome stehen ausstrahlende Schmerzen und neurologische Ausfälle im Vordergrund.**

- Dies weist am häufigsten auf eine *Läsion des Armplexus* hin.
  - Handelt es sich um ein *von Belastungen unabhängiges, mehr oder weniger rasch progredientes Beschwerdebild,* dann ist ein *Tumor im Armplexusbereich* (selten eine nichttumoröse Raumforderung) das wahrscheinlichste. Man suche insbesondere nach einem Lungenspitzentumor (Pancoast-Tumor): Raucheranamnese, intensive reißende Schmerzen, radikuläre Reiz- und Ausfallssymptome

im kaudalen (C8 bis Th1) Plexusbereich, vor allem Befall des Sympathikusgrenzstranges mit Horner-Syndrom und fehlender Schweißsekretion im oberen Körperviertel.
- Ging eine Röntgenbestrahlung voraus, so kann eine *Strahlenschädigung des Armplexus* vorliegen.
- Treten die Beschwerden *vor allem bei Belastung des Armes, insbesondere beim Tragen von Lasten,* in Erscheinung, dann kommt vor allem ein *Kompressionssyndrom im Bereich der oberen Thoraxapertur* in Frage. Dies kann in der Skalenuslücke mit oder ohne Halsrippen stattfinden oder aber im kostoklavikulären Défilé. Für ein Halsrippensyndrom sprechen über Jahre progrediente Atrophien des Thenars (und der Mm. interossei), wobei Sensibilitätsstörungen der ulnaren Handpartie nicht immer nachweisbar sind. Man suche nebst den neurologischen Ausfällen von seiten des unteren Armplexus auch nach den Zeichen einer Kompression der A. subclavia (Verschwinden des Pulses und Auftreten von Strömungsgeräuschen in der Supraklavikulargrube bei bestimmten Arm- und Kopfstellungen, zum Beispiel beim Adson-Manöver oder beim Herunterziehen der Schulter). Dies ist allerdings auch bei Normalpersonen nicht so selten der Fall. Wichtig sind Röntgenbilder der oberen Thoraxapertur.

– Auch *eine nichtspondylogene zervikale Wurzelläsion* muß erwogen werden.
  - Entwickeln sich die *Ausfälle langsam progredient* und stehen die (radikulären) Schmerzen eher im Hintergrund, dann kommt zum Beispiel ein *Wurzelneurinom* in Frage (s. S. 158).
  - Sind *den radikulären Ausfällen Hautveränderungen vorausgegangen,* dann denke man an einen *Zoster* mit einem anschließenden Befall von Plexus oder Wurzeln.
  - War ein Zecken- oder Insektenstich am Arm, eventuell mit einem Erythema chronicum migrans vorausgegangen, dann ist eine *Meningoradikulitis bei Borreliose* anzunehmen.

– Die diffusen Schmerzen sind *anschließend an eine Nervenverletzung* aufgetreten.
  - Fast immer nach einer Verletzung des *N. medianus* können Schmerzen von brennendem Charakter und von großer Intensität auftreten, die zum Beispiel durch Berührung ausgelöst werden. Es liegt eine *Kausalgie* vor, wie sie besonders auch nach Kriegsverletzungen auftritt.
  - Nach *Verletzungen des Armplexus* mit entsprechenden objektivierbaren Ausfällen kann es zum Bild des *Phantomschmerzes,* unter Umständen in einem durch Amputation entfernten Armteil, kommen.

## 22.2 Der Schmerz ist auf den Schulterbereich beschränkt oder zumindest dort exquisit betont

### Deutliche Bewegungs- und Belastungsabhängigkeit

- *Affektionen des Schultergelenkes und seiner Umgebung* sind hier in erster Linie zu erwägen.
  - Die häufigste ist die *Periarthropathia humeroscapularis* (gelegentlich nach einem Trauma, Schmerzen beim Griff nach hinten, Dolenz bei Druck auf die ventrale Partie des Skapulohumeralgelenkes, eventuell Verkalkungen der Supraspinatussehne im Röntgenbild).
  - In Frage kommen auch *andere artikuläre und periartikuläre Läsionen,* wie zum Beispiel eine Arthritis, eine Arthrose, ein Impinchment-Syndrom oder andere Läsionen der Rotatorenhaube.
- *Muskuläre Insuffizienz im Schultergürtelbereich.* Hier finden sich ebenfalls belastungsabhängige, bohrende Schulterschmerzen. Es wurden bereits die Paresen des M. serratus lateralis oder des oberen Trapeziusanteils erwähnt (s. S. 269).

### Mehr oder weniger dauernd vorhandene Schulterschmerzen

Derartige, nicht eigentlich belastungsabhängige Schmerzen finden sich bei

- *rheumatologischen Affektionen des Schultergelenkes,* die zum Teil schon oben erwähnt wurden,
- *neuralgischer Schulteramyotrophie,* wo sie akut und äußerst intensiv sind und nach einigen Tagen allerdings fast immer auch von neurologischen Ausfällen gefolgt werden (s. S. 156),
- *Tumoren dieser Region* (Röntgenbild wichtig, eventuell CT),
- *Polymyalgia rheumatica* als dumpfer, oft symmetrischer Schmerz (oft auch Beckengürtel mitbetroffen, subfebrile Temperaturen, Gewichtsverlust, Nachtschweiß, Inappetenz, hohe Senkung),
- *Kompressionssyndrom des N. suprascapularis* (s. S. 269).

## 22.3 Schmerzen nur oder vor allem im Oberarmbereich

Dies kann folgende Ursachen haben:

- *Initiale Phase eines ausgedehnteren brachialgischen Syndromes,* welches sich zum Beispiel nach einigen Tagen zu einer mehr nach distal ausstrahlenden radikulären Brachialgie oder einer Überlastungsbrachialgie ausweiten wird (s. oben).

- *Lokale Affektion* des Oberarmes, zum Beispiel eines tumorösen Krankheitsprozesses.

## 22.4 Schmerzen vor allem im Ellenbogenbereich

### Deutlich belastungsabhängige Ellenbogenschmerzen

- In erster Linie wird man an eine *Epicondylitis radialis* (Tennisellenbogen) denken: Lokalisation am lateralen Epikondylus, hier exquisit druckdolent, Zunahme der Dolenz beim Extendieren der Hand gegen Widerstand, keine neurologischen Ausfälle. Gelegentlich pseudoradikuläre Ausstrahlungen nach distal oder, seltener, nach proximal.
- Ähnliches tritt seltener als *Epicondylitis medialis* im Bereich des ulnaren Epikondylus (Golferellenbogen) auf.
- Bei letzterer Lokalisation denke man aber auch an eine *chronische Reizung des N. ulnaris im Sulkus.* Hier bewirken aktive Bewegungen, vor allem kräftiges Beugen oder das Aufstützen der Ellenbogeninnenseite, Ausstrahlungen in die ulnare Handpartie und den Kleinfinger mit Parästhesien und Sensibilitätsstörungen in letzterem. Man suche insbesondere nach alten Ellenbogenfrakturen und durch sorgfältiges Betasten des Nervenstammes im Sulkus nach einer Luxation (meist beidseitig) oder abnormer Fixierung bzw. Dolenz des Nervenstammes.
- *Akute Ellenbogenschmerzen beim Kleinkind* kommen nach heftigem Hochreißen des Kindes am nach oben gestreckten Arm als sogenannte schmerzhafte Pronation vor (s. S. 141).
- *Schmerzauslösung durch die Pronation* mit diffusen Ausstrahlungen volar am Vorderarm findet sich beim Erwachsenen beim seltenen Pronatorsyndrom, das besonders bei bestimmten Berufstätigkeiten auftreten kann.

### Ellenbogenschmerzen auch in Ruhe

- Eigentliche *Affektionen des Ellenbogengelenkes,* Arthrosen, entzündliche Erkrankungen oder tumoröse Prozesse müssen im Einzelfall gesucht werden.

## 22.5 Schmerzen mehr oder weniger isoliert im Vorderarmbereich

Diese sind ähnlich zu beurteilen wie jene im Oberarm und eher selten.

- *Initiale Symptome* einer später diffuseren, radikulären oder pseudoradikulären Brachialgie, zum Beispiel auch einer Überlastungsbrachialgie.
- *Lokale Affektion des Vorderarmes,* vom Tumor bis zur arteriovenösen Fistel.

## 22.6 Schmerz ausschließlich oder vor allem im Bereich der Hand oder/und der Finger

Eine weitere Differenzierung kann zunächst nach den Kriterien der besonderen Lokalisation innerhalb des Hand-Finger-Bereiches versucht werden.

### Schmerzen diffus im Handbereich

Diese Schmerzen sind also nicht präziser lokalisierbar. Hierzu gehören

- *nächtliche, dumpfe, diffuse* Handschmerzen, welche als sogenannte Brachialgia paraesthetica nocturna imponieren. Sie strahlen in vielen Fällen diffus auch nach proximal, ja bis hinauf in den Nacken, aus. Sie sind praktisch immer Ausdruck eines *Karpaltunnelsyndromes.* Es handelt sich oft um Frauen um die Menopause, häufiger zunächst mit rechtsseitigen Symptomen, welche die Patienten einige Stunden nach dem Einschlafen wecken. Schütteln und Massieren der Hand bringt Erleichterung. Am Morgen besteht ein Schwellungsgefühl und eine leichte Behinderung für feinere Fingerbewegungen während etwa einer Stunde. Die Beschwerden können durch forcierte Dorsalextension oder Volarflexion des Radiokarpalgelenkes während einer Minute provoziert werden. Meist erst nach Monaten oder Jahren finden sich objektive Zeichen einer Medianusläsion am Handgelenk (Störung der Sensibilität an den drei radialen Fingerkuppen, Abduktionsschwäche des Daumens, Atrophie der lateralen Daumenpartie). Elektromyographisch praktisch immer pathologischer Befund.
  Man vergesse nicht, daß vorwiegend nächtliche Schmerzen (an anderen Orten als an der Hand) Verdacht auf Knochentumoren, insbesondere auch auf ein Osteoid-Osteom (besonders der langen Röhrenknochen) oder ein Myelom wecken.

- *Nach Handtrauma,* insbesondere nach Frakturen, kann es zu einer *Sudeckschen Dystrophie* mit diffuser Schwellung des Handgelenkes, glatter Haut mit verstrichenen Gelenkfalten und sehr intensiven Schmerzen kommen. Ähnliches kann auch ein Schulter-Hand-Syndrom (s. S. 278) begleiten.
- *Bewegen des Radiokarpalgelenkes* löst Schmerzen aus, eventuell mit einer Schwellung des Gelenkes verbunden. Dies deutet auf eine entzündliche (Arthritis) oder orthopädische (Lunatummalazie) Affektion hin. Gicht s. unten.

### Schmerzen im Daumengrundgelenk

- Diese können *sehr akut und heftig* auftreten und sind dann auf einen *Gichtschub* verdächtig.
- *Chronische und dumpfe Dauerschmerzen* finden sich bei degenerativen Veränderungen des Daumengrundgelenkes.

### Schmerzen an einzelnen Fingern

Diese können

- eine *Affektion von Nervenwurzeln oder Armplexus* anzeigen, welche entsprechend dem betroffenen Segment in bestimmte Finger ausstrahlen und hier Schmerzen, eventuell Parästhesien und/oder Sensibilitätsstörungen verursachen (zur segmentalen Lokalisation s. S. 277). Eine Seltenheit stellt bei Armplexusläsionen das Syndrom des schmerzhaften Armes mit dauernden unkontrollierten Fingerbewegungen dar (vgl. auch am Fuß, S. 292).
- eine *Läsion eines peripheren Nerven* ankündigen (s. auch Abb. **10** und **11**).
  - Schmerzen und Parästhesien in den *ulnaren Fingern* finden sich vor allem bei einer *Läsion des N. ulnaris* am Ellenbogen. Man suche nach Spreizschwäche der Langfinger, einem Fromentschen Zeichen und Atrophien der Mm. interossei, insbesondere des ersten Interosseus dorsalis.
  - Schmerzen in den *radialen Fingern,* besonders im Zeigefinger, können bei *Läsion des N. medianus* vorkommen (aber weniger häufig als dies bei radikulären Prozessen C6 oder C7 der Fall ist) (s. auch Karpaltunnelsyndrom oben S. 282).
  - Nach *Verletzungen peripherer Nervenäste* an den Fingern können *Neuromschmerzen* lokal an den Fingern, eventuell mit Ausstrahlung nach proximal (Algie diffusante), auftreten. Diffus und nicht an einzelnen Fingern lokalisiert sind die Kausalgie nach Medianusverletzung und die Phantomschmerzen nach Armplexusläsion (s. S. 279).

- An der *radialen Daumenseite* kann der Druck eines Arbeitsinstrumentes (zum Beispiel Schere) zu einer Läsion des sensiblen N. digitalis dorsalis mit brennenden Dysästhesien (*Cheiralgia paraesthetica*) führen.

– *Ein punktförmiger Schmerz an einem Fingerende,* meist im Nagelbereich eines Langfingers, findet sich beim *Glomustumor.* Diese an vegetativen Fasern reiche gutartige Geschwulst der Glomusorgane der Haut schimmert gelegentlich als blauer Fleck unter dem Nagel oder der Fingerhaut durch. Initial tritt der lokale Schmerz nur beim lokalen Druck auf, später auch spontan. Er ist zunehmend diffus und auch durch das bloße Herunterhängenlassen des Armes auslösbar.

– *Rheumatologische Affektionen* sind gelegentlich durch lokalisierte Schmerzen einzelner Finger bzw. Fingergelenke gekennzeichnet. Dies gilt für die primär-chronische Polyarthritis oder die Heberden-Arthrose der distalen Interphalangealgelenke.

# 23. Beinschmerzen

Die Abgrenzung der eigentlichen Beinschmerzen von Schmerzsyndromen im Bereich der Lumbalregion, Gesäß, Hüfte und Leiste, ist ein wenig willkürlich. So strahlen nicht selten Rückenschmerzen oder Hüftschmerzen in die Beine aus. Jedenfalls sind im Kapitel 21 schon die hauptsächlich im Lumbalbereich, im Gesäß und in der Leistengegend, lokalisierten Schmerzen analysiert worden.

Die Beinschmerzen können, ähnlich wie die Schmerzsyndrome der oberen Extremitäten, eingeteilt werden

- nach der hauptsächlichen oder primären Schmerzlokalisation,
- dann weiter nach den auslösenden oder beeinflussenden Momenten
- und schließlich nach den erhobenen Untersuchungsbefunden.

## 23.1 Das ganze Bein oder ausgedehnte Teile desselben betreffende Schmerzen

### Die Schmerzen beginnen im Lumbosakralbereich und strahlen weit nach distal ins Bein aus

**Die Ausstrahlung hat radikulären Charakter** und ist von neurologischen Ausfällen begleitet.

- Das häufigste sind *Schübe einer akuten Lumbalgie,* oft als „Hexenschuß" imponierend, bei welchen meist erst nach mehreren Episoden eine Ischialgie sich anschließt. Dies ist praktisch immer Ausdruck einer *lumbalen Diskushernie* (s. S. 270). Aus der Lokalisation läßt sich auf die betroffenen Wurzeln schließen.
  - *L3:* Schmerzen und Sensibilitätsstörungen an der Streckseite des Oberschenkels (jedoch nicht am Unterschenkel), deutliche Schwäche des M. quadriceps femoris, erloschener oder deutlich abgeschwächter Patellarsehnenreflex (PSR). Schmerzprovokation beim Prüfen des umgekehrten Lasègue.
  - *L4:* Schmerzen und Sensibilitätsstörungen etwas weiter lateral als bei L3 am Oberschenkel, vor allem aber auch an der Innenseite des Unterschenkels bis zum inneren Fußrand. Schwäche des

M. quadriceps femoris, vor allem des M. vastus medialis, aber auch des M. tibialis anterior. PSR abgeschwächt. Schmerzauslösung beim Prüfen des umgekehrten Lasègue.
- *L 5:* Häufigstes der radikulären Ischiassyndrome. Schmerzen und Sensibilitätsstörung am ventrolateralen Unterschenkel und am Fußrücken bis zur Großzehe. Parese des M. extensor hallucis longus (Kennmuskel). Ausfall des Tibialis-posterior-Reflexes (Seitenvergleich). Lasègue positiv.
- *S 1:* Schmerzen und Sensibilitätsstörung lateral am Unterschenkel bis zum lateralen Fußrand. Parese des M. peronaeus brevis (Pronationsschwäche des Fußes) und Schwäche des M. triceps surae (Hüpfen auf dieser Fußspitze oder isoliertes Sicherheben auf diesem Fuße erschwert), eventuell Schwäche der Kniebeuger. Abschwächung oder Fehlen des Achillessehnenreflexes (ASR). Lasègue positiv.

– Seltener werden *akute Radikulitiden* eine Bandscheibenerkrankung vortäuschen, wobei hier in der Regel die eigentliche Lumbalgie fehlt. Ursächlich kommen eine Borreliose, aber auch ein Zoster im präeruptiven Stadium ohne Hauteffloreszenzen, in Frage.

– Wenn der *Beginn im Lumbosakralbereich nicht akut, sondern allmählich* ist und einem Crescendo von Rückenschmerzen sich langsam zunehmende radikuläre Ausfälle aufpfropfen, dann denke man vor allem an eine *Raumforderung,* sei es eine Knochenmetastase, sei es ein intraspinaler Prozeß oder ein solcher im Bereiche des Plexus lumbosacralis.

– Wenn bei bestehenden chronischen Lumbalgien die ausstrahlenden Schmerzen *ausschließlich beim Gehen* auftreten, so denke man an eine *Claudicatio intermittens der Cauda equina.* Die Schmerzen werden besonders beim Bergabgehen ausgelöst, sind in der Regel beidseitig und strahlen vom Kreuz dorsal an den Beinen hinunter bis zu den Füßen aus. Gelegentlich sind sie auch von Parästhesien oder Sensibilitätsstörungen der Fußsohle begleitet. Sie zwingen den Patienten zum Anhalten, klingen aber dadurch allein nicht ab. Erst das Absitzen, das Bücken oder eventuell Niederkauern, jedenfalls eine Stellungsänderung der Wirbelsäule, bewirken eine Rückbildung der Schmerzen. Im Schmerzschub oder aber schon in Ruhe kann der Achillessehnenreflex fehlen und eventuelle Sensibilitätsstörungen, besonders in den Segmenten L 5 und S 1, vorhanden sein. Die Ursache ist ein meist kongenital enger lumbaler Spinalkanal mit zusätzlich, wegen zunehmender Osteochondrose und Spondylose, auftretender degenerativer Einengung in späteren Jahren. Diese Veränderungen sind im seitlichen Röntgenbild evident und durch Myelogramm oder CT zu bestätigen.

**Die Ausstrahlung in das ganze Bein geschieht diffus** und ohne radikulären Charakter. Es finden sich keine neurologischen Ausfälle.

– Es handelt sich am ehesten um eine *statische Insuffizienz der Lendenwirbelsäule,* eventuell mit einem Morbus Scheuermann oder einer Spondylolisthesis bzw. einer Störung im Iliosakralgelenk verbunden, mit sogenannten *pseudoradikulären Ausstrahlungen.*

**Die nach distal ausstrahlenden Schmerzen beginnen proximal an den unteren Extremitäten**

– *Hüftgelenksaffektionen* (s. unten) können pseudoradikuläre Ausstrahlungen lateral am Bein hinunter verursachen („Generalstabsstreifen“).
– *Schmerzausstrahlung erst im Anschluß an eine intraglutäale Injektion* machen eine „Spritzenlähmung des N. ischiadicus“ wahrscheinlich. Dies wird immer von objektivierbaren neurologischen Ausfällen, meist im Nervus-peronaeus-Gebiet, begleitet sein.
– *Diffuse schmerzhafte Ausstrahlung nur beim Gehen,* die beim Stillstehen wieder verschwindet, zeigt eine echte *vaskuläre Claudicatio intermittens bei Stenose einer Beckenarterie* oder einer *proximalen Beinarterie* an (Risikofaktoren, andere vaskulopathische Symptome, Auskultation am Abdomen). Nicht zu verwechseln mit der radikulären, durch das Gehen ausgelösten Claudicatio intermittens der Cauda equina (s. oben).
– *Diffuse Schmerzen, die vom Oberschenkel nach distal ausstrahlen,* finden sich auch beim Sarkom des Femurs und im besonderen auch beim gutartigen Osteoid-Osteom, bei letzterem unter Umständen auch intermittierend und so gut wie immer in der Nacht akzentuiert. Entscheidend ist das Röntgenbild, unter Umständen aber erst das Tomogramm oder die Knochenszintigraphie.

## 23.2 Die Schmerzen sind mehr oder weniger im Hüftbereich lokalisiert

Allfällige Ausstrahlungen jedenfalls stehen nicht im Vordergrund. Nicht selten allerdings ist die Inguinalregion dolent (Leistenschmerzen s. S. 272).

**Eine deutliche Einschränkung der Beweglichkeit der Hüfte begleitet die Hüftschmerzen**

Es liegt dann eine der folgenden Erkrankungen vor:

– *Affektion des Hüftgelenkes selber* (Arthrose, Arthritis, eventuell

Osteochondrose) (Röntgenbild entscheidend, eventuell CT oder Szintigraphie).
- *Periarthrosis coxae* (meist ältere Menschen, schmerzhafte Einschränkung der Beweglichkeit, Dolenz bei lokaler Palpation. Röntgenbild ohne Gelenksveränderungen, aber gelegentlich mit periartikulären Verkalkungen).
- Beim Morbus Addison und bei Hypopituitarismus kann es zu *schmerzhaften Flexionskontrakturen* besonders der Hüft- und Kniebeuger kommen.

### Hüftschmerzen bei freier Hüftbeweglichkeit

Auch hier kommt in Frage

- eine *Periarthrosis coxae* (s. oben),
- eine *Bursitis* (zum Beispiel der Bursa trochanterica)
- oder ein *lokaler ostitischer oder tumoröser Prozeß im Hüftbereich,* der nicht das Gelenk selber tangiert, Röntgen entscheidend,
- ein *Osteoid-Osteom,* welches sowohl dauernde wie auch intermittierende Schmerzen verursachen kann (s. oben).
- Wenn meist diskrete *lokale Hüftschmerzen nur beim Gehen* auftreten, denke man auch an eine *schnellende Hüfte* (man spürt durch Auflegen der Hände am gehenden Patienten das Schnellen der Fascia lata über den Trochanter).

## 23.3 Die Schmerzen werden vor allem im Oberschenkel lokalisiert

### Keine objektivierbaren neurologischen Ausfälle

**Diffus in der Tiefe des Oberschenkels empfundene Schmerzen.** Man denke

- an das bereits erwähnte *Osteoid-Osteom* oder *Sarkom* des Femurs,
- an einen Status nach *Beckenvenenthrombose* (kaum je mit Schwellung verbunden), wobei der ein- oder beidseitige Schmerz beim Gehen auftritt und beim Hochlagern des/der Beine[s] am raschesten abklingt (*Claudicatio intermittens venosa*). Seltener wird er übrigens auch im Unterschenkel empfunden.

### Objektivierbare neurologische Ausfälle

**Oberflächlich an der Vorderaußenseite des Oberschenkels** lokalisierte sensible Ausfälle, in Dysästhesien von brennendem Charakter bestehend, einer handtellergroßen hyp- bis anästhetischen Zone zeigen eine

Kompression des N. cutaneus femoris lateralis, eine *Meralgia paraesthetica,* an. Diese nimmt übrigens bei Gestreckthaltung der Hüfte zu. Sie nimmt ab, wenn die Hüfte gebeugt wird.

**Distal an der Oberschenkelinnenseite und innen am Knie** empfundene Beschwerden mit einer nachweisbaren Hypästhesie daselbst sowie einer Parese der Adduktoren mit Abschwächung des Adduktorenreflexes beweisen eine *Läsion des N. obturatorius* (Romberg-Howship-Syndrom).

**Akut aufgetretene, reißende Schmerzen an der Oberschenkelvorderseite,** die von einer *Parese des M. quadriceps* begleitet sind, kommen vor bei:

- *Läsion der Wurzel[n] L3 oder/und L4:*
  - zum Beispiel bei *lumbaler Diskushernie* – man suche die vertebralen Symptome, bei Läsion L4 eine Sensibilitätsstörung auch an der Unterschenkelinnenseite und motorisch ein Ausfall im Bereich des M. tibialis anterior (Näheres s. oben),
  - oder als *entzündliche Radikulitis,* zum Beispiel im Rahmen einer Borreliose (Zeckenbiß in Vorgeschichte, Erythema chronicum migrans, im Liquor Pleozytose).
- *Plexusneuropathie,* zum Beispiel
  - vaskulär bei *Diabetes mellitus,* vor allem mit einer Femoralissymptomatologie,
  - bei akutem *retroperitonealem Hämatom* in der Iliopsoasscheide, zum Beispiel bei Antikoagulation oder anderen Blutgerinnungsstörungen (CT entscheidend).
- Eine *Läsion des N. femoralis* kann einmal, zum Beispiel durch einen operativen Eingriff, verursacht werden. Im Vordergrund stehen aber selten Schmerzen, sondern vielmehr die Quadrizepsparese.

## 23.4 Die Schmerzen sind im Kniebereich lokalisiert

- *Eine Funktionsstörung oder/und Schwellung des Knies* wird häufig sein und weist auf eine *orthopädisch-chirurgische oder rheumatologische Affektion des Kniegelenkes* hin.
- *Neurologische Ausfälle* finden sich
  - an der Knieinnenseite bei dem oben erwähnten *Romberg-Howship-Syndrom,*
  - an der Knieaußenseite bei einer *Einklemmungsneuropathie des R. infrapatellaris des N. saphenus* (Neuropathia patellae), dort wo dieser durch die Faszie hindurchtritt.

## 23.5 Schmerzen vor allem im Unterschenkelbereich

Diese können wie folgt weiter differenziert werden:

### Diffuse Unterschenkelschmerzen

- *Schmerzen ausschließlich beim Gehen* sind typisch für eine *vaskuläre Claudicatio intermittens,* wie sie bei Verschluß oder Stenose einer Beinarterie auftritt (vaskuläre Risikofaktoren, Symptome von seiten anderer Arterien, Verschwinden der Schmerzen beim Stehenbleiben, fehlende Fußpulse, positiver Ratschow-Test). Sie sind oft in der Wade betont.
- *Schmerzhafte Sensationen nur in Ruhe,* die meist beidseitig sind (zum Beispiel im Bett oder in einem weichen Sessel) und zum dauernden Bewegen der Beine zwingen („Anxietas tibiarum"), gehören zum pathogenetisch schwer erklärbaren *Restless-legs-Syndrom.* Das Serumeisen ist oft erniedrigt. Dieses Syndrom kann auch von Bewegungsunruhe der Zehen begleitet sein (s. unten).
- *Schmerzhafte Sensationen nur in der Bettwärme* an Unterschenkeln und Füßen, ebenfalls beidseitig, sind
  - bei gewissen *Polyneuropathien* vorhanden (Suche nach distalen Sensibilitätsstörungen, fehlendem ASR, eventuell Dorsalextensionsschwäche der Füße)
  - und finden sich als *Erythromelalgie* (Erythermalgie) ohne neurologische Ausfälle, aber mit einer sichtbaren Rötung der distalen unteren Extremitäten. Erleichterung durch Kälte und Hochlagern der Beine. Symptomatische Formen bei Schwermetallvergiftungen und bei Polycythaemia vera.
- *Mehr oder weniger dauernde Schmerzen* kommen bei einem lokalen Prozeß des Unterschenkels vor:
  - zum Beispiel ein Tumor
  - oder eine tiefe Venenthrombose (Schwellung!).

### An der Unterschenkelinnenseite lokalisierte Schmerzen

Diese finden sich

- *mit einem sensiblen Ausfall kombiniert* bei
  - einer *Läsion der Wurzel L 4* (s. oben),
  - der *Saphenusneuropathie, zum Beispiel nach Venen-Stripping* und
  - bei der spontanen *Einklemmungsneuropathie des N. saphenus* bei seinem Austritt aus dem Hunterschen Kanal am distalen Oberschenkel,
- *ohne neurologische Ausfälle,* zum Bespiel bei lokalen Prozessen der Tibia.

### An der Unterschenkelvorderseite in der Prätibialregion lokalisierte Schmerzen

Diese treten auf bei

- *Läsion der Wurzel L5* als distale Projektion (s. oben),
- *Ischämie der Muskeln in der Tibialisloge* (Tibialis-anterior-Syndrom). Es ist immer ein auslösendes Moment eruierbar (Marsch oder sonstige Überanstrengung, Unterschenkelfraktur oder Operation, proximalerer Gefäßverschluß). Im akuten Stadium Schwellung und Rötung der Prätibialregion, sofort Dorsalextensionsparese des Fußes, fehlender Puls der A. dorsalis pedis. Initial wegen der ischämischen Läsion des in der Loge verlaufenden N. peronaeus profundus auch eine Sensibilitätsstörung am Fußrücken und eine Parese der kurzen Zehenextensoren daselbst.

### Schmerzen in der Wade

- *Bei Belastung* kommen sie vor im Rahmen der oben schon erwähnten vaskulären *Claudicatio intermittens.*
- *In Ruhe* findet man sie
  - bei *Venenthrombosen* (s. oben),
  - bei den meist nächtlichen *Krampi,*
  - beim seltenen *Syndrom der Schmerzen und Faszikulationen* (ziehende Muskelschmerzen auch in anderen Muskelgruppen, Krampi der Waden, gutartige Faszikulationen vor allem in den Waden, keine Progression, keine anderen neurologischen Ausfälle).

## 23.6 Schmerzen im Fuß

### Schmerzen nur bei Belastung

Zumindest anfänglich treten sie nur beim Gehen auf.

- *In der Ferse* lokalisierte Schmerzen lassen an einen *Kalkaneussporn* denken.
- *Im Vorfuß* bei Belastung auftretende Schmerzen können
  - Ausdruck einer *statischen Störung* des Fußgewölbes, zum Beispiel Spreizfuß, sein oder auf eine *(Marsch-)Fraktur* hinweisen
  - oder Folge einer *Mortonschen Metatarsalgie* sein. Letztere geht auf ein Neurom eines N. interdigitalis zurück. Es findet sich eine Dolenz zunächst nur beim Gehen, später auch in Ruhe. Provokation der Schmerzen bei der Untersuchung durch das Verschieben der Metatarsaleköpfchen III/IV oder IV/V gegeneinander. Sensibilitätsausfall an den zwei einander zugewandten Innenseiten der

betroffenen Zehen. Verschwinden der Schmerzen nach Leitungsanästhesie von dorsal zwischen den entsprechenden Metatarsalia.

- *In der Fußsohle* beim Gehen auftretende Schmerzen können
  - wiederum *statisch bedingt* sein,
  - Ausdruck eines *Tarsaltunnelsyndromes* sein: meist nach einer Distorsion, von der inneren Malleolarregion zur Fußsohle ausstrahlend, objektiv Druckdolenz hinter dem Malleolus internus, trockene Fußsohle, daselbst verminderte Sensibilität, Spreizschwäche der Zehen,
  - auf einer *Fasciitis plantaris* beruhen (Druckdolenz des Ursprungs der Faszie am Fersenbein und distal davon).

## Von Belastung unabhängige Schmerzen

Die Schmerzen im Fuß oder an den Zehen bestehen also unabhängig vom Gehen auch in Ruhe. Folgende Affektionen kommen in Frage:

- *Ein Teil der oben schon erwähnten,* anfänglich lediglich durch Belastung provozierten Schmerzen sind später auch in Ruhe vorhanden. Dies gilt zum Beispiel für die Mortonsche Metatarsalgie und gelegentlich auch für das Tarsaltunnelsyndrom.
- *Burning-feet-Syndrom:* Brennschmerzen vor allem der Füße, meist im Rahmen einer Polyneuropathie.
- *Schmerzhafte Beine mit Bewegungsunruhe der Zehen* sind ein seltenes Syndrom, das von einem dumpfen, tiefen, schwer lokalisierbaren Schmerz gekennzeichnet ist. Es betrifft meist ältere Individuen. Die Lokalisation ist nicht nur in den Füßen, sondern allgemein distal in den Beinen. Die Bewegungsunruhe der Zehen kann kurz durch den Willen unterdrückt werden, kehrt aber dann immer wieder unwillkürlich zurück. Es bestehen Ähnlichkeiten mit dem Restless-legs-Syndrom (s. oben). Wahrscheinlich liegt eine Läsion der Hinterwurzeln zugrunde. Das Analoge am Arm s. S. 283.
- *Am Großzehengrundgelenk lokalisierte* Schmerzen, plötzlich und intensiv, besonders in der Bettwärme, finden sich beim Gichtschub (zum Beispiel nach purinreicher Mahlzeit oder bei Einnahme von Furosemid).

# 24. Störungen der Schweißsekretion und der Trophik

Diese durchaus heterogene Gruppe von Symptomen weist nur zum Teil durch die Berufung auf das vegetative Nervensystem Gemeinsamkeiten auf. Es muß deshalb die Besprechung gesondert nach den Abschnitten

- Störungen der Schweißsekretion,
- Störungen der Trophik von ganzen Körperteilen,
- Störungen der Trophik der Muskulatur,
- Störungen der Trophik von Haut und Anhangsgebilden

versucht werden.

## 24.1 Störungen der Schweißsekretion

In der klinischen Diagnostik wird man einerseits mit einem Übermaß an Schweißsekretion und andererseits mit einem Ausfall der Schweißsekretion konfrontiert sein. Ersteres wird übrigens häufiger auffallen als letzteres, jedoch hat letzteres eine größere neurologisch-diagnostische Wertigkeit.

### Abnorm starke Schweißabsonderung

Diese kann mehr oder weniger generalisiert oder zumindest symmetrisch, andererseits aber auch durchaus lokalisiert sein.

**Symmetrisches, mehr oder weniger generalisiertes, abnorm starkes Schwitzen** kann

- mit den *Zeichen einer Allgemeinerkrankung* verbunden sein. Zahlreiche internistische Affektionen kommen in Frage:
  - eine konsumierende Krankheit, wie zum Beispiel eine Sepsis, eine Tuberkulose oder eine Riesenzellarteriitis (mit Polymyalgia rheumatica) etc.,
  - endokrine Funktionsstörungen, zum Beispiel eine Hyperthyreose oder in der Menopause,

  - Intoxikationen, zum Beispiel mit Substanzen, welche die Cholinesterase hemmen, wie die als Insektizide (oder Nervengifte) verwendeten organischen Phosphorverbindungen,
  - oder die Gabe von parasympathikomimetisch wirkenden Substanzen, wie zum Beispiel Pilocarpin oder Prostigmin;
- *von Myokymien begleitet* sein, zum Beispiel
  - eine Reihe von Syndromen mit übermäßiger Muskelfaseraktivität,
  - eine autoimmun bedingte, generalisierte, *cholinerge Überaktivität* bei Thymom;
- Teil einer *generalisierteren Störung autonomer Funktionen sein:*
  - im Säuglingsalter schon bestehend, zum Beispiel bei der familiären Dysautonomie Riley
  - oder später erst sich manifestierend und progredient, wie z. B. im Rahmen einer generalisierten Dysautonomie mit Schlaflosigkeit, oder eine mit Myokymien einhergehende cholinerge Hyperaktivität bei Thymom.
- oder vorübergehend und *emotional* bedingt sein.

**Lokalisiertes, abnorm starkes Schwitzen** findet sich erfahrungsgemäß besonders in gewissen Regionen. Man muß sich allerdings immer vergewissern, daß die Anomalie wirklich in einem Zuviel an Schweißabsonderung im betreffenden Gebiet und nicht in einem Zuwenig in anderen Gebieten besteht. Dies gilt besonders, wenn eine Seite mehr schwitzt als die dazu symmetrische Körperregion auf der Gegenseite.

- Lokalisiertes, aber *symmetrisches, abnormes Schwitzen*
  - ist besonders häufig beidseits in der *Axilla,* an den *Händen* bzw. an den *Füßen;* dies ist meist konstitutionell;
  - kommt allerdings abnorm stark *an den Extremitätenenden,* insbesondere an den Füßen, in Frühphasen einer Polyneuropathie vor;
  - findet sich am Kopf und Rumpf, besonders im *Hals- und Schulterbereich,* bei chronischer Polyneuropathie oder Polyradikulitis (Ausgleich für die verminderte Schweißabsonderung an den Extremitäten bei diesen Affektionen).
- *Asymmetrisches,* wirklich nur *eine bestimmte Region betreffendes,* abnorm starkes Schwitzen ist sehr selten und kann übrigens auch paroxysmal vorkommen. Es kann zum Beispiel auftreten
  - bei Reizung eines einzelnen, sensiblen oder gemischten peripheren Nerven mit sympathischen Nervenfasern (topographische Verteilung beachten, aus welcher sich der betroffene Nerv ableiten läßt),
  - wenn durch Krankheit oder chirurgische Eingriffe die umgebenden Hautpartien die Fähigkeit, Schweiß abzusondern, verloren haben und zur Wärmeregulierung einzelne, noch intakte Zonen

abnorm stark schwitzen. Im Gesicht bewirkt dies – z. B. nach Hirnstammaffektionen – einseitige Rötung und vermehrtes Schwitzen der Gegenseite, auch als Harlequin-Syndrom bezeichnet,

- bei lokalem Kontakt einer begrenzten Hautzone, zum Beispiel mit einer wenig flüchtigen organischen Phosphorverbindung. Hierzu gehören auch Nervengifte.

### Ausgeprägte Verminderung oder ein Ausfall der Schweißsekretion

Diese kann topisch-diagnostisch sehr wichtig sein.

**Generalisierte Reduktion oder Aufhebung** der Schweißsekretion kann vorkommen

- bei einer Intoxikation
  - zum Beispiel mit dem Anticholinergikum Atropin,
- bei der *Hypothyreose,*
- zugleich *mit anderen vegetativen Funktionsstörungen zusammen,* zum Beispiel
  - bei gewissen kongenitalen Affektionen, wie das kongenitale Fehlen der Schmerzempfindung mit Anhidrose (s. S. 190),
  - bei *erworbenen Störungen des autonomen Nervensystemes,* so zum Beispiel der orthostatischen Hypotonie Shy-Drager oder bei der akuten Pandysautonomie.

**Lokalisierter, nur einen begrenzten Hautbezirk betreffender Verlust der Schweißsekretion** ist für die neurologisch-topische Diagnostik sehr wichtig. In den nachfolgenden Situationen sind nebst der Störung der Schweißsekretion selber auch die Piloarrektion und die Durchblutung, die ja ebenfalls durch sympathische Bahnen gesteuert werden, mit zu berücksichtigen.

- Ein *beidseitiger Ausfall der Schweißsekretion des unteren Körperteils von einem bestimmten Niveau abwärts* ist sehr selten. Er ist nicht bei einer bloßen Querschnittsläsion zu erwarten, da der Ausfall der sympathischen Efferenzen aus einem einzelnen Rückenmarkssegment im Grenzstrang selber kompensiert wird. Hingegen kann dies vorkommen
  - bei einer ausgedehnten *Zerstörung des Rückenmarkes über mehrere Segmente.* Für die Schweißsekretion im Thorax- und Abdominalbereich zum Beispiel sind die Segmente Th5 bis Th7 zuständig, für diejenige vom Nabel abwärts die Rückenmarkssegmente Th8 bis L3.

– Ein Ausfall der Schweißsekretion *einer Körperhälfte* kann bei Läsion der zentralen Sympathikusbahn im Hirnstamm vorkommen und ist wegen der engen Nachbarschaft derselben mit anderen Strukturen immer von anderen neurologischen Ausfällen begleitet.

– Wesentlich häufiger ist *ein einseitiger Ausfall der Schweißsekretion im unteren Körperviertel,* d. h. vor allem in einer unteren Extremität. Dies weist auf eine Läsion des lumbalen Sympathikusgrenzstranges im Retroperitonealraum hin. Ursächlich kommen in Frage
  - eine chirurgische Sympathektomie,
  - vor allem aber auch ein retroperitonealer, infiltrierender Prozeß, zum Beispiel ein Tumor. In all diesen Fällen ist die Sensibilität normal!

– Für die exakte lokalisatorische Bedeutung eines *Ausfalles der Schweißsekretion im gesamten oberen Körperviertel* (Schulterbereich, Arm und Gesicht) ist die Beachtung eines dieselbe allenfalls begleitenden Horner-Syndromes wesentlich. Zusammenfassend ist dies in Tab. **32** dargestellt.
  - Ein *isolierter Ausfall der Schweißsekretion ohne gleichzeitiges Horner-Syndrom* ist bei Läsionen des thorakalen Sympathikusgrenzstranges unterhalb des Ganglion stellatum zu erwarten. Die Sensibilität ist dann normal.
  - Ein *Ausfall der Schweißsekretion zusammen mit einem Horner-Syndrom* ist bei Läsion des Ganglion stellatum oder der kranial daran anschließenden thorakalen Grenzstrangpartie vorhanden. Diese Situation ist zum Beispiel für einen Tumor der Lungenspitze (Pancoast-Tumor, s. S. 278) charakteristisch. Hierbei verursacht der Tumor zusätzlich eine Armplexusläsion und ist somit im Gegensatz zu einer bloßen Läsion des Grenzstranges auch immer von einer Sensibilitätsstörung und einer Parese im Arm begleitet.
  - Ein *bloßes Horner-Syndrom* mit radikulären Ausfällen, aber ohne Störung der Schweißsekretion findet sich bei Läsionen der Wurzeln C8 bis Th2 proximal vom Sympathikusgrenzstrang (s. auch S. 227 und Tab. **32**).

– Ein *Ausfall der Schweißsekretion nur im Gesicht,* also nicht im ganzen oberen Körperquadranten, findet sich ohne gleichzeitige Sensibilitätsstörung bei einer Schädigung der Sympathikusfasern, die mit der A. carotis interna als Plexus caroticus zu den Kopforganen aufsteigen. Er ist begleitet von einem Horner-Syndrom. Dies kommt zum Beispiel vor
  - bei einer Dissektion der A. carotis interna (s. S. 267).

– Ein *Ausfall der Schweißsekretion einer Extremität,* begleitet von einer Störung der Vasomotorik, aber ohne Sensibilitätsstörungen,

Tab. **32** Ausfall der Schweißsekretion einer Körperseite und Horner-Syndrom. Kombinationen und lokalisatorische Bedeutung

| *Ausfall der Schweißsekretion* | *Horner-Syndrom* | *Andere neurologische Ausfälle* | *Lokalisation* | *Bemerkungen* |
|---|---|---|---|---|
| Ganzes oberes Körperviertel | – | – | Grenzstrang kaudal des Ganglion stellatum | |
| | + | – | Ganglion stellatum und kranial davon | |
| | + | Armplexussymptome | Grenzstrang und Armplexus | |
| Nur Arm | – | Armplexussymptome | Armplexus | |
| Nur Gesichtshälfte | – | eventuell kontralaterale Hemisymptome | periarterielles Sympathikusgeflecht um Carotis interna | z. B. bei Dissektion |
| Ganze Körperseite | + | Symptome einer Hirnstammläsion | Läsion dorsolaterale Oblongata | z. B. Wallenberg-Syndrom schwitzt auf Pilocarpingabe |
| | + | Hemiparese kontralateral | Thalamusläsion | schwitzt auf Pilocarpingabe |
| Keiner | + | radikuläre Symptome C 8–Th 2 | Wurzelläsion C 8–Th 2 proximal des Grenzstranges | |

kann Ausdruck einer intramedullären Läsion im Bereich der Seitenhörner oder einer Grenzstrangläsion sein.

– Jeder *andere isolierte Ausfall der Schweißsekretion in einer topographisch begrenzten Hautzone* ist auf eine Läsion des letzten distalen Neurons des Sympathikus zurückzuführen. Dieser gelangt mit den sensiblen Fasern des peripheren animalen Nervensystemes in die Peripherie. Eine solche Läsion muß also peripherwärts des Grenzstranges, nachdem die Rr. communicantes grisei die Spinalnerven wieder erreicht haben, lokalisiert werden. Die Läsion einer Spinalwurzel wird also niemals von einer Störung der Schweißsekretion begleitet sein. Dies ist besonders häufig an den unteren Extremitäten für die Differenzierung einer radikulären Parese von einer Plexusläsion – welche immer von einer Schweißsekretionsstörung begleitet ist – zu verwerten.

- Die *lokalisierte Schweißsekretionsstörung zusammen mit einer Sensibilitätsstörung* stellt ein objektivierbares Korrelat der letzteren dar. Sie hilft bei der Differenzierung radikulärer von peripheren Nervenläsionen und kann zum Beispiel mit Hilfe eines Schweißtestes mit der Ninhydrinmethode als objektiver Beleg der Organizität des Sensibilitätsausfalles verwendet werden.
- Eine *lokalisierte Schweißsekretionsstörung ohne Sensibilitätsstörung* kommt zum Beispiel an der Hand oder am Fuß vor und beweist immer eine Grenzstrangläsion (s. oben).

## 24.2 Störung der Trophik eines ganzen Körperteils oder einer größeren Körperregion

### Hypertrophie

**Hypertrophie einer Extremität** kommt vor

- bei einem angeborenen Lymphangiom,
- bei der Angiomatose Klippel-Trenaunay, bei welcher die segmentale plane Angiomatose und die varikösen Venektasien aber auch fehlen können.
  - Die Hälfte oder ein Quadrant des Körpers kann im Rahmen eines „Hemi-3-Syndromes" (mit progredienter Skoliose, Areflexie, gestörtem Temperatursinn) vergrößert sein.

**Ein großer Kopf** wirft

- beim *Kind* die Frage nach
  - einem (progredienten) Hydrocephalus internus bzw.
  - einer Megalenzephalie (eventuell familiär) auf.
- Beim *Erwachsenen* denke man an
  - einen zum Stillstand gekommenen kindlichen Hydrozephalus oder
  - eine (oft familiäre) Megalenzephalie
  - und, wenn im Erwachsenenalter erst aufgetreten, zum Beispiel an einen Morbus Paget
  - oder, wenn asymmetrisch, an eine osteofibröse Dysplasie oder ein Meningeom.

**Lokalisierte Hyperplasien oder Hypertrophien** gehen immer auf lokale Prozesse (zum Beispiel Angiome) zurück, und ihre Besprechung würde den Rahmen dieses Buches sprengen. Wegen ihrer neurologischen Relevanz sei zum Beispiel die Zahnfleischhyperplasie bei Diphenylhydantoinmedikation erwähnt.

### Hypoplasie oder Atrophie eines ganzen Körperteiles

Die isolierten Hypoplasien einzelner Muskeln werden unten gesondert besprochen.

**Seit Kindheit bestehende,** eventuell mit der Zeit ausgeprägter werdende Hypoplasien finden sich

- als angeborene *Mikromelie* oder Amelie,
- bei *kongenitaler Parietallappenläsion* – man suche nach Halbseitensymptomen, eventuell nach einem Hemineglekt (s. S. 184),
- als Folge einer *Poliomyelitis* in der Kindheit, dann immer auch mit schwerwiegenden motorischen Paresen, Muskelatrophien und Reflexverlust verbunden,
- am Kopf als *Mikrozephalie,* mit meist schwerem psychomotorischem Entwicklungsrückstand und Debilität.

**Im Erwachsenenalter erworbene** ausgedehnte Atrophien sind selten. Ursächlich kommen in Frage

- als Rarität eine chronische Durchblutungsinsuffizienz der kontralateralen Hirnhemisphäre, z. B. bei arteriovenösem Angiom,
- die Folgen *chronischer Durchblutungsstörungen.* Wir sahen zum Beispiel Hypotrophien aller Muskeln eines Beines bei schwerer Sklerose der Beckenarterien.
- Ausgedehnte, *langdauernde Paresen,* zum Beispiel
  - im Anschluß an eine traumatische Armplexusläsion
  - bzw. nach verletzungsbedingter Inaktivität
  - oder auch bei Paresen psychogener Natur.
- Im Rahmen der *Sklerodermie* sind lokalisierte Atrophien größerer Körperregionen möglich.
- Bei der *Hemiatrophia faciei progressiva* ist eine Gesichtshälfte zunehmend atrophisch.

## 24.3 Störung der Trophik der Muskeln

### Muskelhypertrophie

Diese kann einmal

**generalisiert** sein. Dieses Phänomen ist

- in der Regel *kongenital* und findet sich zum Beispiel
  - bei der seltenen kongenitalen Muskelhypertrophie von Cornelia-de-Lange,

  - beim kongenitalen Myxödem, als myxödematöser Athletismus (Kocher-Debré-Semelaigne-Syndrom),
  - bei der Myotonia congenita Thomsen (immer steht die Myotonie im Vordergrund des Beschwerdebildes).
- *Erworbene* Formen sind die
  - trainingsbedingten Formen bei Bodybuilding.

**Lokalisierte Formen** der Muskelhypertrophie finden sich

- im Rahmen einzelner *neuromuskulärer Erkrankungen,* so zum Beispiel
  - als *beidseitige Wadenhypertrophie* bei der Dystrophie musculorum progressiva vom Typ Duchenne, selten auch einmal bei einer Konduktorin, aber auch beim Syndrom dauernder Muskelfaseraktivität bei gewissen Glykogenosen, bei manchen spinalen Muskelatrophien, so zum Beispiel der Atrophia musculorum spinalis progressiva pseudomyopathica Kugelberg-Welander und sogar bei familiärer Ataxie,
  - als *einseitige Wadenhypertrophie* bei chronischer Denervation (zum Beispiel Wurzel-S1-Läsion) (auch andere Muskeln können auf analoge Weise hypertrophieren),
  - als beidseitige *Hypertrophie der Masseteren,* aber auch der Mm. temporales und pterygoidei bei der seltenen Kiemenbogenmyopathie,
  - lokalisiert *in einzelnen Muskeln,* zugleich mit Schmerzen, bei einer Trichinose und anderen erregerbedingten Myositiden oder bei Muskeltumoren.

### Hypotrophie oder Atrophie von Muskeln

Eine solche kommt ebenfalls manchmal

**generalisiert** vor. Auch sie wird entweder

- *kongenital* oder *in früher Kindheit* erworben sein und entspricht dann zum Beispiel
  - einer kongenitalen, nichtprogredienten Myopathie (zum Beispiel Central core disease, Myotubular myopathy),
  - einer progredienten infantilen spinalen Muskelatrophie vom Typ Werdnig-Hoffmann
  - oder einer generalisierten Hypoplasie der Muskeln (Krabbe)
- oder *in späteren Lebensjahren sich entwickeln.* Letzteres geht immer auf eine generalisierte neuromuskuläre Erkrankung zurück und ist von einer progredienten motorischen Schwäche begleitet. Letztere wurde in den Kapiteln 8 sowie 10 bis 13 besprochen. Man denke insbesondere

- an progrediente *spinale Muskelatrophien* (Faszikulationen, intakte Sensibilität, typisches EMG), wobei auch an eine myatrophische Lateralsklerose als Systemerkrankung und ihre symptomatischen Formen, z. B. bei Hyperthyreose, Hyperparathyreoidismus, Hypophosphatämie, eine Lues, Schwermetallintoxikationen, multifokale Polyneuropathie oder spinales arteriovenöses Angiom zu denken ist,
- bei plötzlichem Auftreten mit akuter Parese an eine *Poliomyelitis* oder andere Infektionen, z. B. eine Toxoplasmose.
- Eine weit fortgeschrittene *Muskeldystrophie* ist durch die Heredität, den Verteilungstypus und Verlauf sowie die erhöhten Muskelenzyme, das Elektromyogramm und die Muskelbiopsie zu diagnostizieren (s. Kapitel 8 und 10).

**Lokalisierte Muskelatrophien** kommen

- *kongenital* vor und sind dann besser als Dysplasien zu bezeichnen. Besonders oft sind der M. pectoralis und der M. thenar betroffen.
- Später *erworbene* lokalisierte Muskelatrophien sind immer Folge einer neuromuskulären Affektion. Es sind dann – je nach Ätiologie – Paresen, Reflexverlust, eventuell Faszikulationen und/oder Sensibilitätsstörungen vorhanden.
  - Sind sie *symmetrisch,* so wird man einmal an eine Myopathie (oder spinale Muskelatrophie) denken. So kommen bei progressiver Muskeldystrophie zum Beispiel mehr oder weniger isolierte Atrophien des M. quadriceps femoris oder des M. biceps brachii vor. Sind sie distal lokalisiert, dann ist eine Dystrophia myotonica Steinert (s. S. 105) (ohne Sensibilitätsstörung, mit myotonen Symptomen) oder eine Polyneuropathie (mit distalen Sensibilitätsstörungen und Reflexverlust) zu erwägen.
  - *Einseitige* erworbene, isolierte Muskelatrophien sind entweder Folge einer Läsion einer Wurzel, des Plexus oder eines peripheren motorischen Nerven (Verteilung und eventuell begleitende Sensibilitätsstörungen sind für die topische Diagnose entscheidend) oder einer längeren Inaktivität eines Muskels (zum Beispiel Quadrizepsatrophie bei Kniegelenksarthrose, auch einmal bei einem Sarkom des Oberschenkels).

## 24.4 Störungen der Trophik von Haut, Unterhautfettgewebe und Anhangsgebilden

### Trophische Veränderungen der Haut

**Generalisierte Veränderungen** der Haut sind

- so gut wie immer Ausdruck einer *dermatologischen Affektion*.
- Neurologisch relevant sind sie als „vorzeitiges Altern" der Haut bei der *Progerie* (Werner-Krankheit) – oft Kleinwuchs, vorzeitig graues Haar, gelegentlich Muskelathrophien, vorzeitige Arterienverkalkung und sonstige alterstypische Organveränderungen –
- und bei einer Reihe *neurokutaner Erkrankungen*, zum Beispiel die Ichthyose beim Sjögren-Larsson-Syndrom.

**Lokalisierte Hautveränderungen** sind häufiger für die Diagnostik neurologischer Erkrankungen von Bedeutung.

- Einerseits können sie *Affektionen des peripheren Nervensystemes* anzeigen.
  - Bei *peripheren Nervenläsionen* wird die Haut trocken, glatt, das Papillarmuster verstrichen, manchmal auch hyperkeratotisch.
  - Beim *Zoster* bleibt im Anschluß an die Bläscheneruption nicht so selten eine segmental angeordnete atrophische und livid oder weiß gefleckte Zone zurück.
  - Bei Syringomyelie, bei Polyneuropathien, aber auch bei Diabetikern oder Sklerodermie findet sich *Ulzera*. Differentialdiagnostisch ist bei Vorliegen von Ulzera immer auch an die seltene sensorische radikuläre Neuropathie (s. S. 191) oder an vaskuläre Ursachen zu denken. Anordnung und begleitende Symptome entscheiden über die Ätiologie.
- Sie begleiten andererseits eine Reihe von *Phakomatosen*, für welche sie zum Teil diagnostisch wegleitend, ja pathognomonisch sind.
  - *„Café-au-lait"-Flecken*, wenn es mehr als fünf sind, weisen auf eine Neurofibromatose von Recklinghausen hin.
  - Weiße, pigmentarme Flecken im Sinne von *White spots* sind beim Kind ein frühes Zeichen einer tuberösen Hirnsklerose, für welche auch das oft erst später auftretende
  - *Adenoma sebaceum* (Naevus Pringle), das in der Mitte des Gesichtes, besonders an Stirn, Nasenrücken und Wangen, akneartig oder auch prominent und wulstig auftreten kann, typisch ist.
  - Ebenfalls im Gesicht lokalisiert ist der *Gesichtsnävus* im Bereich eines oder mehrerer Trigeminusäste, der für eine dritte Phakomatose, die enzephalofaziale Angiomatose Sturge-Weber, charakteristisch ist.

– Sie sind schließlich Teilsymptom einer Reihe von *neurokutanen Syndromen,* deren Aufzählung den Rahmen dieses Buches sprengen würde.

## Trophische Störungen des Unterhautfettgewebes

**Schwund des Fettgewebes** kann

– mehr oder weniger *generalisiert* sein.
  - Ein hochgradiger generalisierter *Fettgewebsschwund zunächst im Gesicht,* im besonderen auch im Bichatschen Fettpfropf, und später dann machmal die ganze obere Körperhälfte betreffend, wird als *Lipodystrophia progressiva* Morgagni-Barraquer bezeichnet. Der Betroffene erhält dann den Aspekt eines Totenkopfes, das Fett ist dann gewissermaßen in die untere Körperhälfte abgesunken.
  - Auch im Rahmen der *Progerie* (Werner-Syndrom) kann das Unterhautfettgewebe auffallend abnehmen (s. unten).
  - Bei der *Anorexia mentalis* fällt ein generalisierer Schwund des Unterhautfettgewebes auf, ebenso
  - beim *Russell-Syndrom* des Kindes im Rahmen eines Zwischenhirntumors
  - sowie selbstverständlich im Rahmen einer generalisierten zehrenden Erkrankung.

– Ein *lokalisierter Schwund des Unterhautfettgewebes* kommt vor
  - infolge lokaler *subkutaner Injektionen* von Insulin (Lipodystrophie),
  - bei chronischem *lokalisiertem Druck,* zum Beispiel bei Wäscherinnen (als Lipoatrophia semicircularis), die sich an den Rand des Waschtroges mit den Oberschenkeln anlehnen,
  - und begleitet die Hautveränderungen der *Sklerodermie* bzw. der Morphaea (s. oben).

**Überschuß an Fettgewebe** kommt vor allem **lokalisiert** vor:

– symmetrisch im Nackenbereich als *Madelungscher Fetthals,*
– *multipel* und wahllos verteilt
  - am häufigsten schmerzlos als multiple *Lipome* (Differenzierung gegenüber Neurofibromen bei der Neurofibromatose von Recklinghausen, s. oben),
  - mit Schmerzen verbunden als *Adipositas dolorosa Dercum.*

**Verkalkungen des Unterhautfettgewebes** kommen vor

– als *Calcinosis universalis* subfaszial an der Muskulatur, vor allem bei jungen Mädchen im Anschluß an eine Myopathie,
– oder zum Beispiel bei *Sklerodermie.*

## Trophische Veränderungen der Nägel

**Generalisierte Veränderungen** der Nägel finden sich

- am häufigsten ohne neurologische Relevanz im Rahmen *dermatologischer Affektionen,* so zum Beispiel bei Mykosen, im Rahmen einer Psoriasis etc.
- Von *neurologischer Relevanz* sind
  - die weißen Meesschen Streifen, die sich zum Zeitpunkt einer Intoxikation (zum Beipiel mit Arsen oder Thallium), oft zugleich mit Haarausfall und einer Polyneuropathie am Nagelfalz, ausbilden und im Verlauf von sechs Monaten bis zur Nagelspitze auswachsen.

**Lokale Veränderungen der Nägel** begleiten nicht selten neurologische Affektionen.

- Bei *Läsionen einzelner peripherer Nerven* finden sich
  - verzögertes Wachstum und Formänderungen der Nägel, die oft eine vermehrte Wölbung aufweisen und nicht selten auch brüchig sind,
  - und eine Ausziehung des Nagelbettes, das Alföldische Zeichen.
- Ein *Glomustumor* schimmert an der schmerzhaften Stelle bläulich unter dem Fingernagel durch (s. S. 284).

## Besonderheiten der Haare

Diese sind für die neurologische Diagnostik selten wegleitend.

**Lokalisierter Kopfhaarausfall** findet sich zum Beispiel

- bei der Trigeminusneuropathie,
- ist aber wesentlich häufiger als Alopezia areata ein dermatologisches Problem.

**Generalisierte Veränderungen der Haare** sind

- abnorm *frühzeitiges Weißwerden* der Haare, zum Beispiel
  - bei der Progerie (s. S. 302) oder
  - im Anschluß an eine schwere Meningitis.
- *Veränderte Beschaffenheit* des Haarschaftes ist charakteristisch für einige neurologisch relevante Enzymdefekte und Stoffwechselanomalien in der Pädiatrie (Neurotrichosis).

# Sachverzeichnis

**Halbfette** Seitenzahl = Haupttextstelle, Abbildung, Tabelle

## A

## G



## H

**R**



**S**